Diagnóstico por imagen

Mama

REVISIÓN INTEGRAL

3.ª EDICIÓN

Diagnóstico por imagen
Mama
REVISIÓN INTEGRAL

3.ª EDICIÓN

EDITORES

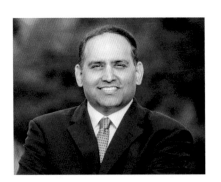

Biren A. Shah, MD, FACR, FSBI

Section Chief, Division of Breast Imaging
Department of Radiology, Detroit Medical Center
Professor of Radiology
Wayne State University School of Medicine
Detroit, Michigan
Adjunct Clinical Professor of Radiology
Western Michigan University Homer Stryker School of Medicine
Kalamazoo, Michigan

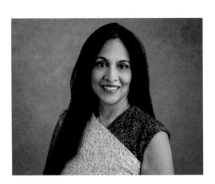

Sabala R. Mandava, MD

Vice Chair, Department of Radiology
Division of Breast Imaging
Henry Ford Health
Clinical Assistant Professor of Radiology
Wayne State University School of Medicine
Detroit, Michigan

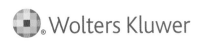
. Wolters Kluwer

Philadelphia • Baltimore • New York • London
Buenos Aires • Hong Kong • Sydney • Tokyo

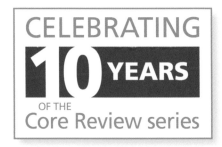

CELEBRATING **10** YEARS
OF THE
Core Review series

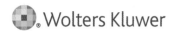

Av. Carrilet, 3, 9.ª planta, Edificio D - Ciutat de la Justícia
08902 L'Hospitalet de Llobregat, Barcelona (España)
Tel.: 93 344 47 18   Fax: 93 344 47 16   e-mail: consultas@wolterskluwer.com

Revisión científica
Maura Estela Noyola García
Médico especialista en Medicina Interna con maestría en Ciencias Médicas.
Adscrita al servicio de Medicina Interna de la UMAE, Centro Médico Nacional Siglo XXI del IMSS.
Titular del curso de posgrado de la especialidad en Medicina Interna por la UNAM, México.

Traducción
Armando Anthony Robles Hmilowicz
Traductor y editor profesional, Director de Doctores de Palabras, México.

Dirección editorial: Carlos Mendoza
Editora de desarrollo: Núria Llavina
Gerente de mercadotecnia: Pamela González
Cuidado de la edición: Doctores de Palabras
Adaptación de portada: Alberto Sandoval
Impresión: Quad / Impreso en México

A mis padres, Ashok y Jyoti Shah, a quienes debo todo lo que soy. Me han guiado según sus principios vitales y su sólida ética de trabajo.

A mi hermana, la Dra. Binita Ashar, por sus acertados consejos y sus constantes ánimos.

A mi esposa, Dee Shah, por su infinito apoyo y amor.

A mis dos hijos, Aren y Deven, que hacen que la vida valga la pena.

BIREN A. SHAH

A mi esposo, Rajesh, y a mis hijos, Milind y Ariana, quienes me inspiran cada día con su alegría, resistencia y bondad.

A mis padres, Vasu y Saranya Mandava, por su inquebrantable amor y apoyo.

SABALA R. MANDAVA

COLABORADORES

Donovan M. Bakalyar, PhD, FACR

Hassana Barazi, MD, MBA

Brandon A. Behjatina, DO, MPT, FAOCR

Nicholas Bevins, PhD

Amy S. Campbell, MD

Gina M. Fundaro, MD

Gurpriya Gupta, MD

Walter Huda, PhD

Jessica Hung, MD

Janice Y. Jeon, MD

Saumil R. Kadakia, MD

Rebecca Leddy, MD

Madelene Carroll Lewis, MD

Nicole Sondel Lewis, MD

Ralph P. Lieto, MSE, FAAPM, FACR

Sabala R. Mandava, MD

Colleen H. Neal, MD, FSBI

Jay Prakash Patel, MD

David M. Pinkney, MD

Biren A. Shah, MD, FACR, FSBI

Jane G. Seto, DO

Emiily C. Siegal, MD

Paul J. Spicer, MD

Tom A. Stamatis, MD, MBA

Afua Yesi Thompson, MD

Samantha Tunnecliffe, RT(R)(M)

Matt Vanderhoek, PhD

Jenny H. Wang, DO

Barbara White, MD

PRÓLOGO DE LA SERIE

La obra *Diagnóstico por imagen. Mama: revisión integral*, 3.ª edición, marca los 10 años de este volumen de la *Core Review Series*. Esta edición aún contiene 300 preguntas, con muchas nuevas preguntas adicionales. Algunas preguntas de las dos ediciones anteriores se han mantenido con las referencias actualizadas y se han trasladado a la versión electrónica del libro.

El objetivo de la *Core Review Series* es proporcionar al residente, becario o médico en ejercicio una revisión de los aspectos conceptuales, fácticos y prácticos importantes de un tema con preguntas de opción múltiple escritas en un formato similar al del examen principal de la American Board of Radiology (ABR). La *Core Review Series* no pretende ser exhaustiva, sino ofrecer el material que probablemente se evalúe en el examen principal de la ABR y que se requeriría en la práctica clínica.

Como editor y fundador de la serie, ha sido gratificante no solo ser coeditor de uno de los libros de esta serie, sino también reunir y trabajar con tantas personas con talento en la profesión de la radiología en todos los Estados Unidos. Esta serie representa innumerables horas de trabajo de muchas personas y no habría salido adelante sin su participación. Ha sido muy gratificante recibir tantos comentarios positivos de los residentes sobre el efecto que, en su opinión, ha tenido la serie en la preparación de sus exámenes del National Board of Medical Examiners de los Estados Unidos. La *Core Review Series* se ha convertido en un recurso de confianza para los residentes de radiología.

Por último, me gustaría agradecer a mi coeditora y buena amiga, la Dra. Sabala Mandava, por su dedicación a la serie y por soportar las numerosas reuniones por Zoom en las que estuvimos trabajando juntos en esta edición. Creo que *Diagnóstico por imagen. Mama: revisión integral*, 3.ª edición, será un recurso valioso para los residentes durante su preparación para el examen y una referencia útil para los becarios y los radiólogos en ejercicio.

Biren A. Shah, MD, FACR, FSBI
Section Chief, Division of Breast Imaging
Department of Radiology, Detroit Medical Center
Professor of Radiology
Wayne State University School of Medicine
Detroit, Michigan
Adjunct Clinical Professor of Radiology
Western Michigan University Homer
Stryker School of Medicine
Kalamazoo, Michigan

PREFACIO

No podemos creer que hayan pasado 10 años desde la 1.ª edición de *Diagnóstico por imagen. Mama: revisión integral*. En aquel momento, el formato de los exámenes del National Board of Medical Examiners de los Estados Unidos estaba evolucionando hasta el estado actual y nuestro objetivo era ofrecer un recurso de estudio que respondiera a esa necesidad cambiante. Iba a ser el primer título de subespecialidad de la exhaustiva *Core Review Series* que ahora incluye todas las subespecialidades individuales de la radiología. Esperamos que este libro sea un recurso valioso para quienes se preparan para los exámenes de certificación, así como para quienes se preparan para el examen de mantenimiento de la certificación (MOC, *Maintenance of Certification*). Desde entonces, el MOC ha evolucionado con la formación continua a través de preguntas espaciadas a lo largo del año y esperamos que este libro sirva de referencia útil.

Con esto en mente, queríamos proporcionar una guía para que los residentes pudieran evaluar sus conocimientos y revisar el material en un formato que fuera similar al de los exámenes del National Board of Medical Examiners y que los radiólogos pudieran utilizar como referencia para el MOC. Las preguntas están divididas en diferentes secciones, de acuerdo con la *Guía de estudio del examen principal de la American Board of Radiology (ABR)*, para facilitar a los lectores el trabajo en temas concretos según la necesidad. La mayoría de las preguntas son de opción múltiple, con algunas preguntas de relación cruzada más largas. Cada pregunta tiene su correspondiente respuesta con una explicación no solo de por qué una opción concreta es correcta, sino también de por qué las demás opciones son incorrectas. También se incluyen referencias para cada pregunta, para quienes deseen profundizar en un tema concreto. En esta 3.ª edición, hemos actualizado las preguntas a partir de los comentarios de los residentes que han utilizado nuestro recurso para los exámenes del National Board of Medical Examiners.

Son muchos los colegas, algunos de ellos antiguos becarios nuestros, que han contribuido a esta publicación. Este libro no podría haberse terminado sin el esfuerzo de todas estas personas que han sacrificado tiempo de sus ajetreadas vidas para investigar, escribir y presentar el material a tiempo. Nuestro más sincero agradecimiento a todos ellos.

Muchas gracias al personal de Wolters Kluwer: Nicole Dernoski, Eric McDermott y Remington Fernando.

Por último, pero no por ello menos importante, estamos agradecidos con nuestras familias, las cuales han soportado nuestras muchas horas de trabajo y nos han mantenido con una sonrisa durante todo el proceso.

Esperamos que este libro sirva como una herramienta útil para los residentes en su camino a convertirse en radiólogos certificados por el National Board of Medical Examiners y que continúe siendo una referencia en sus futuras carreras.

Biren A. Shah, MD, FACR, FSBI
Sabala R. Mandava, MD

CONTENIDO

PREGUNTAS

1 ¿Cuál de las siguientes opciones es un requisito de la ley MQSA (Mammography Quality Standards Act) de los Estados Unidos para los médicos que interpretan los estudios?

A. Haber obtenido al menos 15 créditos de formación médica continua (FMC) de categoría 1 al año

B. Haber completado 10 créditos de FMC específicos para la capacitación en una nueva modalidad de imagen (p. ej., tomosíntesis digital de mama) antes de la interpretación independiente de dicha modalidad

C. Haber interpretado 240 mamografías (mastografías) bajo supervisión directa en cualquier período de 6 meses durante los últimos 2 años del programa de residencia

D. Experiencia continua de interpretación de 960 estudios en 12 meses

2 Para cada imagen diagnóstica a continuación, asigne la puntuación del *Sistema de datos e informes de imágenes mamarias* (BI-RADS, *Breast Imaging Reporting and Data System*) probable, ya sea BI-RADS 2 (opción de respuesta «A») o BI-RADS 4 (opción de respuesta «B»). Cada opción puede utilizarse una vez, más de una o ninguna.

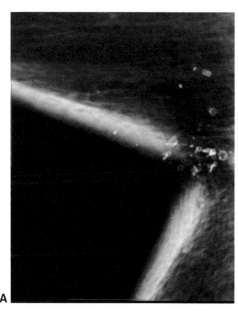

A

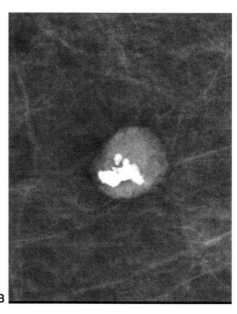

B

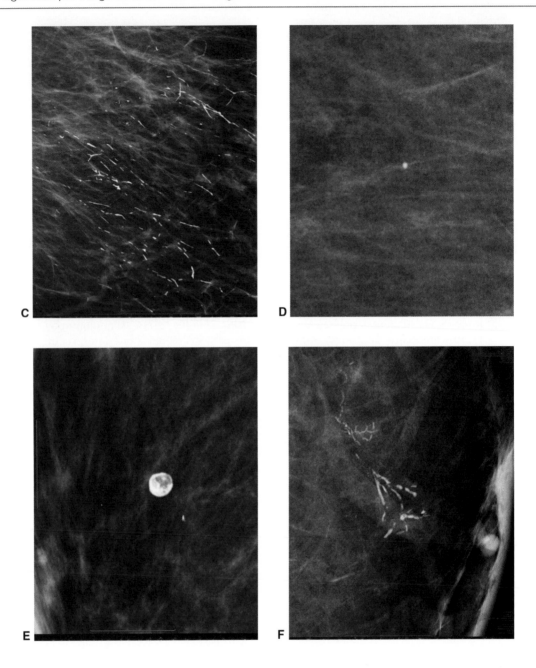

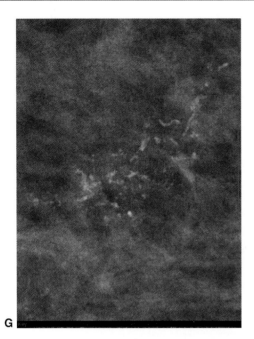

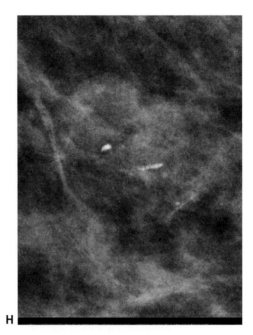

G

H

3 Según la 5.ª edición del *American College of Radiology (ACR) BI-RADS Atlas*, ¿cuál es el valor de referencia para la tasa de detección del cáncer (TDC)?

A. ≥ 1.0

B. ≥ 1.5

C. ≥ 2.0

D. ≥ 2.5

E. ≥ 3.0

4 En 1 año, se identificaron 100 cánceres; 94 de estos se identificaron a partir de las recomendaciones de biopsia de una mamografía de cribado y otros 6 se desarrollaron tras una mamografía negativa. ¿Cuál es la sensibilidad en esta población?

A. 6%

B. 88%

C. 90%

D. 94%

E. 96%

5 Al evaluar la posición exacta en la proyección oblicua mediolateral (MLO, *mediolateral oblique*), ¿cuál de las siguientes opciones es correcta?

A. Debe ser visible una buena parte del abdomen superior

B. La mama debe llevarse hacia fuera y hacia abajo

C. El músculo pectoral debe ampliarse en la axila y extenderse hasta o por debajo del nivel del pezón, y el borde anterior debe ser convexo

D. El pliegue inframamario debe estar en posición neutra

6 Una mamografía de cribado se interpreta como negativa. La paciente vuelve con una anomalía palpable 9 meses después. Se identifica una masa y la biopsia muestra un carcinoma ductal invasor. ¿En su auditoría, este caso se clasifica como cuál de las siguientes opciones?

A. Verdadero positivo

B. Verdadero negativo

C. Falso positivo

D. Falso negativo

7a Una mujer de 85 años de edad con antecedentes de mastectomía izquierda se presenta para una mamografía de cribado de la mama derecha. Se colocó un marcador radiopaco en el pezón. A continuación se proporcionan las imágenes:

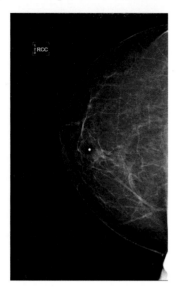 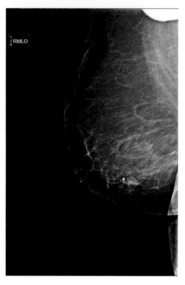

Con base en las imágenes de la mamografía de cribado, ¿cuál es la categoría BI-RADS más adecuada?

A. BI-RADS 0
B. BI-RADS 1
C. BI-RADS 2
D. BI-RADS 3
E. BI-RADS 4

7b Se llama a la paciente para que regrese con el fin de repetir la proyección MLO de la mama derecha (*véase* a continuación).

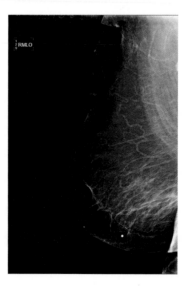

La razón por la que se repitió la proyección MLO fue:

A. Artefacto por cabello
B. Artefacto de movimiento
C. Artefacto por barbilla
D. Artefacto por desodorante
E. Artefacto cutáneo

8 La línea posterior del pezón mide 13 cm en la proyección MLO. ¿Cuál es una medida aceptable de la línea posterior del pezón en la proyección craneocaudal (CC)?

A. 8 cm

B. 9 cm

C. 10 cm

D. 11 cm

E. 12 cm

9 Para cumplir los requisitos de la MQSA, todos los centros de mamografía deben realizar análisis de los resultados médicos para el conjunto de médicos que hacen la interpretación, así como de los datos para cada uno de estos médicos en el centro. ¿Con qué frecuencia debe hacerse el análisis de los resultados médicos?

A. 3 meses

B. 6 meses

C. 12 meses

D. 24 meses

10 Antes de interpretar de forma independiente cualquier nueva modalidad de diagnóstico por imagen, el médico debe obtener y comprobar capacitación adicional en dicha modalidad. ¿Cuántas horas de formación se requieren?

A. 4 h

B. 6 h

C. 8 h

D. 12 h

11 ¿Cuál afirmación es correcta en relación con el siguiente artefacto?

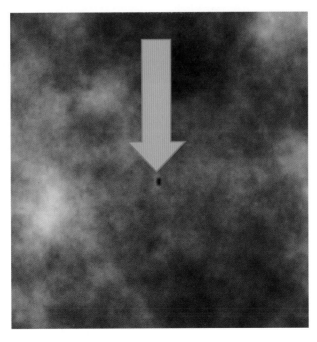

A. Se observa con estudios digitales y analógicos

B. Se resuelve limpiando el detector para eliminar crema humectante o antitranspirante

C. Se corrige recalibrando el detector

D. Se observa cuando el técnico no limpia el detector en seco

12a Mujer de 41 años de edad que presenta un tumor palpable en la mama derecha. La imagen es la siguiente:

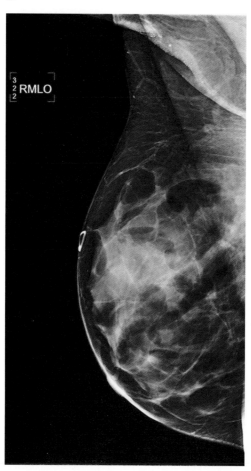

Con base en las imágenes de la mamografía diagnóstica proporcionadas, ¿cuál de las siguientes opciones es el paso más adecuado a seguir?

A. Repetir la proyección MLO debido a un posible artefacto

B. Proceder a una ecografía dirigida de la zona del tumor palpable de la mama derecha

C. Solicitar proyecciones CC con rotación de la mama derecha

D. Recomendar a la paciente que vuelva para efectuar la mamografía de cribado anual

E. Derivar a la paciente a un cirujano de mama

12b Se llama a la paciente para que regrese con el fin de repetir la proyección MLO de la mama derecha (*véase* a continuación).

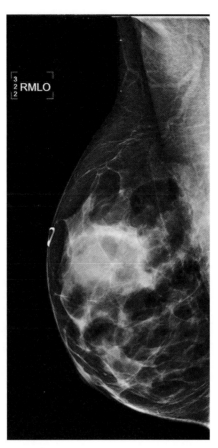

La razón por la que se repitió la proyección MLO fue:

A. Artefacto por cabello
B. Artefacto por barbilla
C. Artefacto por desodorante
D. Posición inadecuada de la paciente
E. Artefacto de movimiento

13 ¿Cuál de las siguientes afirmaciones es correcta en relación con las pautas de mamografía de cribado para las mujeres de riesgo promedio, según lo recomendado por el ACR y la Society of Breast Imaging de los Estados Unidos?

A. Mamografías anuales a partir de los 50 y hasta los 74 años de edad
B. Mamografías semestrales a partir de los 35 años de edad y anuales después de los 40
C. Mamografías anuales a partir de los 50 y hasta los 74 años de edad
D. Mamografías semestrales a partir de los 45 y hasta los 54 años de edad, y anuales a partir de los 55
E. Mamografías anuales a partir de los 40 años sin límite de edad (adaptadas al estado de salud individual)

14 ¿Cuál de las siguientes afirmaciones es correcta en relación con la colocación adecuada de la mama en la mamografía?

A. La vista CC es una proyección paralela al músculo pectoral mayor

B. En la proyección CC, el pectoral mayor se ve alrededor del 75% de las veces

C. En la proyección MLO, el pectoral mayor debe ser cóncavo anteriormente

D. En la proyección MLO, el pectoral mayor debe verse por encima del nivel del eje del pezón

E. El pezón debe estar de perfil al menos en una proyección

15 Los reglamentos federales de los Estados Unidos exigen que se realice un seguimiento de los resultados quirúrgicos o anatomopatológicos de las pacientes con mamografías positivas. ¿Con qué frecuencia deben los centros realizar este seguimiento?

A. Diariamente

B. Semanalmente

C. Mensualmente

D. Anualmente

16 No informar oportunamente a las pacientes sus resultados se considera una infracción grave. ¿Cuál es el plazo fijado por la Food and Drug Administration (FDA) de los Estados Unidos para proporcionar resúmenes en lenguaje claro a todas las pacientes?

A. 7 días

B. 14 días

C. 30 días

D. 60 días

17 ¿Qué organización supervisa la regulación de las normas de calidad de las mamografías en los Estados Unidos?

A. FDA

B. ACR

C. Department of Health and Human Services

D. La regulación es llevada a cabo por cada estado de forma independiente, sin intervención federal

18 La definición de *valor predictivo positivo 1* (VPP1) es:

A. Porcentaje de estudios con una interpretación final anómala que dan lugar a un diagnóstico tisular de cáncer en el plazo de 1 año

B. Porcentaje de estudios con una interpretación inicial normal que dan lugar a un diagnóstico tisular de cáncer en el plazo de 1 año

C. Porcentaje de estudios con una interpretación inicial anómala que dan lugar a un diagnóstico tisular de cáncer en el plazo de 1 año

D. Porcentaje de estudios con una interpretación final anómala en los que se sabe que se realizó una biopsia como resultado de la evaluación diagnóstica anómala que da lugar a un diagnóstico tisular de cáncer en el plazo de 1 año

19 ¿Cuál de las siguientes afirmaciones sobre una persona portadora de la mutación en el gen *BRCA1* es correcta?

A. La mutación es autosómica recesiva

B. Se trata de un gen supresor de tumores situado en el cromosoma 17

C. El riesgo vitalicio de la persona portadora de desarrollar cáncer de mama es del 25% al 35%

D. También se asocia a un mayor riesgo de desarrollar cáncer de pulmón

20 Se realizó el siguiente estudio para evaluar un caso de rotura de implante mamario de silicona:

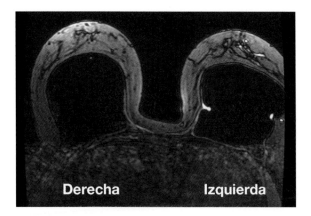

¿Qué artefacto presenta esta imagen?

A. Artefacto de susceptibilidad
B. Artefacto de envoltura o solapamiento (*aliasing*)
C. Artefacto de interferencia de radiofrecuencia (RF)
D. Artefacto de saturación de silicona

21a En la siguiente tabla se muestran los datos obtenidos en un centro de atención mamaria de un hospital comunitario en un período de 12 meses:

Mamografías de cribado	Categoría BI-RADS 0	Evaluación final de las categorías BI-RADS 4 y 5 basada en la evaluación diagnóstica	Diagnóstico positivo de cáncer de mama en el plazo de 1 año desde los estudios de cribado con una categoría BI-RADS 0 en el período de 12 meses
5000	400	200	30

¿Cuál es la tasa de interpretaciones anómalas del cribado en este centro?

A. 4%
B. 5%
C. 6%
D. 8%
E. 12%

21b ¿A cuánto asciende la TDC?

A. 4/1000
B. 5/1000
C. 6/1000
D. 8/1000
E. 12/1000

22 ¿Qué artefacto se observa en la siguiente resonancia magnética (RM) de mama con contraste?

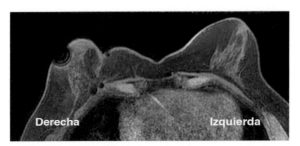

A. Artefacto por desplazamiento químico

B. Artefacto de envoltura o solapamiento

C. Artefacto de susceptibilidad

D. Artefacto de movimiento

23 En relación con el etiquetado normalizado de las placas de mamografía, ¿cuál de las siguientes afirmaciones es correcta?

A. En la placa debe figurar el nombre completo de la paciente o un número único de identificación de la paciente

B. Se requieren el nombre y la dirección del centro cuando la paciente solicita placas para otros centros

C. El número arábigo que indica el casete debe aparecer en cada imagen

D. La proyección y la lateralidad se colocan cerca del pezón

E. Debe incluirse el número de empleado del técnico

24 Una mujer de 55 años de edad se clasifica en la categoría BI-RADS 3 tras un estudio diagnóstico. Según el léxico del BI-RADS, ¿un hallazgo BI-RADS 3 tiene menos de qué porcentaje de probabilidad de malignidad?

A. 1%

B. 2%

C. 3%

D. 4%

E. 5%

25 Una mujer de 60 años de edad presenta un hallazgo que se clasifica en la categoría BI-RADS 5. Según el léxico del BI-RADS, ¿una lesión BI-RADS 5 tiene una probabilidad mayor o igual a qué porcentaje de malignidad?

A. 90%

B. 93%

C. 95%

D. 97%

E. 99%

26 ¿Qué artefacto se observa en este estudio?

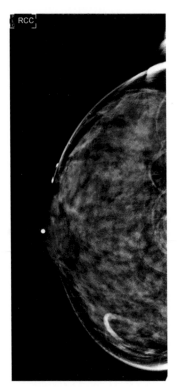

A. Artefacto por cabello
B. Artefacto por desodorante
C. Artefacto por catéter de derivación ventriculoperitoneal
D. Artefacto por joyería

27 ¿Qué artefacto se observa en este estudio?

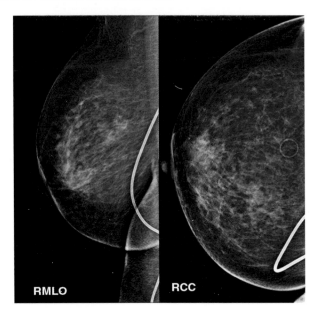

A. Artefacto por cabello
B. Artefacto por desodorante
C. Artefacto por catéter de derivación ventriculoperitoneal
D. Artefacto por joyería

28 Según el ACR y la American Cancer Society (ACS) de los Estados Unidos, ¿con qué porcentaje de riesgo vitalicio de desarrollar cáncer de mama se recomienda realizar la RM de mama con contraste?

A. > 10%
B. > 20%
C. > 50%
D. > 75%

29 Una mujer en la premenopausia requiere una RM de mama con contraste. ¿En qué semana del ciclo menstrual es mejor realizar la RM?

A. Días 1 a 6
B. Días 7 a 14
C. Días 15 a 21
D. Días 22 a 28

30 ¿Cuál de los siguientes es un indicador clínico, basado en la evidencia, de riesgo de desarrollar cáncer de mama según las recomendaciones de la ACS del 2017 para realizar una RM mamaria de cribado como complemento de la mamografía?

A. Antecedentes de radioterapia en el tórax a una edad temprana
B. Antecedentes de neurofibromatosis de tipo 1
C. Riesgo vitalicio de desarrollar cáncer de mama ≥ 10% según los modelos normalizados de evaluación del riesgo
D. Densidad mamaria > 50%

31 ¿Qué parte de la mama no se puede evaluar de manera óptima con la proyección que se muestra en la siguiente imagen?

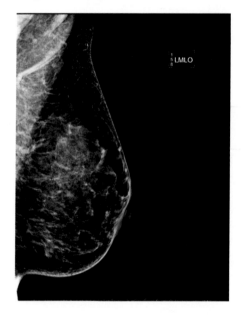

A. Inferior
B. Lateral
C. Medial
D. Superior

32 ¿Cuál de las siguientes puntuaciones debe mostrar una imagen del maniquí (modelo o fantoma) de mamografía digital (MD) del ACR obtenida durante una comprobación semanal de control de calidad para cumplir los criterios mínimos de aprobación?

   A. Puntuación de fibras de 2, puntuación de grupo de manchas de 2, puntuación de grupo de masas de 2
   B. Puntuación de fibras de 3, puntuación de grupo de manchas de 2, puntuación de grupo de masas de 3
   C. Puntuación de fibras de 2, puntuación de grupo de manchas de 3, puntuación de grupo de masas de 2
   D. Puntuación de fibras de 4, puntuación de grupo de manchas de 3, puntuación de grupo de masas de 3

33a ¿Qué artefacto se observa en la siguiente RM de mama con contraste?

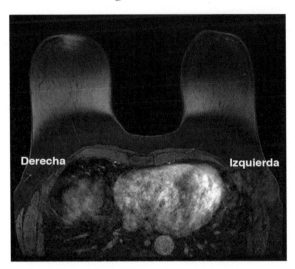

   A. Artefacto por desplazamiento químico
   B. Artefacto de envoltura o solapamiento
   C. Artefacto de susceptibilidad
   D. Artefacto de movimiento de la paciente/de efecto fantasma
   E. Artefacto de saturación no homogénea de grasa

33b ¿Qué puede reducir el artefacto de saturación no homogénea de grasa en la RM de mama?

   A. Ampliar el campo de visión (CDV)
   B. Reducir el movimiento de la paciente
   C. Ajustar el imán con frecuencia
   D. Aumentar el ancho de banda
   E. Comprobar si hay fugas en el blindaje de RF

34 Según la 5.ª edición del *ACR BI-RADS Atlas*, ¿cuál de los siguientes es un uso adecuado de la categoría BI-RADS 0?

   A. Uso de la categoría 0 del BI-RADS para hacer un estudio mamográfico diagnóstico con hallazgos que justifiquen una evaluación adicional con RM
   B. Uso de la categoría 0 del BI-RADS para hacer una mamografía de cribado con un hallazgo estable de aspecto benigno
   C. Uso de la categoría 0 del BI-RADS para hacer una mamografía de cribado con un hallazgo que requiera comparación con mamografías anteriores en una institución externa
   D. Uso de la categoría 0 del BI-RADS para hacer una mamografía diagnóstica

35 ¿Qué artefacto se observa en la siguiente RM de mama con contraste?

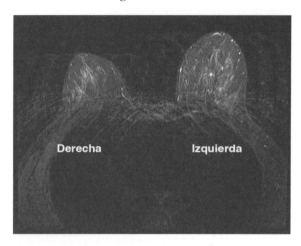

A. Artefacto por desplazamiento químico
B. Artefacto de envoltura o solapamiento
C. Artefacto de susceptibilidad
D. Artefacto de movimiento de la paciente/de efecto fantasma
E. Artefacto de saturación no homogénea de grasa

36 ¿Cuál de los siguientes artefactos está presente en la RM axial poscontraste ponderada en T1 con saturación de grasa que se ve a continuación?

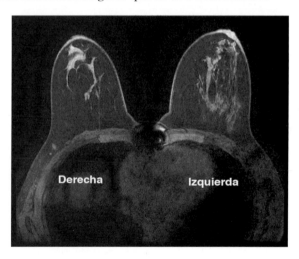

A. Artefacto por desplazamiento químico
B. Artefacto de envoltura o solapamiento
C. Artefacto de susceptibilidad
D. Artefacto de movimiento de la paciente/de efecto fantasma
E. Artefacto de saturación no homogénea de grasa

37 Con base en las imágenes que se muestran a continuación, ¿cuál de los siguientes términos del léxico de la ecografía mamaria describe mejor el hallazgo?

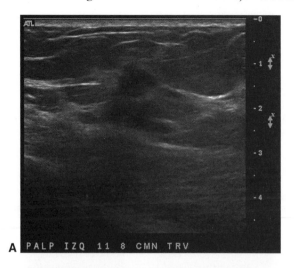

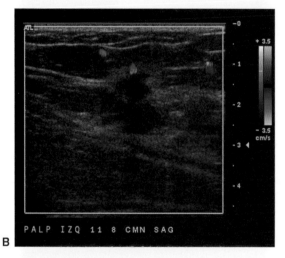

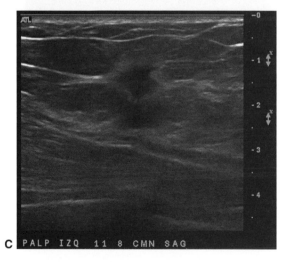

A. Masa ovalada isoecoica con margen circunscrito
B. Masa lobulillar hipoecoica con engrosamiento cutáneo asociado
C. Masa redonda anecoica con realce acústico posterior
D. Masa hipoecoica irregular con márgenes angulados

38 A continuación se presentan imágenes de una mamografía izquierda MLO y CC (ampliadas) (figuras A y B). ¿Cuál es la *mejor* forma de describir estas calcificaciones?

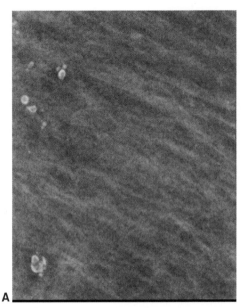

A

Proyección MLO   Proyección CC

    A. Amorfas
    B. Pleomorfas
    C. Puntiformes
    D. Radiotransparentes
    E. Distróficas

39 ¿Qué tipo de artefacto de MD se muestra en esta proyección MLO tomada durante una mamografía de cribado?

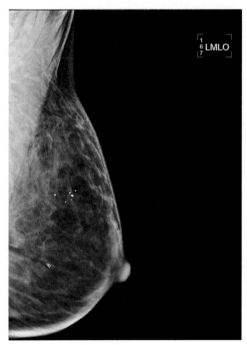

Proyección MLO izquierda

    A. Artefacto de movimiento
    B. Imagen fantasma
    C. Líneas en cuadrícula
    D. Artefacto por desodorante

40 ¿Qué tipo de artefacto de MD (*véanse* las *flechas rojas* en la imagen) se muestra en la siguiente proyección MLO de una mamografía de cribado?

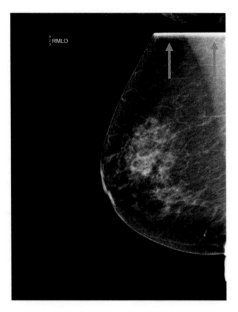

A. Suciedad o polvo en la paleta de compresión
B. Imagen fantasma
C. Error de lectura
D. Píxeles muertos
E. Líneas en cuadrícula

41 La cantidad universal de gadolinio intravenoso utilizada para el realce de contraste en la RM de mama es:

A. 0.1 mmol/kg
B. 0.2 mmol/kg
C. 0.3 mmol/kg
D. 0.4 mmol/kg
E. 0.5 mmol/kg

42 ¿Qué característica de la tomosíntesis digital de mama permite disminuir el efecto de superposición del tejido mamario?

A. Dosis de radiación superior a la de la mamografía
B. Reconstrucción de las proyecciones en las vistas MLO y CC
C. Técnica de adquisición digital
D. Múltiples exposiciones de la mama en diferentes ángulos
E. Aumento de la compresión mamaria

43 Una mamografía de cribado presenta un artefacto de movimiento en una de sus proyecciones. ¿Qué miembro del equipo es responsable de garantizar que se adopten las medidas correctivas adecuadas?

A. Médico que realiza la interpretación
B. Técnico radiólogo
C. Físico médico
D. Proveedor de los equipos

44 ¿Cuál es el artefacto presente en las siguientes proyecciones MLO? La segunda imagen muestra una parte de la proyección ampliada.

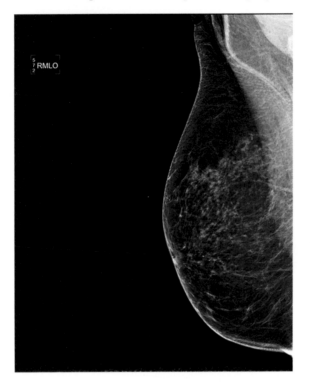
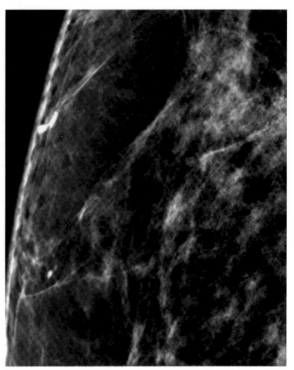

A. Artefacto de movimiento
B. Líneas en cuadrícula
C. Artefacto por desodorante
D. Artefacto de filtración

45a ¿Cuál de los siguientes artefactos está presente en la imagen de localización ponderada en T1 sin saturación de grasa?

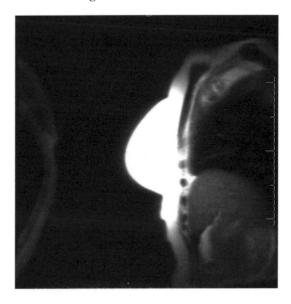

A. Desplazamiento químico
B. Envoltura o solapamiento
C. Susceptibilidad metálica
D. Movimiento de la paciente

45b ¿Qué puede disminuir los artefactos de envoltura o solapamiento en la RM de mama?

A. Ampliar el CDV
B. Reducir el movimiento de la paciente
C. Ajustar el imán con frecuencia
D. Aumentar el ancho de banda
E. Comprobar si hay fugas en el blindaje de RF

46 ¿Qué tipo de artefacto de MD se muestra en esta proyección MLO tomada durante una mamografía de cribado?

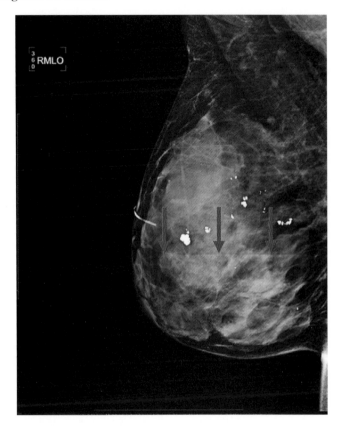

A. Línea de interfaz del detector
B. Imagen fantasma
C. Error de lectura
D. Píxeles muertos
E. Líneas en cuadrícula

47 ¿Cuál de las siguientes opciones es un intervalo aceptable de rendimiento de la mamografía de cribado durante una auditoría médica respecto a la tasa de elaboración de nuevos estudios (*recall rate*) ante una interpretación anómala según la 5.ª edición del *ACR BI-RADS Atlas*?

A. < 5%
B. Del 5% al 12%
C. Del 13% al 20%
D. Del 21% al 30%

48 ¿Cuál de las siguientes opciones solucionaría este artefacto de RM?

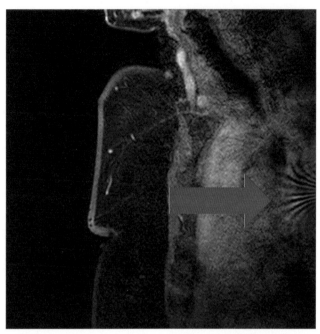

Saturación de grasa poscontraste sagital ponderada en T1

A. Llamar a mantenimiento para que cambien las bombillas fluorescentes
B. Esto no se puede arreglar pues está relacionado con el metal dentro de la paciente
C. Repetir las secuencias afectadas tras ampliar el CDV y volver a ajustar
D. Cerrar la puerta de la sala de RM

49 ¿Qué término describe mejor la distribución de estas calcificaciones?

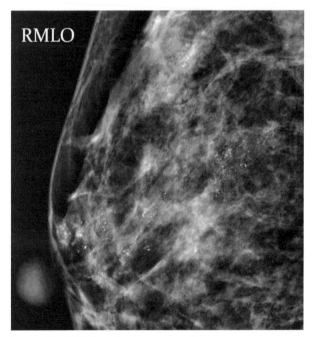

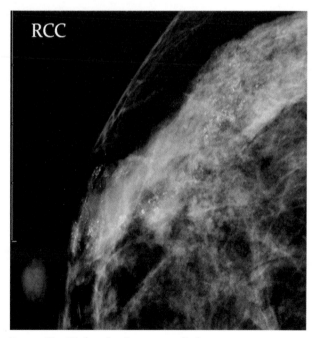

Proyección MLO derecha: imagen ampliada
Proyección CC derecha: imagen ampliada

A. Agrupadas
B. Segmentadas
C. Regionales
D. Difusas

50a ¿Cuál es el término morfológico más adecuado para describir estas calcificaciones?

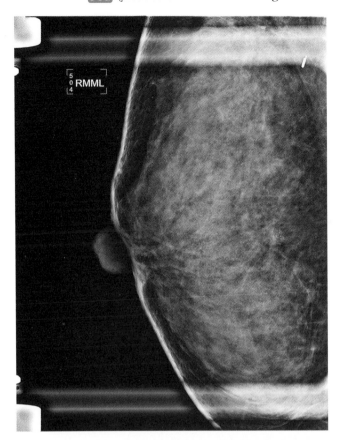

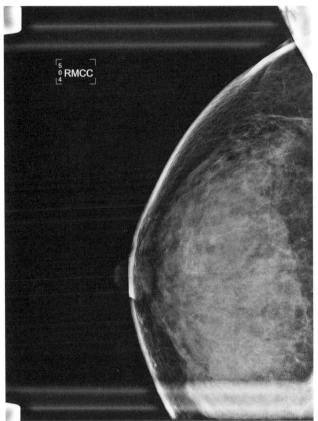

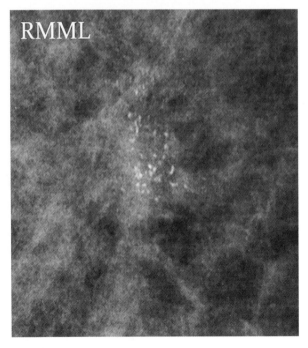

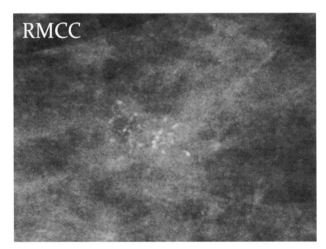

A. De leche de calcio
B. Amorfas
C. Distróficas
D. Pleomorfas finas

50b ¿Cuál es el riesgo de malignidad de las calcificaciones pleomorfas finas?

A. < 20%

B. Del 20% al 30%

C. Del 30% al 40%

D. > 40%

51 ¿Cuál de los siguientes es el límite de seguridad de la dosis de radiación establecido por la FDA?

A. 3 mGy/proyección

B. 3 mGy/mama

C. 1.5 mGy/proyección

D. 6 mGy/mama

52 Una mujer de 51 años de edad presenta una adenopatía axilar izquierda en la mamografía y la ecografía. No presenta hallazgos clínicos o de imagen adicionales y no tiene antecedentes de cáncer. Recibió una vacuna contra el coronavirus del síndrome respiratorio agudo grave de tipo 2 (SARS-CoV-2, *severe acute respiratory syndrome coronavirus 2*) en el brazo izquierdo 1 semana antes de su mamografía y ecografía. ¿Cuál es el tratamiento recomendado?

A. Realizar una biopsia guiada por ecografía

B. Obtener una RM de mama para hacer una evaluación más profunda

C. Obtener una tomografía por emisión de positrones con tomografía computarizada para hacer una evaluación más profunda

D. Realizar un estudio de seguimiento a intervalos de 12 semanas o más

RESPUESTAS Y EXPLICACIONES

1 **La respuesta es C.** Para que un médico pueda interpretar de forma independiente, debe haber interpretado 240 mamografías bajo la supervisión directa de un médico certificado en mamografía.

La opción de respuesta A es incorrecta porque la MQSA exige que el médico haya mantenido al menos 15 créditos de FMC de la categoría I en mamografía o diagnóstico por imagen de la mama durante un período de 36 meses (3 años).

La opción B es incorrecta porque la MQSA exige que el médico haya completado 8 créditos de FMC específicos de una modalidad determinada antes de poder realizar la interpretación independiente de esa modalidad.

La opción D es incorrecta porque la MQSA exige que un médico interprete 960 estudios durante un período de 24 meses como experiencia continua para poder interpretar estudios de forma independiente.

Modificado del Registro Federal de los Estados Unidos. Disponible en el sitio web de la FDA.

Credenciales	1. Licencia médica estatal.
	2. Certificado emitido por un organismo aprobado por la FDA para garantizar que los médicos tengan 3 meses de formación a tiempo completo en interpretación de mamografías, física de la radiación, efectos de la radiación y protección contra la radiación.
Formación médica	Sesenta horas de formación médica documentada de categoría 1 en mamografía (incluyendo interpretación de mamografías, anatomía mamaria básica, anatomopatología, fisiología, aspectos técnicos de la mamografía, garantía de calidad y control de calidad en mamografía), con al menos 15 h de dicha categoría obtenidas en los 3 años inmediatamente anteriores a la fecha en la que el médico se certificó como interpretador de estudios.
Experiencia inicial	Interpretación de 240 estudios mamográficos bajo la supervisión directa de un médico con capacidad para interpretar mamografías en cualquier período de 6 meses durante los últimos 2 años de la residencia médica.
Restablecimiento de las calificaciones	Para restablecer las calificaciones, interpretar o realizar una doble interpretación de 240 mamografías bajo supervisión directa o alcanzar un total de 960 mamografías en un período de 24 meses y realizar estas tareas en un plazo de 6 meses inmediatamente antes de reanudar la interpretación independiente. En cuanto a la FMC, si no se cumple el requisito de 15 h cada 36 meses, el número total de horas de formación continua deberá alcanzar las 15 h cada 36 meses antes de reanudar la interpretación independiente.
Formación en nuevas modalidades (p. ej., tomosíntesis digital de mama)	Para practicar una nueva modalidad de diagnóstico por imagen, el médico interpretador debe tener 8 créditos de FMC específicos de dicha modalidad antes de llevar a cabo la interpretación independiente de esta.
Experiencia continua	Leer 960 mamografías en un período de 24 meses (los médicos que no mantengan una experiencia continua deberán volver a obtener la certificación antes de realizar interpretaciones mamográficas independientes).
Formación continua	Haber obtenido al menos 15 créditos de FMC de categoría I en mamografía durante un período de 36 meses, con 6 créditos en cada modalidad utilizada (los médicos que no mantengan la formación continua deberán volver a obtenerla antes de realizar interpretaciones mamográficas independientes).

Referencias: Lee CI, Lehman CD, Bassett LW. *Rotations in Radiology: Breast Imaging*. Oxford University Publishing; 2018:60.

Ikeda DM, Miyake KK. *Breast Imaging: The Requisites*. 3rd ed. Elsevier Mosby; 2017:22.

Margolis NE, Gao Y. What you need to know—a primer for radiologists entering breast imaging. *J Am Coll Radiol*. 2017;14(3):393–396.

2 **A.** **La respuesta es A.** BI-RADS 2: calcificaciones cutáneas.

B. **La respuesta es A.** BI-RADS 2: calcificación gruesa o en forma de palomitas de maíz.

C. **La respuesta es A.** BI-RADS 2: calcificaciones grandes en forma de bastón.

D. **La respuesta es A.** BI-RADS 2: calcificación redonda.

E. **La respuesta es A.** BI-RADS 2: calcificación del borde (quiste aceitoso).

F. **La respuesta es B.** BI-RADS 4: calcificaciones lineales finas o lineales finas ramificadas.

G. **La respuesta es B.** BI-RADS 4: calcificaciones pleomorfas finas.

H. **La respuesta es B.** BI-RADS 2: calcificaciones de leche de calcio.

Referencias: Klein JS, Brant WE, Helms CA, Vinson EN. *Brant and Helms' Fundamentals of Diagnostic Radiology*. Vol 2. 5th ed. Wolters Kluwer; 2019:560–566.

D'Orsi C, Sickles EA, Mendelson EB, et al. ACR BI-RADS® atlas mammography. In: *ACR BI-RADS® Atlas, Breast Imaging Reporting and Data System*. American College of Radiology; 2013:17–69.

Rao AA, Feneis J, Lalonde C, et al. A pictorial review of changes in the BI-RADS fifth edition. *RadioGraphics*. 2016;36(3):623–639.

3 **La respuesta es D.** La TDC es el número de cánceres detectados por cada 1000 pacientes evaluados. El valor de referencia para la TDC según la 5.ª edición del *ACR BI-RADS Atlas* es > 2.5/1000. Esta métrica puede calcularse para los estudios de cribado exclusivamente o por separado para las pruebas de cribado y de diagnóstico.

$$TDC = (VP/1) \times 1000$$

VP: verdadero positivo = número total de estudios de cribado con categorías de evaluación final (de cribado o diagnóstica) 4 o 5 y con resultados de biopsia con aguja gruesa/por aspiración con aguja fina + número total de estudios de cribado con categorías de evaluación final (de cribado o diagnóstica) 4 o 5 y con resultados de biopsia quirúrgica.

Referencias: Hussain S, Omar A, Shah BA. The breast imaging medical audit: what the radiologist needs to know. *Contemp Diagn Radiol*. 2021;44(8):1–5. doi:10.1097/01.CDR.0000741868.68828.ef

Klein JS, Brant WE, Helms CA, Vinson EN. *Brant and Helms' Fundamentals of Diagnostic Radiology*. Vol 2. 5th ed. Wolters Kluwer; 2019:574–575.

Lee CI, Lehman CD, Bassett LW. *Rotations in Radiology: Breast Imaging*. Oxford University Publishing; 2018:46.

D'Orsi C, Sickles EA, Mendelson EB, et al. ACR BI-RADS® atlas follow-up and outcome monitoring. In: *ACR BI-RADS® Atlas, Breast Imaging Reporting and Data System*. American College of Radiology; 2013:19, 24–25, 29, 70–71.

4 **La respuesta es D.** La *sensibilidad* es la probabilidad de detectar un caso de cáncer cuando verdaderamente existe o el número de cánceres diagnosticados tras ser identificados mamográficamente en una población en el plazo de 1 año desde la realización de un estudio de imagen dividido por todos los cánceres presentes en esa población en el mismo período.

Sensibilidad = VP/(VP + FN); VP: verdadero positivo, FN: falso negativo

Para este ejercicio, se diagnosticaron 94 casos de cáncer verdaderos positivos. Hubo 6 casos de cáncer que se consideran falsos negativos porque se diagnosticaron menos de 1 año después de su mamografía de cribado inicial.

Sensibilidad = 94/(94 + 6) = 94/100 = 94%

La *especificidad* es la probabilidad de interpretar un estudio como negativo cuando verdaderamente no existe el cáncer o el número de pruebas para los que no hay diagnóstico tisular de cáncer en el plazo de 1 año desde que se realizó la prueba dividido por todos los estudios para los que no hay diagnóstico tisular de cáncer en el mismo período.

Especificidad = VN/(VN + FP); VN: verdadero negativo, FP: falso positivo

Referencias: Hussain S, Omar A, Shah BA. The breast imaging medical audit: what the radiologist needs to know. *Contemp Diagn Radiol.* 2021;44(8):1–5. doi:10.1097/01.CDR.0000741868.68828.ef

Klein JS, Brant WE, Helms CA, Vinson EN. *Brant and Helms' Fundamentals of Diagnostic Radiology.* Vol 2. 5th ed. Wolters Kluwer; 2019:574–575.

Lee CI, Lehman CD, Bassett LW. *Rotations in Radiology: Breast Imaging.* Oxford University Publishing; 2018:45–46.

D'Orsi C, Sickles EA, Mendelson EB, et al. ACR BI-RADS® atlas follow-up and outcome monitoring. In: *ACR BI-RADS® Atlas, Breast Imaging Reporting and Data System.* American College of Radiology; 2013:19.

5 **La respuesta es C.** El músculo pectoral debe ensancharse en la axila y extenderse hasta o por debajo del nivel del pezón, y el borde anterior debe ser convexo. La inspección del músculo pectoral es útil para evaluar su posición en la proyección MLO. La mama debe llevarse hacia arriba y hacia fuera, el pliegue inframamario debe estar abierto en las proyecciones MLO y neutro en las CC, y se debe poder ver una pequeña parte del abdomen superior en las proyecciones MLO.

La respuesta A es incorrecta porque no se debería poder ver una pequeña parte del abdomen superior en la proyección MLO.

La respuesta B es incorrecta porque la mama debe llevarse hacia arriba y hacia fuera.

La respuesta D es incorrecta porque el pliegue inframamario debe estar abierto en la proyección MLO y neutro en la CC.

Referencias: Klein JS, Brant WE, Helms CA, Vinson EN. *Brant and Helms' Fundamentals of Diagnostic Radiology.* Vol 2. 5th ed. Wolters Kluwer; 2019:530–531.

Cardenosa G. *Breast Imaging Companion.* 4th ed. Lippincott Williams & Wilkins; 2017:10–17.

6 **La respuesta es D.** Este caso se clasificaría como falso negativo. Un *falso negativo* es un diagnóstico tisular de cáncer en el plazo de 1 año tras haberse obtenido un estudio negativo (categoría BI-RADS 1 o 2 para cribado; categoría BI-RADS 1, 2 o 3 para diagnóstico).

Un *falso positivo 1* es la ausencia de diagnóstico tisular conocido de cáncer en el plazo de 1 año tras haber obtenido un estudio de cribado positivo.

Un *falso positivo 2* es la ausencia de diagnóstico tisular conocido de cáncer en el plazo de 1 año tras la recomendación de diagnóstico tisular o consulta quirúrgica sustentada en un estudio positivo (categoría BI-RADS 4 o 5).

Un *falso positivo 3* es un diagnóstico tisular benigno concordante (o un diagnóstico tisular benigno discordante sin que haya un diagnóstico tisular conocido) en el plazo de 1 año tras la recomendación de diagnóstico tisular sustentada en un estudio positivo (categoría BI-RADS 4 o 5).

Un *verdadero positivo* es un diagnóstico tisular de cáncer en el plazo de 1 año tras obtener un estudio positivo. La categoría BI-RADS 3 identificada en el estudio de cribado se considera un estudio positivo.

Un *verdadero negativo* es la ausencia de diagnóstico tisular conocido de cáncer en el plazo de 1 año tras obtener un estudio negativo (categoría BI-RADS 1 o 2 para cribado; categoría BI-RADS 1, 2 o 3 para diagnóstico).

Referencias: Hussain S, Omar A, Shah BA. The breast imaging medical audit: what the radiologist needs to know. *Contemp Diagn Radiol.* 2021;44(8):1–5. doi:10.1097/01.CDR.0000741868.68828.ef

Klein JS, Brant WE, Helms CA, Vinson EN. *Brant and Helms' Fundamentals of Diagnostic Radiology.* Vol 2. 5th ed. Wolters Kluwer; 2019:574–575.

Lee CI, Lehman CD, Bassett LW. *Rotations in Radiology: Breast Imaging.* Oxford University Publishing; 2018:45–46.

D'Orsi C, Sickles EA, Mendelson EB, et al. ACR BI-RADS® atlas follow-up and outcome monitoring. In: *ACR BI-RADS® Atlas, Breast Imaging Reporting and Data System.* American College of Radiology; 2013:17–18.

7a **La respuesta es A.** La categoría BI-RADS es 0. En la imagen 7a se muestra que la barbilla de la paciente cae en la trayectoria del haz de rayos X. Es necesario repetir la imagen debido al artefacto por barbilla en la proyección MLO (*véase* la *flecha roja* en la siguiente imagen).

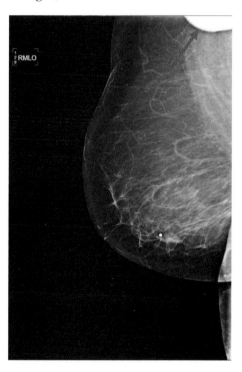

7b **La respuesta es C.** En la imagen 7b se observa el estudio corregido sin la barbilla en el CDV.

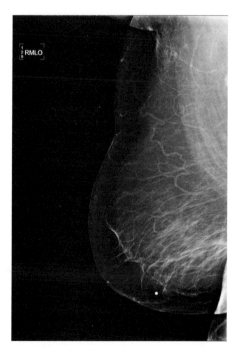

Referencias: Lee CI, Lehman CD, Bassett LW. *Rotations in Radiology: Breast Imaging.* Oxford University Publishing; 2018:56–57.

Shah BA, Fundaro GM, Mandava S. *Breast Imaging Review: A Quick Guide to Essential Diagnoses.* 2nd ed. Springer; 2015:2–5.

8 **La respuesta es E.** La *línea posterior del pezón* es una línea imaginaria trazada desde el pezón hasta el músculo pectoral en la proyección MLO o en el borde de la imagen en la proyección CC. La diferencia en las mediciones de la línea posterior del pezón entre las vistas MLO y CC no debe superar 1 cm si la exposición del tejido es adecuada. De las opciones de respuesta enumeradas, 12 cm es la respuesta correcta.

Referencias: Klein JS, Brant WE, Helms CA, Vinson EN. *Brant and Helms' Fundamentals of Diagnostic Radiology*. Vol 2. 5th ed. Wolters Kluwer; 2019:530–531.

Ikeda DM, Miyake KK. *Breast Imaging: The Requisites*. 3rd ed. Elsevier Mosby; 2017:11–14.

9 **La respuesta es C.** Debe realizarse una auditoría médica al menos una vez cada 12 meses. Los centros de mamografía son evaluados cada año por inspectores estatales o federales para verificar el cumplimiento de la normativa de la MQSA.

Referencias: Klein JS, Brant WE, Helms CA, Vinson EN. *Brant and Helms' Fundamentals of Diagnostic Radiology*. Vol 2. 5th ed. Wolters Kluwer 2019:575.

Cardenosa G. *Breast Imaging Companion*. 4th ed. Lippincott Williams & Wilkins; 2008 (Chapters E-2, E-5).

D'Orsi C, Sickles EA, Mendelson EB, et al. *Breast Imaging Reporting and Data System: ACR BI-RADS® Breast Imaging Atlas*. 5th ed. American College of Radiology; 2013.

Ikeda DM, Miyake KK. *Breast Imaging: The Requisites*. 3rd ed. Elsevier Mosby; 2017:24.

10 **La respuesta es C.** Ocho horas. Antes de interpretar de forma independiente una nueva modalidad de diagnóstico por imagen (p. ej., MD, tomosíntesis digital de mama), el médico debe tener 8 créditos de FMC específicos para esa modalidad antes de empezar a interpretarla.

Referencias: Lee CI, Lehman CD, Bassett LW. *Rotations in Radiology: Breast Imaging*. Oxford University Publishing; 2018:60.

Ikeda DM, Miyake KK. *Breast Imaging: The Requisites*. 3rd ed. Elsevier Mosby; 2017:22.

11 **La respuesta es C.**

A. Falso. Este artefacto es específico de los estudios digitales porque los píxeles solo están presentes en los detectores digitales.

B. Falso. Las cremas humectantes y los antitranspirantes pueden causar artefactos; sin embargo, a menudo se trata de densidades radiopacas múltiples.

C. Verdadero. La recalibración del detector restará los píxeles defectuosos para crear un campo uniforme. Si el artefacto persiste después de la calibración de campo completo, esto indicaría la necesidad de sustituir el detector.

D. Falso. Pueden observarse artefactos de manchas cuando el técnico no seca completamente el detector después de utilizar toallitas húmedas para limpiarlo entre cada paciente. El desinfectante se seca de forma desigual y genera artefactos. Esto requiere una limpieza y un secado adecuados de la cubierta del detector y no está relacionado con un mal funcionamiento del aparato.

Referencias: Lee CI, Lehman CD, Bassett LW. *Rotations in Radiology: Breast Imaging*. Oxford University Publishing; 2018:57–59.

Jayadevan R, Armada MJ, Shaheen R, et al. Optimizing digital mammographic image quality for full-field digital detectors: artifacts encountered during the QC process. *RadioGraphics*. 2015;35(2):2080–2089.

12a **La respuesta es A.** Es necesario repetir la proyección MLO debido a las partículas de alta densidad observadas en la región axilar que pueden representar un artefacto por desodorante. Los desodorantes que contienen compuestos de aluminio pueden simular las calcificaciones difusas en la axila debido a su alta absorción, densidad y número atómico en relación con el tejido blando. Es importante informar a las pacientes que no deben ponerse desodorante antes de la mamografía. Las toallitas húmedas pueden retirar gran parte del desodorante durante el tiempo de la consulta, pero puede que no sean eficaces al 100%.

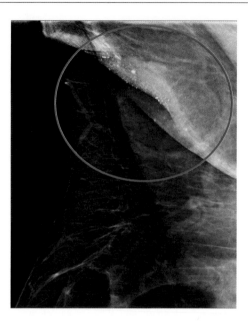

12b **La respuesta es C.** Las imágenes no muestran partículas de alta densidad en la región axilar, lo que demuestra que los hallazgos observados anteriormente eran artefactos por desodorante.

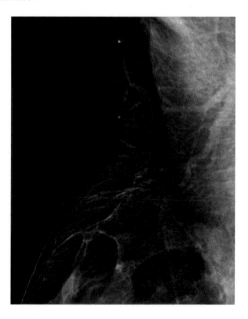

Referencias: Lee CI, Lehman CD, Bassett LW. *Rotations in Radiology: Breast Imaging.* Oxford University Publishing; 2018:56–58.

Shah BA, Fundaro GM, Mandava S. *Breast Imaging Review: A Quick Guide to Essential Diagnoses.* 2nd ed. Springer; 2015:2–5.

13 **La respuesta es E.** Mamografías anuales a partir de los 40 años y sin límite de edad (adaptadas al estado de salud individual). El ACR recomienda que la mamografía de cribado de la mujer comience a los 40 años de edad y continúe hasta que la esperanza de vida sea < 5 a 7 años.

El U.S. Preventive Services Task Force recomienda realizar mamografías de cribado cada 2 años a las mujeres de 50 a 74 años de edad. Según dicha institución, el inicio de la mamografía de cribado antes de los 50 años debe ser una decisión compartida entre la paciente y el médico. Las mujeres que valoran más los posibles beneficios que los posibles perjuicios pueden optar por comenzar el cribado semestral entre los 40 y los 49 años de edad.

La ACS recomienda un cribado anual entre los 45 y los 54 años de edad, y después un cribado anual o semestral a partir de los 55 años hasta que la esperanza de vida de la mujer sea < 10 años, con la opción de comenzar el cribado anual a los 40 años y continuarlo después de los 54 años.

Referencias: Klein JS, Brant WE, Helms CA, Vinson EN. *Brant and Helms' Fundamentals of Diagnostic Radiology.* Vol 2. 5th ed. Wolters Kluwer; 2019:528–529.

Lee CI, Lehman CD, Bassett LW. *Rotations in Radiology: Breast Imaging.* Oxford University Publishing; 2018:14.

Ikeda DM, Miyake KK. *Breast Imaging: The Requisites.* 3rd ed. Elsevier Mosby; 2017:1.

14 **La respuesta es E.** El pezón debe estar de perfil al menos en una proyección. Esto puede requerir una imagen adicional además de las vistas CC y MLO típicas.

    A. La proyección MLO es una vista paralela al músculo pectoral mayor.
    B. En la proyección CC, el músculo pectoral mayor se ve entre el 30% y el 40% de las veces.
    C. En la proyección MLO, el pectoral mayor debe ser convexo anteriormente, nunca cóncavo.
    D. En la proyección MLO, el músculo pectoral mayor debe verse a la altura o por debajo del eje del pezón.

Referencias: Klein JS, Brant WE, Helms CA, Vinson EN. *Brant and Helms' Fundamentals of Diagnostic Radiology.* Vol 2. 5th ed. Wolters Kluwer; 2019:530–531.

Ikeda DM, Miyake KK. *Breast Imaging: The Requisites.* 3rd ed. Elsevier Mosby; 2017:11–14.

Cardenosa G. *Breast Imaging Companion.* 4th ed. Lippincott Williams & Wilkins; 2017:10–26.

15 **La respuesta es D.** Anualmente. Aunque el requisito es cada 12 meses, los centros deben realizar el seguimiento de forma sistemática para garantizar que los casos no se pierdan durante el seguimiento.

Referencias: Cardenosa G. *Breast Imaging Companion.* 4th ed. Lippincott Williams & Wilkins; 2008:E-2.

Monsees BS. The Mammography Quality Standards Act: an overview of the regulations and guidance. *Radiol Clin North Am.* 2000;38:759–772.

16 **La respuesta es C.** Treinta días. La FDA exige que los centros envíen a todas las pacientes un informe en lenguaje claro que resuma los resultados del estudio en un plazo de 30 días a partir de la mamografía (las pacientes que no tengan un proveedor de atención médica también deben recibir el informe mamográfico en un plazo de 30 días). Cuando la evaluación del informe mamográfico es «sospechosa» o «altamente sugerente de malignidad», deben comunicarse lo antes posible los resultados resumidos y el protocolo de acción recomendado. Este requisito de notificación entró en vigor el 28 de abril de 1999.

Referencias: consulte el sitio web de la FDA para obtener más información (www.fda.gov).

Cardenosa G. *Breast Imaging Companion.* 4th ed. Lippincott Williams & Wilkins; 2017:E-2.

Monsees BS. The Mammography Quality Standards Act: an overview of the regulations and guidance. *Radiol Clin North Am.* 2000;38:759–772.

17 **La respuesta es A.** La FDA. Debido a la preocupación por la seguridad de las pacientes y la calidad de las mamografías, el ACR y el Congreso de los Estados Unidos buscaron establecer reglamentos que dieran lugar a normas federales para el cribado mamográfico. El Department of Health and Human Services de dicho país elaboró estas normas y el Congreso designó a la FDA para aplicar y supervisar la calidad de los equipos y las instalaciones de mamografía tras la promulgación de la MQSA en 1992. Varios estados también han recibido la certificación para acreditar centros de mamografía, los cuales están aprobados por la FDA.

Referencias: Berns E, Baker J, Barke L, et al. *2016 American College of Radiology (ACR) Digital Mammography Quality Control Manual*. American College of Radiology; 2016.

Kopans DB. *Breast Imaging*. 3rd ed. Lippincott Williams & Wilkins; 2007:267–268.

Sickles EA, D'Orsi CJ, Bassett LW, et al. ACR BI-RADS® mammography. In: *ACR BI-RADS® Atlas, Breast Imaging Reporting and Data System*. American College of Radiology; 2013.

18 **La respuesta es C.** El *VPP1* (hallazgos anómalos en el cribado) es el porcentaje de todos los estudios de cribado positivos (categorías BI-RADS 0, 3, 4 y 5) que dan lugar a un diagnóstico tisular de cáncer en 1 año.

VPP1 = VP/número de estudios de cribado positivos; VP: verdadero positivo.

o

VPP1 = VP/(VP + FP1); VP: verdadero positivo, FP1: falso positivo 1 (sin diagnóstico tisular conocido de cáncer en el plazo de 1 año a partir de un estudio de cribado positivo).

El *VPP2* (recomendación de biopsia) es el porcentaje de todos los estudios diagnósticos o (rara vez) de cribado recomendados para el diagnóstico tisular o la consulta quirúrgica (categoría BI-RADS 4 o 5) que dan lugar al diagnóstico tisular en 1 año. VPP2 = VP/(número de estudios de cribado o de diagnóstico recomendados para el diagnóstico tisular); VP: verdadero positivo.

o

VPP2 = VP/(VP + FP2); VP: verdadero positivo, FP2: falso positivo 2 (sin diagnóstico tisular conocido de cáncer en el plazo de 1 año tras la recomendación de diagnóstico tisular o consulta quirúrgica sustentada en un estudio positivo) (categoría BI-RADS 4 o 5).

El *VPP3* (realización de biopsia) es el porcentaje de todas las biopsias conocidas llevadas a cabo como resultado de estudios diagnósticos positivos (categorías BI-RADS 4 y 5) que dieron lugar a un diagnóstico tisular de cáncer en el plazo de 1 año. El VPP3 también se conoce como *rendimiento de malignidad de la biopsia* o *tasa de biopsias positivas*.

VPP3 = VP/(número de biopsias); VP: verdadero positivo.

o

VPP3 = VP/(VP + FP3); VP: verdadero positivo, FP3: falso positivo 3 (diagnóstico tisular benigno concordante o diagnóstico tisular benigno discordante y ausencia de cáncer conocido en el plazo de 1 año tras la recomendación del diagnóstico tisular sustentada en un estudio positivo) (categoría BI-RADS 4 o 5).

Referencias: Klein JS, Brant WE, Helms CA, Vinson EN. *Brant and Helms' Fundamentals of Diagnostic Radiology*. Vol 2. 5th ed. Wolters Kluwer; 2019:574–575.

Lee CI, Lehman CD, Bassett LW. *Rotations in Radiology: Breast Imaging*. Oxford University Publishing; 2018:45–46.

D'Orsi C, Sickles EA, Mendelson EB, et al. ACR BI-RADS® atlas follow-up and outcome monitoring. In: *ACR BI-RADS® Atlas, Breast Imaging Reporting and Data System*. American College of Radiology; 2013:18–19.

19 **La respuesta es B.** El *BRCA1* es un gen tanto autosómico dominante como supresor de tumores del cromosoma 17. El *BRCA2* se encuentra en el cromosoma 13. El riesgo vitalicio de desarrollar cáncer de mama oscila entre el 50% y el 85%. Se asocia a un mayor riesgo de desarrollar cáncer de ovario y de otros tipos, incluido el de próstata. No se conoce ningún aumento del riesgo de desarrollar cáncer de pulmón.

Referencias: Ikeda DM, Miyake KK. *Breast Imaging: The Requisites*. 3rd ed. Elsevier Mosby; 2017:30–33.

Berg WA, Birdwell RL, Gombos EC, et al. *Diagnostic Imaging Breast*. Amirsys; 2006:25–26 (Chapter 2).

20 **La respuesta es D.** Este artefacto es causado por la saturación de la señal de silicona, que puede producirse cuando se selecciona la opción de silicona para la saturación en lugar de la grasa. La grasa y la silicona resuenan a cerca de 1.5 T. Obsérvese que la silicona estaba saturada en esta imagen, pero la grasa no estaba correctamente saturada. Como resultado de la saturación de silicona, un implante mamario de este material tendrá una señal oscura y el estudio no será diagnóstico para la evaluación de la rotura del implante. La recuperación de inversión con saturación de agua es una secuencia específica de la silicona (el agua y la grasa estarán saturadas) que constituye la secuencia más importante del estudio. La silicona debe verse blanca en esta secuencia, lo que permite detectar la rotura intracapsular o extracapsular. La respuesta A es incorrecta porque el artefacto de susceptibilidad es un vacío de señal o una falta de homogeneidad de campo causada por un metal en el cuerpo de la paciente. La respuesta B es incorrecta porque el artefacto de envoltura se produce cuando el tejido se extiende más allá del CDV, lo que causa que la señal de los tejidos fuera del CDV se superponga a las estructuras dentro del campo. Ocurre en la dirección de codificación de fase. Este artefacto puede observarse con los brazos de las pacientes en el túnel del resonador. La respuesta C es incorrecta porque la interferencia de RF es un artefacto que se produce debido a un blindaje incompleto de la sala de RM (p. ej., puerta entreabierta) o a una alteración por RF dentro de la sala de RM (p. ej., equipo de monitorización de la paciente). Este artefacto se manifiesta como líneas repetitivas que se extienden por la imagen a un intervalo fijo.

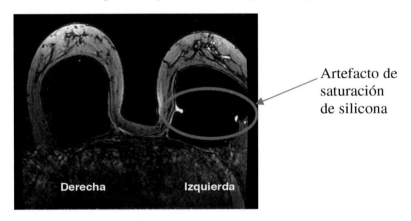

Referencias: Solomon E, Nissan N, Schmidt R, et al. Removing silicone artifacts in diffusion-weighted breast MRI by means of shift-resolved spatiotemporally encoding. *Magn Reson Med.* 2016;75(5):2064–2071. doi:10.1002/mrm.25757

Hendrick RE. *Breast MRI: Fundamentals and Technical Aspects.* Springer; 2008:187–207.

21a **La respuesta es D.** En la mamografía de cribado, la *tasa de interpretación anómala*, también conocida como *tasa de elaboración de nuevos estudios* (*recall rates*), es el porcentaje de estudios interpretados como positivos. En el caso de las mamografías de cribado, los estudios positivos incluyen las evaluaciones de categorías BI-RADS 0, 4 y 5 realizadas a partir de mamografías de cribado.

Tasa de interpretación anómala en el cribado = (casos de categorías BI-RADS 0, 4 y 5 basados en mamografías de cribado)/(número total de mamografías de cribado) = 400 + 0 + 0/5000 = 400/5000 = 0.08 = 8%.

Para la mamografía diagnóstica, la *tasa de interpretación anómala* o *tasa de biopsia recomendada* es el porcentaje de estudios interpretados como positivos. A este respecto, los estudios positivos incluyen las evaluaciones de categorías BI-RADS 4 y 5 basadas en el estudio diagnóstico.

Tasa de interpretación anómala = (casos de categorías BI-RADS 4 y 5 basados en la evaluación diagnóstica)/(número total de mamografías diagnósticas).

21b **La respuesta es C.** La *TDC* es el número de cánceres detectados correctamente en el diagnóstico por imagen por cada 1000 pacientes.

TDC = biopsias positivas/número total de mamografías de cribado = 30/5000 = 0.006 = 6/1000

Referencias: Hussain S, Omar A, Shah BA. The breast imaging medical audit: what the radiologist needs to know. *Contemp Diagn Radiol.* 2021;44(8):1–5. doi:10.1097/01.CDR.0000741868.68828.ef

Klein JS, Brant WE, Helms CA, Vinson EN. *Brant and Helms' Fundamentals of Diagnostic Radiology*. Vol 2. 5th ed. Wolters Kluwer; 2019:574–575.

Lee CI, Lehman CD, Bassett LW. *Rotations in Radiology: Breast Imaging*. Oxford University Publishing; 2018:45–46.

D'Orsi C, Sickles EA, Mendelson EB, et al. ACR BI-RADS® atlas follow-up and outcome monitoring. In: *ACR BI-RADS® Atlas, Breast Imaging Reporting and Data System*. American College of Radiology; 2013:19–20.

22 **La respuesta es C.** Esta imagen muestra un artefacto de susceptibilidad en la mama derecha debido a la presencia de metal en la piel de la paciente. Un marcador mamográfico BB dejado en la piel de la paciente antes de la RM causó el artefacto. El marcador tiene un componente metálico, que puede causar artefactos que se manifiestan como imágenes deformadas y destellos y vacíos de señal. El artefacto puede variar en función del tipo de secuencia que se realice. Los artefactos metálicos se manifiestan como vacíos de señal en las secuencias gradiente-eco. En las secuencias espín-eco, puede observarse un componente de destello de señal además del vacío de señal. El artefacto de susceptibilidad se observa con mayor frecuencia en la interpretación de la RM de mama como resultado del uso de los marcadores de la biopsia de mama o de clips quirúrgicos. La respuesta A es incorrecta porque el artefacto por desplazamiento químico es resultado de las diferentes resonancias del hidrógeno en la grasa y el agua. Se observa con mayor frecuencia en secuencias sin supresión de grasa (p. ej., ponderadas en T1 sin supresión de grasa) y da lugar a un vacío de señal o a una señal brillante en la interfaz grasa-agua. La respuesta B es incorrecta porque el artefacto de envoltura se produce cuando el tejido se extiende más allá del CDV, lo que causa que la señal de los tejidos fuera del CDV se superponga a las estructuras dentro del campo. Ocurre en la dirección de codificación de fase. Este artefacto puede observarse con los brazos de las pacientes en el túnel del resonador. La respuesta D es incorrecta porque no hay movimiento considerable en esta imagen. El de movimiento es uno de los artefactos más frecuentes que afectan la RM de mama. El artefacto puede deberse al desplazamiento de la paciente o al movimiento cardíaco, respiratorio o de los grandes vasos. Todos los movimientos se propagan en la dirección de codificación de fase, sin importar la dirección del movimiento. La dirección de codificación de fase debe ser de izquierda a derecha para las secuencias axiales y de superior a inferior para las secuencias sagitales a fin de reducir el efecto del movimiento cardíaco y respiratorio en las mamas.

Artefacto de susceptibilidad

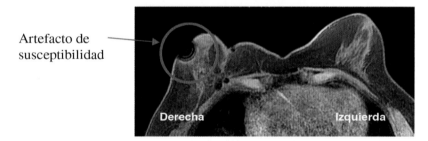

Referencias: Ikeda DM, Miyake KK. *Breast Imaging: The Requisites*. 3rd ed. Elsevier Mosby; 2017:267–268.

Genson CC, Blane CE, Helvie MA, et al. Effects on breast MRI of artifacts caused by metallic tissue marker clips. *AJR Am J Roentgenol*. 2007;188(2):372–376.

Harvey JA, Hendrick E, Coll JM, et al. Breast MR imaging artifacts: how to recognize and fix them. *RadioGraphics*. 2007;27:S131–S145.

Hendrick RE. *Breast MRI: Fundamentals and Technical Aspects*. Springer; 2008:187–207.

23 **La respuesta es C.** El etiquetado correcto de la placa debe incluir todo lo siguiente: nombre y apellidos de la paciente, así como un número de identificación único para esta, nombre y dirección del centro, unidad de mamografía, fecha del estudio, proyección y lateralidad colocada cerca de la axila, número arábigo que indica el casete e iniciales del técnico.

Referencia: Ikeda DM, Miyake KK. *Breast Imaging: The Requisites*. 3rd ed. Elsevier Mosby; 2017:12.

24 **La respuesta es B.** Un hallazgo de categoría BI-RADS 3 debe tener una probabilidad de malignidad < 2%. No se espera que este hallazgo cambie durante el intervalo de tiempo del seguimiento de la categoría BI-RADS 3. Los hallazgos BI-RADS 3 incluyen un tumor sólido circunscrito no calcificado, asimetría focal y un grupo solitario de calcificaciones redondas.

Referencias: Klein JS, Brant WE, Helms CA, Vinson EN. *Brant and Helms' Fundamentals of Diagnostic Radiology.* Vol 2. 5th ed. Wolters Kluwer; 2019:574.

D'Orsi C, Sickles EA, Mendelson EB, et al. ACR BI-RADS® atlas mammography. In: *ACR BI-RADS® Atlas, Breast Imaging Reporting and Data System.* American College of Radiology; 2013:150–153.

25 **La respuesta es C.** Las lesiones de categoría BI-RADS 5 tienen una probabilidad de malignidad > 95%. El grado de sospecha es lo suficientemente alto en estas lesiones como para llevarlas a cirugía sin biopsia preoperatoria; sin embargo, la evaluación oncológica actual puede requerir una biopsia tisular para planificar adecuadamente el tratamiento de la paciente antes de la cirugía.

Referencias: Klein JS, Brant WE, Helms CA, Vinson EN. *Brant and Helms' Fundamentals of Diagnostic Radiology.* Vol 2. 5th ed. Wolters Kluwer; 2019:574.

D'Orsi C, Sickles EA, Mendelson EB, et al. ACR BI-RADS® atlas mammography. In: *ACR BI-RADS® Atlas, Breast Imaging Reporting and Data System.* American College of Radiology; 2013:154–155.

26 **La respuesta es A.** El artefacto por cabello se observa en la proyección CC pero no en la MLO. Este artefacto suele crear un patrón de remolinos en la imagen. Simplemente con repetir la imagen, con atención a retirar el cabello del CDV, se eliminará el artefacto.

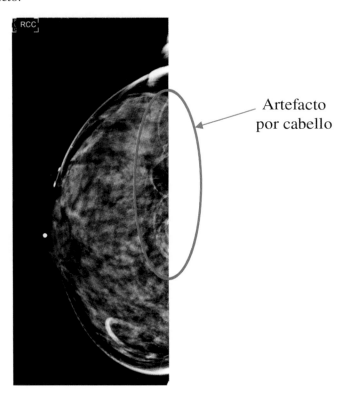

Referencias: Cardenosa G. *Breast Imaging.* Lippincott Williams & Wilkins; 2004:45–48.

Shah BA, Fundaro GM, Mandava S. *Breast Imaging Review: A Quick Guide to Essential Diagnoses.* 2nd ed. Springer; 2015:2–5.

27 **La respuesta es C.** En este estudio se aprecia un catéter de derivación ventriculo-peritoneal. Obsérvese que el catéter se extiende dentro de la pared abdominal en la proyección mediolateral.

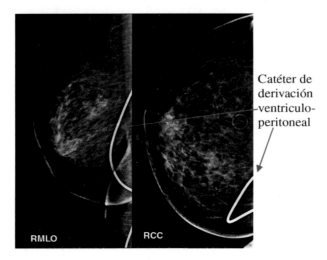

Catéter de derivación ventriculo-peritoneal

RMLO   RCC

Referencias: Chatell T, Shah B. Review of common mammographic artifacts on both digital and analog mammograms. *AJR Am J Roentgenol.* 2010;194(5 suppl):A100–A115.

Shah BA, Fundaro GM, Mandava S. *Breast Imaging Review: A Quick Guide to Essential Diagnoses.* 2nd ed. Springer; 2015:2–5.

28 **La respuesta es B.** Las recomendaciones actuales de la ACS y el ACR para la RM mamaria de cribado son para las mujeres con un alto riesgo de cáncer de mama, estimado en un riesgo vitalicio > 20% de padecer la enfermedad, con base en múltiples modelos matemáticos diferentes descritos en los documentos citados a continuación. Otros grupos para los que se recomienda la RM mamaria de cribado son las pacientes con mutaciones genéticas conocidas, incluidas las de los genes *BRCA1* y *BRCA2*, y antecedentes familiares que sugieran una predisposición genética (dos o más parientes de primer grado con cáncer de mama o una única familiar de primer grado en la premenopausia con cáncer de mama o antecedentes familiares de cáncer de mama y de ovario). Existen otros casos en los que el ACR y la ACS no opinan ni a favor ni en contra del cribado debido a la escasez de información, entre los que se incluyen las pacientes con un riesgo vitalicio de entre el 15% y el 20%, incluidas aquellas con antecedentes personales de cáncer de mama, antecedentes de hiperplasia ductal atípica o neoplasia lobulillar, o antecedentes familiares más limitados.

Indicaciones de cribado para la RM mamaria

Basado en la evidencia

- Mutación en el gen *BRCA1* o el *BRCA2*
- Pariente de primer grado portadora del gen *BRCA*, no comprobado
- Riesgo vitalicio > 20%-25%, basado en modelos de riesgo que dependen en gran medida de los antecedentes familiares

Basado en la opinión de consenso de expertos

- Radioterapia en manto entre los 10 y los 30 años de edad
- Síndrome de Li-Fraumeni y familiar de primer grado
- Síndromes de Cowden y de Bannayan-Riley-Ruvalcaba y familiares de primer grado

Evidencia insuficiente para recomendar o desaconsejar el cribado mediante RM

- Riesgo vitalicio del 15%-20%, basado en modelos de riesgo que dependen en gran medida de los antecedentes familiares
- Neoplasia lobulillar (carcinoma lobulillar *in situ*/hiperplasia lobulillar atípica)
- Mamas heterogénea o extremadamente densas en la mamografía
- Antecedentes personales de cáncer de mama

Referencias: Klein JS, Brant WE, Helms CA, Vinson EN. *Brant and Helms' Fundamentals of Diagnostic Radiology.* Vol 2. 5th ed. Wolters Kluwer; 2019:576–577.

Lee CI, Lehman CD, Bassett LW. *Rotations in Radiology: Breast Imaging.* Oxford University Publishing; 2018:45–46.

Lee CH, Dershaw DD, Kopans D, et al. Breast cancer screening with imaging: recommendations from the Society of Breast Imaging and the ACR on the use of mammography, breast MRI, breast ultrasound, and other technologies for the detection of clinically occult breast cancer. *J Am Coll Radiol.* 2010;7(1):18–27.

29 **La respuesta es B.** Días 7 a 14. Los estrógenos pueden ocasionar un realce del contraste del parénquima mamario benigno en las mujeres en la premenopausia. Esta intensificación es mayor en las semanas 1 y 4 del ciclo menstrual, en el supuesto de que hay un ciclo de 4 semanas. Dicha intensificación puede dificultar la interpretación del realce de fondo normal y su distinción del realce patológico. El realce fisiológico es menor durante la segunda semana; por lo tanto, este es el momento preferido para realizar la RM de mama. El ACR recomienda que los estudios de RM de mama de cribado se lleven a cabo durante la segunda semana del ciclo menstrual.

Referencias: Ikeda DM, Miyake KK. *Breast Imaging: The Requisites.* 3rd ed. Elsevier Mosby; 2017:260–261.

Morris EA, Liberman L, eds. *Breast MRI: Diagnosis and Intervention.* Springer; 2005:36–38.

30 **La respuesta es A.** Antecedentes de radioterapia en el tórax a una edad temprana. Las *Guías* de la ACS del 2017 recomendaron el uso de la RM de cribado en pacientes con antecedentes de radioterapia torácica previa, por ejemplo, pacientes con antecedentes de linfoma de Hodgkin y radioterapia en manto. La neurofibromatosis es una respuesta incorrecta. Aunque se ha reconocido una relación entre la neurofibromatosis de tipo 1 y el cáncer de mama, las directrices actuales no recomiendan el uso de la RM de cribado en esta población de pacientes. Las directrices de la ACS también recomendaban el uso de la RM mamaria de cribado en pacientes con un riesgo vitalicio de desarrollar cáncer de mama del 20% al 25% o superior. Por lo tanto, la respuesta C también sería incorrecta. No hay pruebas suficientes en los tejidos mamarios densos (heterogénea y extremadamente densos) como para opinar a favor o en contra de la RM mamaria de cribado. En numerosos estudios se ha constatado, sin embargo, que las mujeres con una densidad mamaria > 75% tienen un riesgo cinco veces mayor de padecer cáncer de mama.

Referencias: Klein JS, Brant WE, Helms CA, Vinson EN. *Brant and Helms' Fundamentals of Diagnostic Radiology.* Vol 2. 5th ed. Wolters Kluwer; 2019:576–577.

Smith RA, Andrews KS, Brooks D, et al. Cancer screening in the United States, 2017: a review of current American Cancer Society guidelines and current issues in cancer screening. *CA Cancer J Clin.* 2017;67:100–121. doi:10.3322/caac.21392

31 **La respuesta es C.** La MLO ofrece la mayor cobertura para una sola proyección. Al colocar a la paciente, hay que tener cuidado de que el tejido mamario medial no quede fuera del CDV. El tejido mamario medial se une a lo largo del esternón, que fácilmente puede quedar fuera del CDV si no se tiene el debido cuidado con la colocación.

Referencias: Klein JS, Brant WE, Helms CA, Vinson EN. *Brant and Helms' Fundamentals of Diagnostic Radiology.* Vol 2. 5th ed. Wolters Kluwer; 2019:530.

Kopans DB. *Breast Imaging.* 3rd ed. Lippincott Williams & Wilkins; 2007:286–288.

32 **La respuesta es C.** Cada semana se deben tomar imágenes del maniquí de MD del ACR tras la instalación de un nuevo equipo (antes de su uso clínico), después del servicio pertinente y siempre que se sospeche que existen problemas de calidad de la imagen. En el maniquí se evalúan la densidad del fondo, el contraste, la uniformidad y el número de objetos vistos. El maniquí de MD del ACR simula una mama comprimida de 4.2 cm de grosor compuesta por un 50% de tejido adiposo. Contiene seis fibras diferentes, seis grupos de microcalcificaciones y seis masas.

La puntuación de la imagen del maniquí de MD del ACR requiere *que la puntuación de las fibras sea al menos de 2, que la puntuación del grupo de manchas sea al menos de 3 y que la puntuación del grupo de masas sea al menos de 2.*

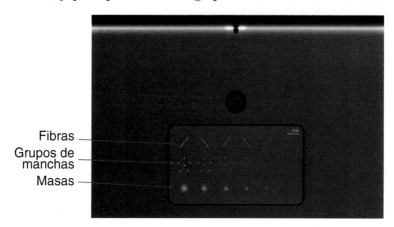

Fibras
Grupos de manchas
Masas

Cortesía de Douglas E. Pfeiffer, MS, FAAPM, FACR.

Referencias: Ikeda DM, Miyake KK. *Breast Imaging: The Requisites*. 3rd ed. Elsevier Mosby; 2017:14, 17.

Berns E, Baker J, Barke L, et al. Radiological technologist's section. In: *2016 American College of Radiology (ACR) Digital Mammography Quality Control Manual*. American College of Radiology; 2016:33–40.

33a **La respuesta es E.** La saturación de grasa es importante para la detección del cáncer de mama en la RM. La señal intensa de la grasa interfiere en la detección de lesiones que realzan. El *software* del resonador identifica automáticamente el valor máximo de agua como la señal más intensa, y la grasa se suprime aplicando pulsos de saturación a una frecuencia de 3.5 ppm (224 Hz a 1.5 T) por debajo del valor máximo de agua. Para suprimir eficazmente los protones de las moléculas de grasa, hay que seleccionar el intervalo correcto de frecuencias. A veces, en presencia de una variación inesperada del campo magnético, habrá protones en la grasa que estén experimentando la precesión fuera del intervalo de frecuencias incluidas en el pulso de supresión. Estos protones no se suprimirán, y la grasa que los contenga mantendrá su señal más brillante. Este fenómeno ocasiona una supresión heterogénea de la señal de la grasa dentro de la mama. La saturación heterogénea de grasa es un problema frecuente y no puede corregirse. Sin embargo, el ajuste del imán (optimización de la homogeneidad del campo) del resonador puede corregir parte del artefacto.

La opción A es incorrecta porque el artefacto por desplazamiento químico resulta de las diferentes resonancias del hidrógeno en la grasa y el agua. Se observa con mayor frecuencia en las secuencias sin supresión de grasa (p. ej., ponderadas en T1 sin supresión de grasa) y da lugar a un vacío de señal o a una señal brillante en la interfaz grasa-agua. La opción B es incorrecta porque el artefacto de envoltura o solapamiento se produce cuando el tejido se extiende más allá del CDV, lo que causa que la señal de los tejidos fuera del CDV se superponga a las estructuras dentro del campo. Ocurre en la dirección de codificación de fase. En la RM de mama, este artefacto se observa con frecuencia debido a los brazos de las pacientes. El artefacto de susceptibilidad suele deberse a objetos metálicos que se perciben como vacíos de señal en las secuencias gradiente-eco. En las secuencias espín-eco, puede observarse un componente de destello de señal además del vacío de señal. La respuesta D es incorrecta. No hay movimiento considerable en esta imagen. El artefacto de movimiento es uno de los artefactos más frecuentes que afectan la RM de mama. Puede deberse al desplazamiento de la paciente o al movimiento cardíaco, respiratorio o de los grandes vasos. Todos los movimientos se propagan en la dirección de codificación de fase, sin importar la dirección del movimiento. La dirección de codificación de fase debe ser de izquierda a derecha para las secuencias axiales y de superior a inferior para las secuencias sagitales a fin de reducir el efecto del movimiento cardíaco y respiratorio en las mamas.

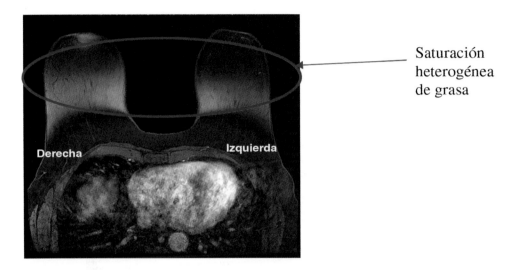

Saturación
heterogénea
de grasa

Derecha   Izquierda

33b **La respuesta es C.** El ajuste del imán (optimización de la homogeneidad del campo) del resonador puede corregir el artefacto de saturación heterogénea de grasa.

La opción A es incorrecta porque la ampliación del CDV puede corregir el artefacto de envoltura o solapamiento. La opción B es incorrecta porque reducir el movimiento de la paciente puede evitar la codificación de fase o producir el efecto fantasma. La opción D es incorrecta porque aumentar el ancho de banda por píxel de la secuencia de imágenes reduce el artefacto por desplazamiento químico. La opción E es incorrecta porque la comprobación del blindaje de RF en busca de una fuga podría ser la causa de la interferencia de RF.

Referencias: Klein JS, Brant WE, Helms CA, Vinson EN. *Brant and Helms' Fundamentals of Diagnostic Radiology*. Vol 2. 5th ed. Wolters Kluwer; 2019:586–589.

Ikeda DM, Miyake KK. *Breast Imaging: The Requisites*. 3rd ed. Elsevier Mosby; 2017:266–269.

Harvey JA, Hendrick E, Coll JM, et al. Breast MR imaging artifacts: how to recognize and fix them. *RadioGraphics*. 2007;27:S131–S145.

Ojeda-Fournier H, Choe KA, Mahoney MC. Recognizing and interpreting artifacts and pitfalls in MR imaging of the breast. *RadioGraphics*. 2007;27:S147–S164.

34 **La respuesta es C.** Uso de la categoría 0 del BI-RADS para una mamografía de cribado con un hallazgo que requiera comparación con mamografías anteriores en una institución externa. Para una mamografía diagnóstica, el radiólogo debe emitir un código de evaluación BI-RADS con base en la evaluación diagnóstica con mamografía y ecografía, especialmente antes de realizar la RM. Por lo tanto, si no se realiza la RM, no será necesaria una reinterpretación de la mamografía diagnóstica ni de la ecografía. Cuando se interpreta una mamografía de cribado junto con estudios comparativos que muestran hallazgos estables de apariencia benigna, la clasificación correcta sería BI-RADS 2.

Referencias: Klein JS, Brant WE, Helms CA, Vinson EN. *Brant and Helms' Fundamentals of Diagnostic Radiology*. Vol 2. 5th ed. Wolters Kluwer; 2019:574.

D'Orsi C, Sickles EA, Mendelson EB, et al. ACR BI-RADS® mammography. In: *ACR BI-RADS® Atlas, Breast Imaging Reporting and Data System*. American College of Radiology; 2013:162.

35 **La respuesta es D.** La paciente estaba tosiendo durante el estudio y, por lo tanto, el efecto fantasma que se ve en la imagen se debe al movimiento de la paciente. Los artefactos causados por el movimiento de la paciente se propagan en la dirección de codificación de fase, independientemente de la dirección del movimiento. El movimiento no solo puede causar el desenfoque de los tejidos en movimiento, sino que también puede crear un patrón de ruido estructurado, dando lugar a un «efecto fantasma» de los tejidos en movimiento más brillantes en la dirección de codificación de fase.

La opción A es incorrecta porque el artefacto por desplazamiento químico resulta de las diferentes resonancias del hidrógeno en la grasa y el agua. Se observa con mayor frecuencia en las secuencias sin supresión de grasa (p. ej., ponderadas en T1 sin supresión de grasa) y da lugar a un vacío de señal o a una señal brillante en la interfaz grasa-agua. La opción B es incorrecta porque el artefacto de envoltura o solapamiento se produce cuando el tejido se extiende más allá del CDV, lo que causa que la señal de los tejidos fuera del CDV se superponga a las estructuras dentro del campo. Ocurre en la dirección de codificación de fase. Este artefacto suele observarse debido a los brazos de las pacientes en el túnel del resonador. La respuesta C es incorrecta. El artefacto de susceptibilidad suele deberse a objetos metálicos que se perciben como vacíos de señal en las secuencias gradiente-eco. En las secuencias espín-eco, puede observarse un componente de destello de señal además del vacío de señal. La respuesta E es incorrecta. La saturación de grasa es homogénea en esta imagen en secuencia de recuperación de inversión de tau corta (STIR, *short tau inversion recovery*) ponderada en T2.

Referencias: Klein JS, Brant WE, Helms CA, Vinson EN. *Brant and Helms' Fundamentals of Diagnostic Radiology.* Vol 2. 5th ed. Wolters Kluwer; 2019:586–589.

Ikeda DM, Miyake KK. *Breast Imaging: The Requisites.* 3rd ed. Elsevier Mosby; 2017:266–267.

Harvey JA, Hendrick E, Coll JM, et al. Breast MR imaging artifacts: how to recognize and fix them. *RadioGraphics.* 2007;27:S131–S145.

Ojeda-Fournier H, Choe KA, Mahoney MC. Recognizing and interpreting artifacts and pitfalls in MR imaging of the breast. *RadioGraphics.* 2007;27:S147–S164.

36 **La respuesta es C.** Hay un vacío focalizado de señal con una zona parcialmente circundante de alta intensidad de señal y distorsión de la imagen en el esternón. Esto representa un artefacto de susceptibilidad metálica debido a los alambres de esternotomía de la paciente.

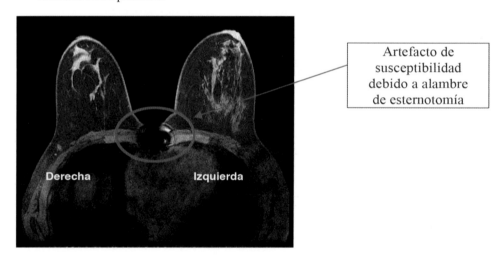

Referencias: Harvey JA, Hendrick E, Coll JM, et al. Breast MR imaging artifacts: how to recognize and fix them. *RadioGraphics.* 2007;27:S131–S145.

Ikeda DM, Miyake KK. *Breast Imaging: The Requisites.* 3rd ed. Elsevier Mosby; 2017:266–267.

Ojeda-Fournier H, Choe KA, Mahoney MC. Recognizing and interpreting artifacts and pitfalls in MR imaging of the breast. *RadioGraphics.* 2007;27:S147–S164.

37 **La respuesta es D.** La lesión mostrada es una masa hipoecoica irregular con márgenes angulados. Esta masa es sospechosa (BI-RADS 4) y se recomendó la toma de muestras de tejido. El tumor era un carcinoma ductal invasor. A continuación se presentan los términos descriptivos del léxico de ecografía del BI-RADS del ACR.

Términos descriptivos del léxico de ecografía del BI-RADS del ACR	
Forma	**Orientación**
Ovalada	En paralelo
Redonda	No en paralelo
Irregular	

Términos descriptivos del léxico de ecografía del BI-RADS del ACR (*continuación*)

Márgenes

Circunscritos

No circunscritos

- Indistintos
- Angulados
- Microlobulados
- Espiculados

Patrón ecográfico

Anecoico

Hiperecoico

Quístico y sólido (complejo)

Hipoecoico

Isoecoico

Heterogéneo

Características acústicas posteriores

Sin rasgos posteriores

Realce

Sombras

Patrón combinado

Características asociadas

Distorsión de la estructura

Cambios en los conductos

Cambios cutáneos

- Engrosamiento de la piel
- Retracción cutánea

Edema

Vascularidad

- Ausente
- Vascularidad interna
- Vasos en el borde

Evaluación de la elasticidad

- Suave
- Intermedia
- Dura

Calcificaciones

Calcificaciones en una masa

Calcificaciones fuera de una masa

Calcificaciones intraductales

Casos especiales

Quiste simple

Microquistes en racimos o agrupados

Quiste complicado

Masa en o sobre la piel

Cuerpo extraño, incluidos los implantes

Ganglios linfáticos: intramamarios

Ganglios linfáticos: axilares

Anomalías vasculares

- Malformaciones arteriovenosas/ seudoaneurismas
- Enfermedad de Mondor

Acumulación de líquido posquirúrgico

Esteatonecrosis

Composición tisular (solo cribado)

Ecotextura de fondo homogénea: grasa

Ecotextura de fondo homogénea: fibroglandular

Ecotextura de fondo heterogénea

Referencias: Klein JS, Brant WE, Helms CA, Vinson EN. *Brant and Helms' Fundamentals of Diagnostic Radiology*. Vol 2. 5th ed. Wolters Kluwer; 2019:569–573.

D'Orsi C, Sickles EA, Mendelson EB, et al. ACR BI-RADS® atlas ultrasound. In: *ACR BI-RADS® Atlas, Breast Imaging Reporting and Data System*. American College of Radiology; 2013:37–119.

Ikeda DM, Miyake KK. *Breast Imaging: The Requisites*. 3rd ed. Elsevier Mosby; 2017:174–192.

Rao AA, Feneis J, Lalonde C, et al. A pictorial review of changes in the BI-RADS fifth edition. *RadioGraphics*. 2016;36(3):623–639.

38 **La respuesta es D.** Las calcificaciones mostradas son radiotransparentes y son patognomónicas de las calcificaciones cutáneas. Las calcificaciones de la piel se observan con mayor frecuencia a lo largo del pliegue inframamario paraesternal, la axila y la aréola. Las formas inusuales pueden confirmarse como calcificaciones cutáneas realizando un estudio de calcificación cutánea. Las calcificaciones cutáneas se localizan en la piel directamente debajo del marcador cutáneo en la vista tangencial de la mamografía.

Referencias: Klein JS, Brant WE, Helms CA, Vinson EN. *Brant and Helms' Fundamentals of Diagnostic Radiology.* Vol 2. 5th ed. Wolters Kluwer; 2019:560–566.

D'Orsi C, Sickles EA, Mendelson EB, et al. ACR BI-RADS® atlas mammography. In: *ACR BI-RADS® Atlas, Breast Imaging Reporting and Data System.* American College of Radiology; 2013:38–39.

Ikeda DM, Miyake KK. *Breast Imaging: The Requisites.* 3rd ed. Elsevier Mosby; 2017:81–85.

39 **La respuesta es A.** La imagen se observa borrosa debido al movimiento de la paciente durante la mamografía.

La opción B es incorrecta porque la imagen fantasma se produce cuando el receptor de imagen retiene una «sombra» de una imagen anterior y esta se hace visible en la siguiente imagen tomada. Este hallazgo se debe a la baja temperatura del detector. Dejar que el detector se caliente correctamente suele solucionar el problema. Con los avances de la tecnología de los detectores y los sistemas que regulan mejor su temperatura, este problema es menos frecuente.

La opción C es incorrecta porque las cuadrículas son líneas sutiles de patrón cruzado en una imagen. Las líneas en cuadrícula se deben a que el parámetro de velocidad de la rejilla está mal configurado. El parámetro de velocidad de la rejilla es ajustado por un ingeniero de servicio y no puede ser cambiado por el técnico.

La opción D es incorrecta porque no se observan partículas radiopacas en la región axilar.

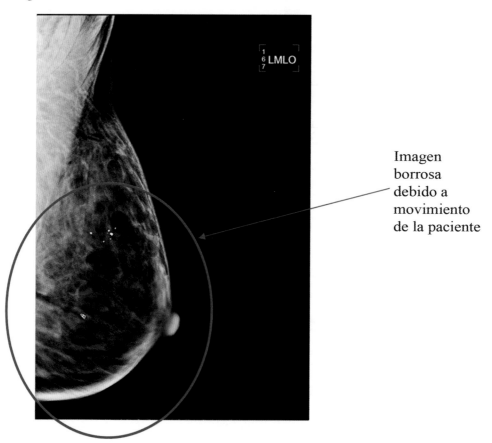

Imagen borrosa debido a movimiento de la paciente

Referencias: Geiser WR, Haygood TM, Santiago L, et al. Challenges in mammography: part 1, artifacts in digital mammography. *AJR Am J Roentgenol.* 2011;197(6):W1023–W1030.

Shah BA, Fundaro GM, Mandava S. *Breast Imaging Review: A Quick Guide to Essential Diagnoses.* 2nd ed. Springer; 2015:2–5.

40 **La respuesta es C.**

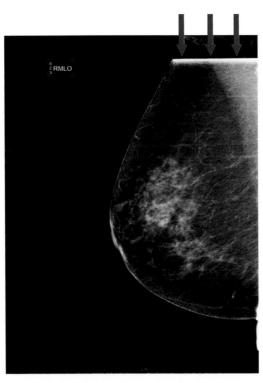

Este caso muestra un artefacto de error de lectura. Hay un artefacto a manera de línea causado por un error de procesamiento del *software* (*véanse* las *flechas rojas*). Este error puede corregirse por sí solo o puede instalarse un nuevo archivo de secuencia de lectura del detector.

Referencia: Geiser WR, Haygood TM, Santiago L, et al. Challenges in mammography: part 1, artifacts in digital mammography. *AJR Am J Roentgenol.* 2011;197(6):W1023–W1030.

41 **La respuesta es A.** La RM de mama que se realiza para evaluar a una paciente en busca de cáncer de mama requiere el uso de un medio de contraste. El contraste de gadolinio no suele ser necesario en la evaluación de la integridad y la rotura de los implantes. La RM de mama se lleva a cabo con mayor frecuencia con uno de los medios de contraste de RM de bajo peso molecular basados en gadolinio. El contraste de gadolinio debe administrarse en bolo a una dosis estándar de 0.1 mmol/kg seguida de irrigación con solución salina de 20 mL a una velocidad de aproximadamente 2 mL/s, utilizando un inyector eléctrico.

Referencias: Lee CI, Lehman CD, Bassett LW. *Rotations in Radiology: Breast Imaging.* Oxford University Publishing; 2018:83.

Ikeda DM, Miyake KK. *Breast Imaging: The Requisites.* 3rd ed. Elsevier Mosby; 2017:265.

42 **La respuesta es D.** La ventaja de la tomosíntesis digital de mama es la reducción del tejido superpuesto, que a menudo oculta las lesiones en la mamografía bidimensional, especialmente en las pacientes con parénquima mamario denso. En la tomosíntesis digital de mama, las imágenes se adquieren en diferentes ángulos y luego se reconstruyen. Esta técnica permite separar las estructuras superpuestas de distintos planos. En la tomosíntesis digital de mama, se requiere compresión para inmovilizar la mama. Sin embargo, dado que este estudio ya reduce la superposición de tejidos, el grado de compresión puede reducirse; este es un tema de investigación en curso.

Referencias: Baker JA, Lo JY. Breast tomosynthesis: state-of-the-art and review of the literature. *Acad Radiol.* 2011;18(10):1298–1310.

Park JM, Franklin EA Jr, Garg M, et al. Breast tomosynthesis: present considerations and future applications. *RadioGraphics.* 2007;27:S231–S240.

43   **La respuesta es A.** El médico que realiza la interpretación. Esto debe incluir el suministro de información directa e inmediata a los técnicos sobre aspectos como los artefactos, los requisitos técnicos y la colocación adecuada de la paciente.

Referencia: Cardenosa G. *Breast Imaging Companion.* 4th ed. Lippincott Williams & Wilkins; 2008:E-2.

44   **La respuesta es B.** La imagen muestra un patrón de líneas cruzadas múltiples muy característico del artefacto de líneas en cuadrícula. Este artefacto se debe a que la rejilla permanece inmóvil durante la exposición. Este artefacto puede resolverse reiniciando el sistema de mamografía para restablecer la posición de la rejilla. Si esto no funciona, se necesitará un ingeniero de servicio para resolver el problema.

Referencias: Lee CI, Lehman CD, Bassett LW. *Rotations in Radiology: Breast Imaging.* Oxford University Publishing; 2018:57–58.

Geiser WR, Haygood TM, Santiago L, et al. Challenges in mammography: part 1, artifacts in digital mammography. *AJR Am J Roentgenol.* 2011;197(6):W1023–W1030.

45a   **La respuesta es B.** La envoltura de fase, también conocida como *artefacto de envoltura* o *solapamiento,* ocurre cuando no todo el tejido que produce la señal se encuentra dentro del CDV. Este artefacto se presenta en la dirección de codificación de fase. La señal del tejido estimulado fuera del CDV se superpone a las estructuras dentro del campo debido a un registro erróneo durante la reconstrucción por transformación de Fourier.

La saturación de grasa es importante para la detección del cáncer de mama en la RM. La señal intensa de la grasa interfiere en la detección de lesiones que realzan. El *software* del resonador identifica automáticamente el valor máximo de agua como la señal más intensa, y la grasa se suprime aplicando pulsos de saturación a una frecuencia de 3.5 ppm (224 Hz a 1.5 T) por debajo del valor máximo de agua. Para suprimir eficazmente los protones de las moléculas de grasa, hay que seleccionar el intervalo correcto de frecuencias. A veces, en presencia de una variación inesperada del campo magnético, habrá protones en la grasa que estén experimentando la precesión fuera del intervalo de frecuencias incluidas en el pulso de supresión. Estos protones no se suprimirán, y la grasa que los contenga mantendrá su señal más brillante. Este fenómeno ocasiona una supresión heterogénea de la señal de la grasa dentro de la mama. La saturación heterogénea de grasa es un problema frecuente y no puede corregirse. Sin embargo, el ajuste del imán (optimización de la homogeneidad del campo) del resonador puede corregir parte del artefacto.

La opción A es incorrecta porque el artefacto por desplazamiento químico resulta de las diferentes resonancias del hidrógeno en la grasa y el agua. Se observa con mayor frecuencia en las secuencias sin supresión de grasa (p. ej., ponderadas en T1 sin supresión de grasa) y da lugar a un vacío de señal o a una señal brillante en la interfaz grasa-agua. La opción C es incorrecta porque el artefacto de susceptibilidad suele deberse a objetos metálicos que aparecen como vacíos de señal en las secuencias gradiente-eco. En las secuencias espín-eco, puede observarse un componente de destello de señal además del vacío de señal. La respuesta D es incorrecta. No hay movimiento considerable en esta imagen. El artefacto de movimiento es uno de los artefactos más frecuentes que afectan la RM de mama. Puede deberse al desplazamiento de la paciente o al movimiento cardíaco, respiratorio o de los grandes vasos. Todos los movimientos se propagan en la dirección de codificación de fase, sin importar la dirección del movimiento. La dirección de codificación de fase debe ser de izquierda a derecha para las secuencias axiales y de superior a inferior para las secuencias sagitales a fin de reducir el efecto del movimiento cardíaco y respiratorio en las mamas.

45b   **La respuesta es A.** Aumentar el número de puntos de muestreo en la dirección de codificación de fase o ampliar el CDV puede corregir el artefacto de envoltura de fase.

La opción B es incorrecta porque reducir el movimiento de la paciente puede impedir la codificación de fase o producir el efecto fantasma. La opción C es incorrecta porque el ajuste del imán (optimización de la homogeneidad del campo) del resonador puede corregir el artefacto de saturación heterogénea de grasa. La opción D es incorrecta porque aumentar el ancho de banda por píxel de la secuencia de imágenes puede reducir el artefacto por desplazamiento químico. La opción E es incorrecta porque la comprobación del blindaje de RF en busca de una fuga podría ser la causa de la interferencia de RF.

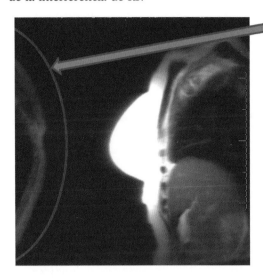

Artefacto de envoltura: se observa la cara posterior de la pared torácica por fuera del campo de visión; ocurre en la dirección de codificación de fase

Referencias: Ikeda DM, Miyake KK. *Breast Imaging: The Requisites*. 3rd ed. Elsevier Mosby; 2017:266–267.

Harvey JA, Hendrick E, Coll JM, et al. Breast MR imaging artifacts: how to recognize and fix them. *RadioGraphics*. 2007;27:S131–S145.

Ikeda DM, Miyake KK. *Breast Imaging: The Requisites*. 3rd ed. Elsevier Mosby; 2017:267–268.

Ojeda-Fournier H, Choe KA, Mahoney MC. Recognizing and interpreting artifacts and pitfalls in MR imaging of the breast. *RadioGraphics*. 2007;27:S147–S164.

46 **La respuesta es A.** La proyección MLO muestra la línea de interfaz (*véanse* las *flechas rojas* en la siguiente imagen) de un detector basado en selenio. Este artefacto se debe a una ligera diferencia en la calibración de las dos mitades del detector y a una exposición relativamente alta para obtener imágenes de un tejido mamario muy denso.

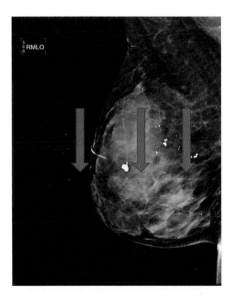

Referencia: Geiser WR, Haygood TM, Santiago L, et al. Challenges in mammography: part 1, artifacts in digital mammography. *AJR Am J Roentgenol*. 2011;197(6):W1023–W1030.

47 **La respuesta es B.** Entre el 5% y el 12% es el intervalo aceptable de la tasa de interpretaciones anómalas (tasas de elaboración de nuevos estudios) para la mamografía de cribado.

Análisis de datos de auditoría médica: rangos aceptables de rendimiento de las mamografías de cribado	
TDC (por cada 1000 estudios)	≥ 2.5
Tasa de interpretación anómala (elaboración de nuevos estudios)	5%-12%
VPP1 (interpretación anómala)	3%-8%
VPP2 (recomendación de diagnóstico tisular)	20%-40%
Sensibilidad	≥ 75%
Especificidad	88%-95%

Referencias: Carney PA, Sickles EA, Monsess B, et al. Identifying minimally acceptable performance criteria for screening mammography. *Radiology.* 2010;255(2):354–361.

D'Orsi C, Sickles EA, Mendelson EB, et al. ACR BI-RADS® atlas follow-up and outcome monitoring. In: *ACR BI-RADS® Atlas, Breast Imaging Reporting and Data System.* American College of Radiology; 2013:29.

48 **La respuesta es C.**

A. Falso. Las interferencias de RF pueden presentarse cuando hay una fuente de señal de RF en la sala, como una bombilla fluorescente o un equipo defectuoso.

B. Falso. El artefacto metálico suele causar una pérdida focal de señal. Esto puede confirmarse si la paciente se somete a una mamografía.

C. Verdadero. Este es un artefacto en cebra.

D. Falso. Las interferencias de RF pueden producirse cuando hay una fuga en el blindaje de RF que rodea el resonador, de modo que la señal de RF penetra el blindaje. Esto puede ocurrir con los radios o televisores.

El *artefacto en cebra* es un tipo de distorsión que se produce cuando el tejido que produce la señal fuera de un CDV seleccionado se envuelve en el CDV seleccionado y cuando un ajuste de imán deficiente causa un cambio de fase entre el tejido dentro del CDV seleccionado y el tejido fuera de él. Se trata de un tipo de interferencia de fase y lleva a la aparición de bandas en blanco y negro. Las bandas negras se producen cuando las señales de las dos regiones están desfasadas y, por lo tanto, se anulan mutuamente. Las bandas blancas se presentan cuando las señales están en fase y, por lo tanto, se combinan para formar una banda blanca. Si se observa un artefacto en cebra, deberá repetirse la secuencia tras ampliar el CDV y aplicar un sobremuestreo de fase. El reajuste del imán también puede reducir el cambio de fase.

Las interferencias de RF se producen cuando hay una fuente de señal de RF en la sala de diagnóstico por imagen o una fuga en el blindaje de RF que rodea el resonador que permite que la señal de RF penetre el blindaje. Las fuentes pueden ser la radio, la televisión, las bombillas fluorescentes defectuosas y los equipos electrónicos de monitorización. Cualquier cosa que pueda alterar el campo de RF puede permitir que la señal penetre en la sala de diagnóstico por imagen, como cerrar la puerta de la sala de forma incompleta. Esto puede dar lugar a que las bandas de RF aparezcan como bandas brillantes y oscuras en lugares fijos a lo largo de la dirección de codificación de frecuencia pero propagándose a través de la imagen en la dirección de codificación de fase.

Referencia: Harvey JA, Hendrick RE, Coll JM, et al. Breast MR imaging artifacts: how to recognize and fix them. *RadioGraphics.* 2007;27(suppl 1):S131–S145.

49 **La respuesta es B.** La *distribución segmentaria* es una distribución en forma de cuña en la que el punto de la cuña converge hacia el pezón. Las calcificaciones en una distribución segmentaria son sospechosas y sugieren un proceso que ocurre dentro de los conductos y las ramas asociadas.

La *distribución regional* de las calcificaciones se refiere a aquellas que ocupan > 2 cm pero a menudo afectan la mayor parte de un cuadrante o más de un cuadrante. Es poco probable que las calcificaciones distribuidas regionalmente sean malignas.

Las calcificaciones difusas se observan de forma aleatoria en toda la mama y casi siempre son benignas, especialmente si son bilaterales.

Por definición, las *calcificaciones agrupadas* o *en racimos* son un conjunto de al menos cinco calcificaciones que ocupan una superficie de hasta 2 cm.

Un metaanálisis de estudios de calcificaciones comprobadas mediante biopsia y clasificadas por distribución estima la probabilidad global de malignidad en función de la distribución como se indica a continuación:

- Difusa: 0%.
- Regional: 26%.
- Agrupada: 31%.
- Lineal: 60%.
- Segmentaria: 62%.

Aunque la distribución es importante para la evaluación de las calcificaciones, la estructura de la calcificación es el factor más importante para determinar si está justificada la biopsia, el seguimiento o el cribado de las calcificaciones.

Referencias: Klein JS, Brant WE, Helms CA, Vinson EN. *Brant and Helms' Fundamentals of Diagnostic Radiology*. Vol 2. 5th ed. Wolters Kluwer; 2019:561.

D'Orsi C, Sickles EA, Mendelson EB, et al. ACR BI-RADS® atlas mammography. In: *ACR BI-RADS® Atlas, Breast Imaging Reporting and Data System*. American College of Radiology; 2013:71–73, 75, 77.

50a **La respuesta es D.** Se trata de calcificaciones pleomorfas finas, las cuales a menudo tienen un diámetro < 0.5 mm y presentan tamaños y formas variables dentro de un mismo grupo. Estas características morfológicas son sospechosas de cáncer y deben someterse a una biopsia guiada por métodos estereotácticos.

La *leche de calcio* es una calcificación benigna procedente de sedimentos dentro de quistes (micro- o macroquistes). En la exploración diagnóstica, estas calcificaciones se estratifican o tienen forma de «taza de té» en la vista lateral verdadera y aparecen como manchas en la proyección CC. El cambio de forma entre las dos proyecciones es un factor importante para identificar la leche de calcio.

Las calcificaciones amorfas son demasiado pequeñas como para especificar una forma concreta, tienen un aspecto nebuloso y pueden asemejarse a polvo fino.

Las *calcificaciones distróficas* son lesiones benignas que suelen ser consecuencia de traumatismos, cirugía o radioterapia. Las calcificaciones suelen ser de forma irregular, tienen un tamaño > 1 mm, presentan zonas radiotransparentes en su interior y se han comparado con corales o papel triturado.

Referencias: Klein JS, Brant WE, Helms CA, Vinson EN. *Brant and Helms' Fundamentals of Diagnostic Radiology*. Vol 2. 5th ed. Wolters Kluwer; 2019:560–564.

D'Orsi C, Sickles EA, Mendelson EB, et al. ACR BI-RADS® mammography. In: *ACR BI-RADS® Atlas, Breast Imaging Reporting and Data System*. American College of Radiology; 2013:53, 55, 62, 66.

50b **La respuesta es B.** En general, las calcificaciones sospechosas tienen una probabilidad > 2% de ser malignas, y la recomendación de hacer una biopsia con aguja gruesa es adecuada. El metaanálisis de varios estudios relativos a calcificaciones sometidas a biopsia con características morfológicas sospechosas estima la probabilidad global de malignidad en función de la estructura como se indica a continuación:

- Heterogénea gruesa: 13%
- Amorfa: 21%
- Pleomorfa fina: 29%
- Ramificación lineal fina/fina: 70%

Referencias: Klein JS, Brant WE, Helms CA, Vinson EN. *Brant and Helms' Fundamentals of Diagnostic Radiology*. Vol 2. 5th ed. Wolters Kluwer; 2019:562.

D'Orsi C, Sickles EA, Mendelson EB, et al. ACR BI-RADS® mammography. In: *ACR BI-RADS® Atlas, Breast Imaging Reporting and Data System*. American College of Radiology; 2013:61.

51 **La respuesta es A.** 3 mGy/proyección es el límite de seguridad de la dosis de radiación establecido por la FDA. Sin embargo, la mayoría de las proyecciones mamográficas se acercan a los 2 mGy. La dosis promedio eficaz de una mamografía convencional de dos vistas es de 0.44 mSv, mientras que la dosis eficaz de la radiación natural de fondo en los Estados Unidos es de 3 mSv al año. La dosis de radiación para un estudio, que combina mamografía bidimensional y tomosíntesis digital de mama, sigue estando dentro de este límite de seguridad de dosis. La opción B es incorrecta, ya que el límite se define por la dosis por proyección, no por la dosis por mama. Las opciones C y D ofrecen dosis de radiación incorrectas.

Referencias: Klein JS, Brant WE, Helms CA, Vinson EN. *Brant and Helms' Fundamentals of Diagnostic Radiology.* Vol 2. 5th ed. Wolters Kluwer; 2019:530.

U.S. Food & Drug Administration. The Mammography Quality Standards Act final regulations: preparing for MQSA inspections; final guidance for industry and FDA. Publicado el 5 de noviembre del 2001. https://www.fda.gov/regulatory-information/search-fda-guidance-documents/compliance-guidance-mammography-quality-standards-act-final-regulations-preparing-mqsa-inspections

52 **La respuesta es D.** El tratamiento recomendado es realizar un estudio de imagen de seguimiento a intervalos cortos en 12 semanas o más, dado el antecedente reciente de vacunación contra el SARS-CoV-2.

Referencia: Society of Breast Imaging Patient Care and Delivery Committee; Grimm L, Destounis S, Dogan, et al. Revised SBI recommendations for the management of axillary adenopathy in patients with recent COVID-19 vaccination. Actualizado en febrero del 2022. https://www.sbi-online.org/Portals/0/Position-Statements/2022/SBI-recommendations-for-managing-axillary-adenopathy-post-COVID-vaccination_updatedFeb2022.pdf. Disponible en Society of Breast Imaging (SBI) COVID-19 Resources.

2

Cribado del cáncer de mama

PREGUNTAS

1 ¿Cuál es una de las recomendaciones de la American Cancer Society de los Estados Unidos, basada en la evidencia de ensayos de cribado no aleatorizados y estudios observacionales, en cuanto a realizar una resonancia magnética (RM) de cribado como complemento de la mamografía (mastografía)?

A. Mama heterogénea o extremadamente densa en la mamografía

B. Mujeres con antecedentes personales de cáncer de mama, incluido el carcinoma ductal *in situ* (CDIS)

C. Riesgo vitalicio del 15% al 20%, según BRCAPRO® u otros modelos que dependen en gran medida de los antecedentes familiares

D. Familiar de primer grado portadora del gen *BRCA* que no ha recibido pruebas

E. Carcinoma lobulillar *in situ* (CLIS) o hiperplasia lobulillar atípica (HLA)

2 Una mujer de 43 años de edad se presenta para una mamografía de cribado. No se dispone de estudios previos. Con base en estas imágenes, ¿cuál sería un posible hallazgo asociado en esta paciente?

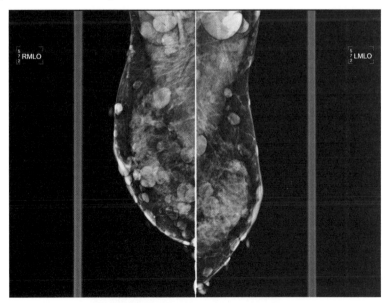

A. Neurinoma del acústico bilateral

B. Mayor riesgo de meningioma

C. Ependimoma

D. Nódulos de Lisch

3a Una mujer de 61 años de edad se presenta para una mamografía de cribado. Su mamografía más reciente, de hace 2 años, fue negativa. ¿Cuál es la clasificación más adecuada del *Sistema de datos e informes de imágenes mamarias* (BI-RADS, *Breast Imaging Reporting and Data System*) basada en esta única proyección oblicua mediolateral (MLO, *mediolateral oblique*) derecha?

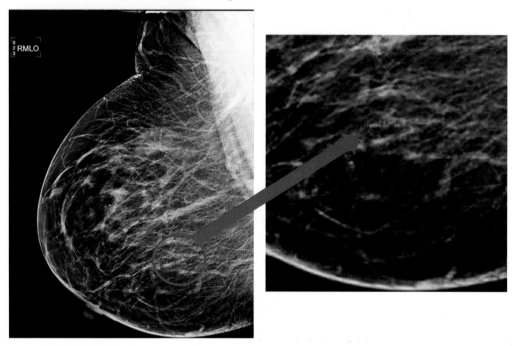

A. BI-RADS 0

B. BI-RADS 2

C. BI-RADS 3

D. BI-RADS 4

E. BI-RADS 5

3b Se tomaron proyecciones adicionales. ¿Cuál es la descripción más adecuada de estas calcificaciones?

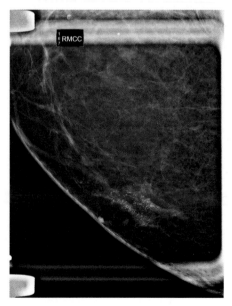

A. Distróficas

B. Pleomorfas finas y amorfas

C. Calcificaciones cutáneas

D. Gruesas/similares a palomitas de maíz

E. Similares a bastones/secretoras

4 Una mujer de 62 años de edad acude a su mamografía anual de cribado. El intervalo entre ambos estudios es de 13 meses. La paciente no tiene molestias en este momento. Comparando el estudio actual con el anterior, ¿cuál es la causa más probable del cambio en su mamografía durante el intervalo?

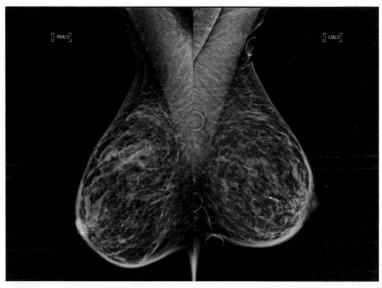

Estudio actual

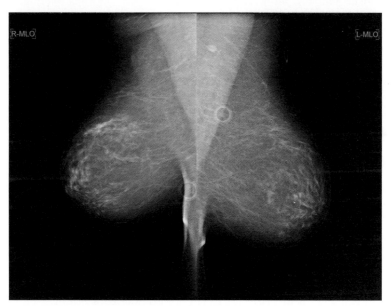

Estudio del año anterior

A. Tratamiento de sustitución hormonal
B. Pérdida de peso
C. Cáncer de mama inflamatorio
D. Edema mamario por insuficiencia cardíaca congestiva

5 Una mujer de 30 años de edad tiene antecedentes familiares de cáncer de mama de parte de su madre a los 45 años y de su hermana a los 42 años. Se somete a pruebas genéticas y descubre que es portadora de la mutación en el gen *BRCA2*. ¿A qué edad debe empezar a hacerse mamografías de cribado?

A. 30 años
B. 32 años
C. 35 años
D. 40 años

6 En una mamografía de cribado se observa la ausencia de músculo pectoral o escote en la proyección craneocaudal (CC). ¿Qué se puede utilizar para determinar si se ha excluido una cantidad considerable de tejido posterior?

A. Triangulación
B. Proyecciones con rotación de la mama
C. Paralaje
D. Línea posterior del pezón

7 ¿Cuál de las siguientes afirmaciones es correcta respecto a la realización de vigilancia mamográfica periódica de una lesión BI-RADS 3 (probablemente benigna) frente a la realización de una biopsia tisular?

A. Disminución de las tasas de elaboración de nuevos estudios
B. Aumento de los costos
C. Incremento de los falsos positivos
D. Aumento de la morbilidad
E. Incremento del valor predictivo positivo (VPP)

8 ¿Cuál de las siguientes lesiones mamarias puede clasificarse adecuadamente como una lesión BI-RADS 3 (probablemente benigna)?

A. Una masa circunscrita y no palpable en una mamografía de referencia
B. Una masa circunscrita, no palpable y nueva desde la última mamografía
C. Una masa circunscrita y no palpable sin cambios durante 2 años
D. Una masa no palpable y no circunscrita en una mamografía de referencia
E. Una masa palpable, no circunscrita y nueva desde la última mamografía

9 ¿Cuál de las siguientes afirmaciones es correcta en relación con la detección asistida por ordenador (DAO) para las mamografías?

A. La sensibilidad de la DAO es mayor para las masas que para las calcificaciones
B. La tasa de detección del cáncer de mama aumenta con la DAO
C. El uso de la DAO disminuye la tasa de elaboración de nuevos estudios
D. La DAO puede utilizarse como herramienta principal en la interpretación de mamografías
E. La DAO no da falsos positivos ni falsas detecciones

10 ¿Cuál de las siguientes afirmaciones es correcta en relación con el cáncer de mama masculino?

A. La ginecomastia es un factor de riesgo conocido
B. El cáncer de mama masculino representa aproximadamente el 10% de todos los cánceres masculinos en los Estados Unidos
C. Las mujeres que son parientes de hombres con cáncer de mama no tienen un mayor riesgo de padecerlo
D. No se asocia a la mutación del gen *BRCA2*
E. Las alteraciones testiculares como la criptorquidia y los traumatismos se consideran factores de riesgo del cáncer de mama masculino

11 Según las directrices establecidas por el American College of Radiology (ACR) y la Society of Breast Imaging (SBI) de los Estados Unidos, las mujeres portadoras del gen *BRCA1* o el *BRCA2* o que sean familiares de primer grado de portadoras que no han recibido pruebas deben someterse a los siguientes estudios de cribado del cáncer de mama:

A. Mamografía y exploración clínica de las mamas anuales
B. Mamografía anual y RM anual a partir de los 25 a los 30 años de edad, pero no antes de los 25
C. Solo RM anual
D. Ecografía mamaria cada 6 meses

12 ¿Qué categoría BI-RADS resulta inadecuada para una mamografía de cribado?

A. BI-RADS 0
B. BI-RADS 1
C. BI-RADS 3
D. BI-RADS 5

13 Una mujer asiática de 46 años de edad se presenta para recibir una mamografía de cribado. La paciente se había trasladado recientemente a los Estados Unidos y no disponía de estudios de imagen previos para comparar. La ecografía muestra una sombra difusa. ¿Cuál de las siguientes opciones es correcta?

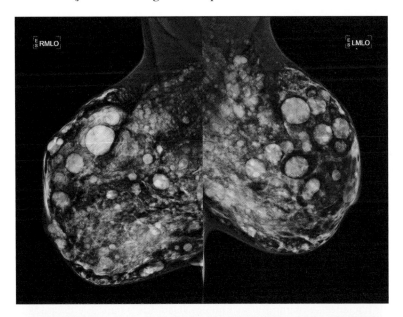

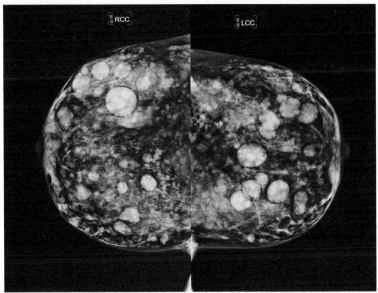

A. La paciente presenta manchas café con leche y existen hallazgos similares en las imágenes mamográficas de sus familiares
B. La paciente experimenta mastalgia cíclica predominantemente durante su fase premenstrual
C. La paciente tiene antecedentes de una lesión cutánea maligna en la planta del pie
D. La paciente tiene antecedentes de intervenciones mamarias previas
E. La paciente tiene antecedentes de trasplante de riñón y de ser tratada con ciclosporina A

14a Una mujer de 42 años de edad solicita una RM mamaria con contraste. Los antecedentes médicos de la paciente incluyen fibromialgia, que hace que las mamografías resulten muy molestas. La paciente tiene antecedentes familiares de cáncer de mama en su tía y prima maternas. La última mamografía de cribado de la paciente mostró mamas de densidad heterogénea. Tiene antecedentes de linfoma de Hodgkin en la adolescencia, tratado con radioterapia en manto en el tórax. ¿Cuál de las siguientes opciones es correcta?

A. El estudio no está indicado; aconseje a la paciente que consulte con su médico de atención primaria para el seguimiento, incluida una exploración clínica de las mamas

B. El estudio no está indicado; recomiende la mamografía de cribado anual sistemática

C. El estudio está indicado; aconseje a la paciente que programe su RM para los días 7 a 14 de su ciclo menstrual

D. El estudio está indicado; aconseje a la paciente que programe su RM para los días 21 a 28 de su ciclo menstrual

14b ¿Cuál de las siguientes es una indicación para la RM con contraste en esta paciente?

A. Sus antecedentes familiares de cáncer de mama

B. Mamas de densidad heterogénea

C. Antecedentes de fibromialgia, lo que hace que las mamografías sean muy molestas

D. Antecedentes de linfoma no hodgkiniano

E. Implantes mamarios bilaterales de silicona

15 Una mujer de 82 años de edad pregunta a su internista si necesita hacerse una mamografía de cribado anual. ¿Cuáles son las directrices del ACR/SBI?

A. No es necesario hacerse una mamografía de cribado después de los 75 años

B. Debería hacerse una mamografía de cribado, pero una vez cada 2 años

C. Seguir haciéndose mamografías anuales hasta los 90 años, y después dejar de hacérselas

D. Seguir haciéndose mamografías anuales mientras goce de buena salud

16 Relacione la estructura anatómica con la ubicación numérica adecuada en esta imagen ecográfica de una mama normal.

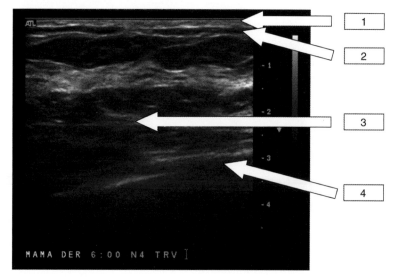

A. Ligamento de Cooper
B. Grasa subcutánea
C. Músculo pectoral
D. Piel

17 Una mujer de 45 años de edad se presenta para una mamografía de cribado. Se observa una masa en la región subareolar y, tras la realización de más estudios de imagen y una biopsia, se constata que se trata de un carcinoma ductal invasor. ¿Cuál de las siguientes afirmaciones es correcta en relación con esta masa?

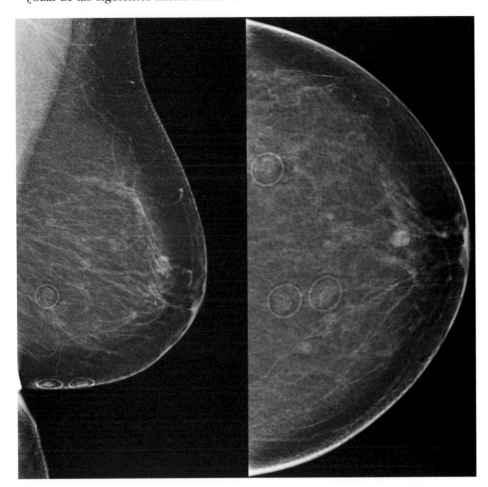

A. Aproximadamente, el 10% de todos los cánceres de mama se producen en la región subareolar

B. Los cánceres de mama de localización subareolar son más frecuentes en las mujeres que en los hombres

C. Los cánceres de mama en la región subareolar son fáciles de detectar debido a la ausencia de tejido mamario superpuesto en esta localización

D. Los cánceres de mama en esta localización se asocian a una diseminación linfática más temprana a través del plexo de Sappey retroareolar

18 Una mujer de 56 años de edad se presenta para una mamografía de cribado de referencia. ¿Cuál es la clasificación BI-RADS adecuada?

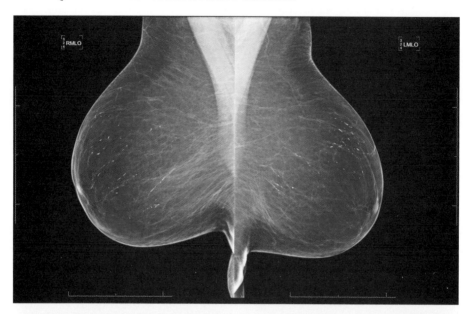

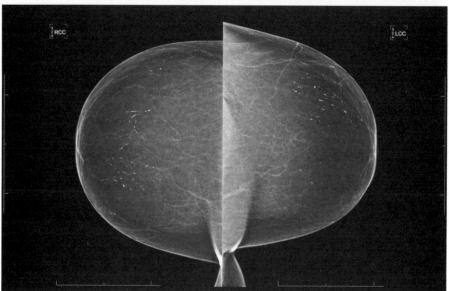

A. BI-RADS 0
B. BI-RADS 2
C. BI-RADS 3
D. BI-RADS 4A

19 ¿Cuál de las siguientes afirmaciones es correcta sobre el receptor 2 del factor de crecimiento epidérmico humano (HER2, *human epidermal growth factor receptor 2*)?

A. Los cánceres de mama con HER2 positivo suelen mostrar un rápido crecimiento y diseminación

B. Los cánceres de mama con HER2 negativo son más agresivos que los HER2 positivos

C. Cerca del 60% de los nuevos cánceres de mama diagnosticados son HER2 positivos

D. Los cánceres con receptor de estrógenos, receptor de progesterona y HER2 negativo tienen mejor pronóstico

E. Los cánceres de mama con HER2 positivo responden mejor al tratamiento hormonal

20a A la izquierda se muestran unas mamografías del 2021 y a la derecha unas del 2022. El primer par representa proyecciones CC; el segundo, proyecciones MLO. Las imágenes se ampliaron para mostrar la zona de interés. ¿Cómo se llama el signo radiológico que muestran estas imágenes?

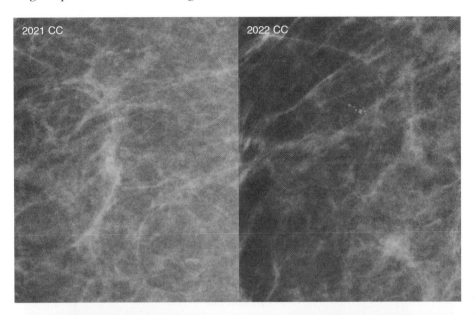

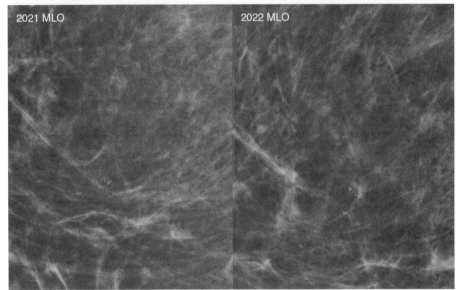

A. Signo de la cuerda
B. Signo del racimo
C. Signo del espejo
D. Signo del tatuaje

20b ¿Qué tipo de calcificaciones se representan en las imágenes anteriores?

A. Calcificaciones secretoras
B. Calcificaciones por fibroadenoma
C. Calcificaciones dérmicas
D. Calcificaciones de leche de calcio
E. Calcificaciones por esteatonecrosis

21 Una mujer asintomática de 45 años de edad se presenta para una mamografía de cribado. A continuación se muestran las proyecciones CC y MLO:

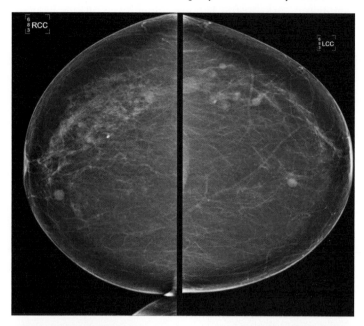

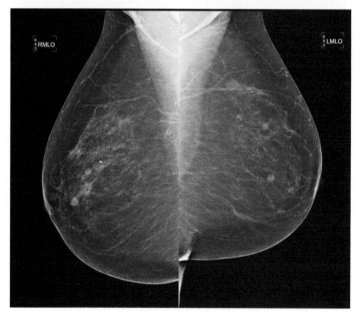

¿Qué clasificación BI-RADS asignaría?

A. BI-RADS 0
B. BI-RADS 2
C. BI-RADS 3
D. BI-RADS 4

22 ¿Cuál de las siguientes opciones se considera un familiar de segundo grado?

A. Padre
B. Hija
C. Tía
D. Hermana

23 Con base en la localización de la lesión (*véase* la *flecha*) en la mama izquierda que se muestra a continuación, ¿cómo cabe esperar que se desplace la lesión en una proyección mediolateral (ML)?

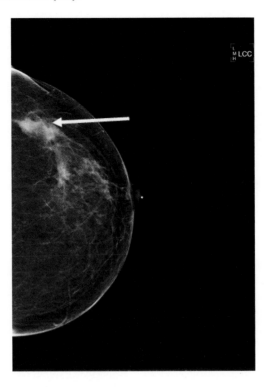

A. Inferiormente

B. Lateralmente

C. Medialmente

D. Superiormente

24 ¿Cuál de las siguientes afirmaciones sobre los cánceres de intervalo es correcta?

A. El cáncer de mama detectado durante los estudios mamográficos periódicos a intervalos con mamografía previa prospectiva se ha interpretado como negativo

B. Los cánceres de intervalo aumentan el tipo histológico ductal

C. La incidencia de los cánceres de intervalo no guarda relación con la densidad del tejido mamario

D. Los cánceres de intervalo pueden estar ocultos mamográficamente o ser un nuevo hallazgo mamográfico

25 Con respecto al pezón en las mamografías de cribado, ¿cuál de las siguientes afirmaciones es correcta?

A. El pezón debe estar de perfil en las proyecciones MLO y CC de ambas mamas

B. El pezón debe estar de perfil ya sea en la proyección CC o en la MLO de ambas mamas

C. No es necesario que el pezón esté de perfil en la proyección CC o la MLO

D. El pezón debe estar de perfil en un seno, pero no es necesario que lo esté en el otro

26 ¿Cuál es la modalidad de imagen inicial para evaluar una lesión mamaria palpable en un hombre de 29 años de edad?

A. Ecografía

B. Mamografía

C. RM con contraste

D. Tomografía computarizada con contraste

E. Gammagrafía específica de la mama

27a Se realizó una RM de cribado a una paciente de alto riesgo con antecedentes de cáncer de mama derecho y mastectomía. Con base en las siguientes imágenes, ¿cuál es la mejor categoría BI-RADS para clasificar la RM de mama de esta paciente?

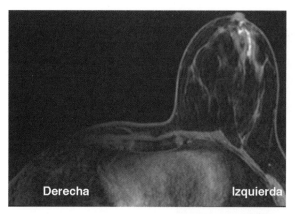

Imagen axial precontraste ponderada en T1 con saturación de grasa

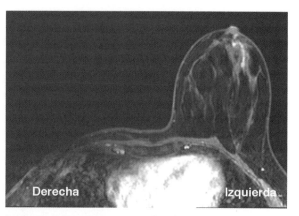

Imagen axial poscontraste ponderada en T1 con saturación de grasa

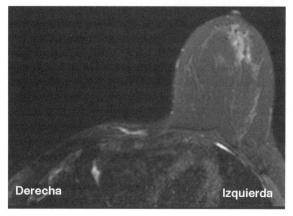

Imagen axial ponderada en T2 con saturación de grasa

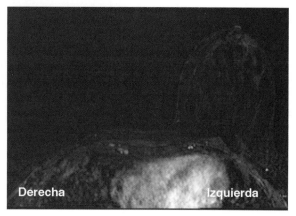

Imagen axial de sustracción poscontraste ponderada en T1

A. BI-RADS 0
B. BI-RADS 2
C. BI-RADS 3
D. BI-RADS 4
E. BI-RADS 5

27b ¿Cuál es la mejor recomendación de seguimiento para esta paciente?

A. Ecografías enfocadas
B. Derivación a cirugía
C. Biopsia guiada por RM
D. RM de seguimiento a los 6 meses
E. RM de seguimiento anual

28 Una mujer de 52 años de edad presenta una mama izquierda indolora, inflamada y eritematosa. A continuación se muestran las proyecciones MLO y CC izquierdas:

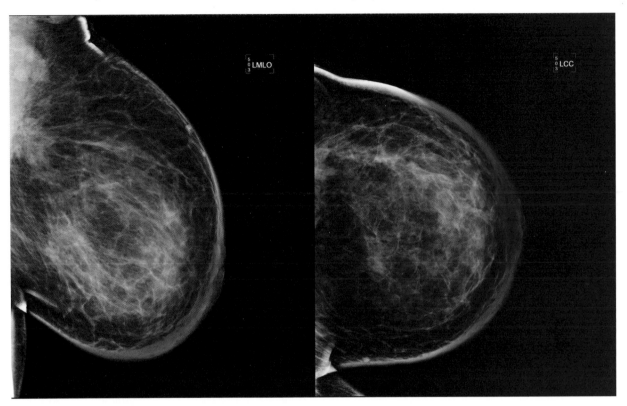

De las opciones de respuesta que se ofrecen a continuación, ¿cuál es el siguiente paso más adecuado?

A. Recomendar imágenes de seguimiento tras el tratamiento antibiótico
B. Efectuar una biopsia en sacabocados
C. Realizar una RM de mama
D. Hacer una mamografía de cribado anual

29 ¿Cuál de las siguientes afirmaciones es verdadera en relación con la imagen molecular de la mama (IMM)?

A. La IMM es menos sensible en las mujeres con mamas densas
B. La IMM no puede distinguir y diferenciar entre tejido cicatricial y recidiva en una paciente con antecedentes de cáncer de mama con tumorectomía
C. La IMM utiliza tecnecio 99 metaestable-sestamibi
D. La IMM presenta un menor riesgo vitalicio atribuible de mortalidad en comparación con la exposición a la radiación de una mamografía digital de cribado de cuatro proyecciones
E. La IMM no implica la exposición de todo el cuerpo a la radiación

30 La RM de mama ha mostrado ser un potente complemento de la mamografía de cribado en las mujeres consideradas de alto riesgo de desarrollar cáncer de mama. ¿Para cuál de los siguientes grupos las directrices actuales recomiendan que la RM de cribado comience entre los 25 y los 30 años de edad?

A. Portadoras comprobadas de la mutación en el gen *BRCA*
B. Mujeres con más del 10% de riesgo vitalicio de desarrollar cáncer de mama debido a antecedentes familiares
C. Mujeres con antecedentes de radioterapia torácica
D. Mujeres con antecedentes personales de hiperplasia ductal atípica (HDA) comprobada mediante biopsia

31a Con base en las siguientes imágenes, ¿dónde se situaría probablemente la masa en la proyección CC?

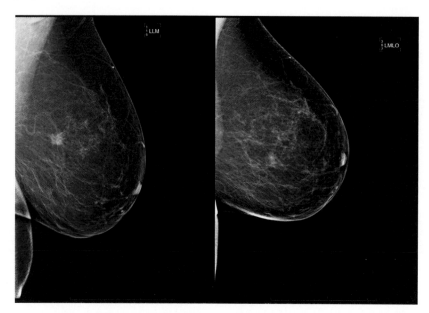

A. Profundidad lateral y posterior
B. Profundidad medial y media
C. Profundidad lateral y anterior
D. Profundidad medial y anterior

31b ¿En qué posición de las manecillas del reloj se encuentra la masa?

A. 12 en punto
B. 3 en punto
C. 6 en punto
D. 9 en punto

32a ¿Cuántos niveles de ganglios linfáticos axilares hay en la axila?

A. Uno
B. Dos
C. Tres
D. Cuatro

32b Los niveles de los ganglios linfáticos axilares se determinan en función de la relación del ganglio linfático con respecto a:

A. El pectoral mayor
B. El pectoral menor
C. La vena axilar
D. La vena subclavia

32c La localización de los ganglios linfáticos centinela es variable, pero lo más frecuente es que se localicen en el nivel:

A. I
B. II
C. III
D. IV

33a ¿Cuál es el hallazgo mamográfico?

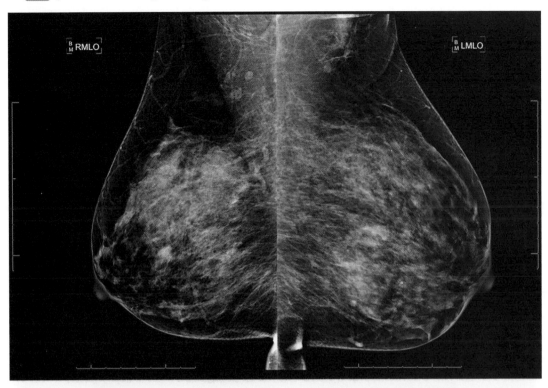

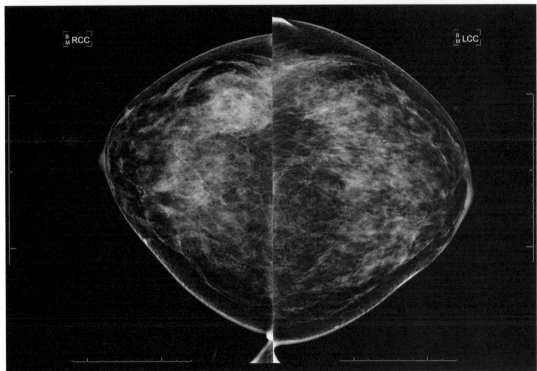

A. Asimetría de la mama izquierda
B. Asimetría de la mama derecha
C. Asimetría focal de la mama izquierda
D. Asimetría focal de la mama derecha
E. Tumor mamario izquierdo
F. Tumor mamario derecho
G. Ninguna anomalía; mamografía normal

33b Hay un hallazgo de asimetría focal en la mama derecha en la mamografía de cribado. ¿Cuál es el siguiente paso para una evaluación adecuada de la asimetría focal?

A. Hacer una mamografía diagnóstica con proyecciones con compresión focalizada
B. Realizar una ecografía
C. Hacer una RM
D. Efectuar una biopsia con aguja gruesa

34 ¿Cuál de los siguientes es un factor de riesgo de desarrollar cáncer de mama?

A. Antecedentes familiares de cáncer de mama en una prima
B. Menarquia tardía
C. Primer parto después de los 30 años de edad
D. Antecedentes de quimioterapia

35 ¿Cuál es el cáncer más frecuente en los hombres?

A. Carcinoma ductal invasor
B. Carcinoma lobulillar invasor
C. Enfermedad de Paget del pezón
D. HDA

36 Se muestran las imágenes de la mamografía de una paciente transexual (de hombre a mujer) de 52 años de edad. La mamografía muestra ginecomastia bilateral pero ningún otro hallazgo. La paciente está en tratamiento hormonal desde hace 7 años. No tiene antecedentes familiares de cáncer de mama. ¿Cuál es la recomendación más adecuada?

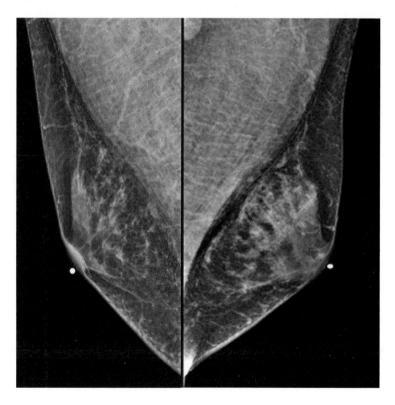

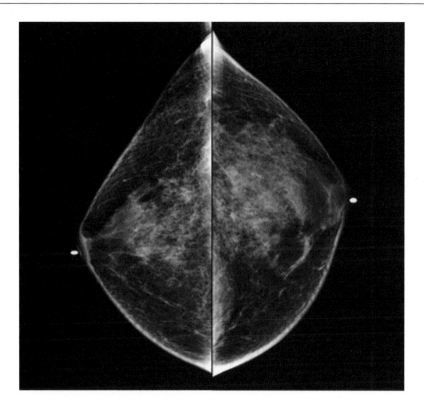

A. No es necesario un seguimiento por imagen
B. Mamografía de cribado bilateral en 3 años
C. Mamografía de cribado bilateral en 1 o 2 años
D. Suspender el tratamiento hormonal
E. Consultar con un cirujano de mama

RESPUESTAS Y EXPLICACIONES

1   **La respuesta es D.** Familiar de primer grado portadora del *BRCA* que no se ha sometido a pruebas.

Recomendaciones para el cribado mamario por RM como complemento de la mamografía

Recomendar el cribado anual mediante RM (con base en la evidencia[a])

Mutación en el gen *BRCA*

Familiar de primer grado de portadora del gen *BRCA* que no ha recibido pruebas

Riesgo vitalicio del 20% al 25% o superior, según la definición del BRCAPRO® u otros modelos que dependen en gran medida de los antecedentes familiares

Recomendar el cribado anual mediante RM (según la opinión consensuada de los expertos)

Radioterapia en el tórax entre los 10 y los 30 años de edad

Síndrome de Li-Fraumeni y familiares de primer grado

Síndromes de Cowden y Bannayan-Riley-Ruvalcaba y familiares de primer grado

Datos insuficientes para recomendar o desaconsejar el cribado mediante RM

Riesgo vitalicio del 15% al 20%, según la definición del BRCAPRO® u otros modelos que dependen en gran medida de los antecedentes familiares

CLIS o HLA

HDA

Mama heterogénea o extremadamente densa en la mamografía

Mujeres con antecedentes personales de cáncer de mama, incluido el CDIS

Desaconsejar el cribado mediante RM (según la opinión consensuada de los expertos)

Mujeres con riesgo vitalicio < 15%

Basado en datos de riesgo vitalicio de desarrollar cáncer de mama.
[a]Evidencia de ensayos de cribado no aleatorizados y estudios observacionales.

Referencias: Lee CI, Lehman CD, Bassett LW. *Rotations in Radiology: Breast Imaging*. Oxford University Publishing; 2018:84–85.

Saslow D, Boetes D, Burke W, et al. American Cancer Society guidelines for breast screening with MRI as an adjunct to mammography. *CA Cancer J Clin*. 2007;57:75–89.

2   **La respuesta es D.** Las imágenes muestran numerosos neurofibromas cutáneos en ambas mamas de forma difusa compatibles con el diagnóstico de neurofibromatosis de tipo 1 (NF1). La NF1 se asocia a los nódulos de Lisch (hamartomas pigmentados del iris) y a las pecas en el iris. La NF2 se asocia a neurinoma del acústico bilateral, mayor riesgo de meningiomas y ependimomas. Las mujeres menores de 50 años de edad con NF1 tienen hasta cinco veces más riesgo de desarrollar cáncer de mama que la población general.

Referencias: Maani N, Westergard S, Yang J, et al. NF1 patients receiving breast cancer screening: insights from the Ontario High Risk Breast Screening Program. *Cancers (Basel)*. 2019;11(5):707.

Lee CI, Lehman CD, Bassett LW. *Rotations in Radiology: Breast Imaging*. Oxford University Publishing; 2018:172, 175.

Shah BA, Fundaro GM, Mandava S. *Breast Imaging Review: A Quick Guide to Essential Diagnoses*. 2nd ed. Springer; 2015:42–43.

3a   **La respuesta es A.** Se observan a profundidad media en la proyección MLO derecha microcalcificaciones en racimo en la parte inferior derecha de la mama.

3b **La respuesta es B.** Aunque estas microcalcificaciones parecen sospechosas en la mamografía de cribado proporcionada, es importante recordar los pasos necesarios para el estudio de una anomalía observada en el cribado. La asignación de la categoría BI-RADS 0, incompleto, es el primer paso adecuado en el diagnóstico. A continuación, la paciente puede volver para que se le realicen otras mamografías. Estas microcalcificaciones son muy sospechosas; por lo tanto, los términos descriptivos de «pleomorfas finas y amorfas» son la mejor respuesta para describir estas lesiones. Se puede asignar una categoría BI-RADS 4 o 5 con la recomendación de una biopsia por vía estereotáctica o quirúrgica.

Referencias: Klein JS, Brant WE, Helms CA, Vinson EN. *Brant and Helms' Fundamentals of Diagnostic Radiology.* Vol 2. 5th ed. Wolters Kluwer; 2019:542–544, 560–567.

Rao AA, Feneis J, Lalonde C, et al. A pictorial review of changes in the BI-RADS fifth edition. *Radio-Graphics.* 2016;36(3):623–639.

D'Orsi C, Sickles EA, Mendelson EB, et al. ACR BI-RADS® atlas mammography. In: *ACR BI-RADS® Atlas, Breast Imaging Reporting and Data System.* American College of Radiology; 2013:69.

4 **La respuesta es B.** Los hallazgos importantes de este caso incluyen un aumento bilateral de la densidad mamaria, pérdida de grasa y disminución del tamaño de las mamas. El diagnóstico diferencial del incremento de la densidad mamaria incluye:

1. Tratamiento de sustitución hormonal
2. Estimulación hormonal endógena, como en el embarazo y la lactancia
3. Hormonoterapia para mujeres en la posmenopausia y pacientes transexuales
4. Edema mamario bilateral, por ejemplo, por insuficiencia cardíaca congestiva
5. Traumatismo mamario bilateral
6. Pérdida de peso
7. Cáncer de mama inflamatorio bilateral

De las causas del edema mamario bilateral, el cáncer de mama inflamatorio bilateral es la más inusual. En este caso, la disminución del tamaño de las mamas y la pérdida de grasa, combinadas con el aumento de la densidad mamaria, son más congruentes con la pérdida de peso. La paciente de este caso informó una pérdida de peso de 40 kg entre los dos estudios. El tratamiento de sustitución hormonal y la estimulación hormonal endógena suelen asociarse a un incremento del tamaño de las mamas.

Referencias: Ikeda DM, Miyake KK. *Breast Imaging: The Requisites.* 3rd ed. Elsevier Mosby; 2017:420–421.

Berg WA, Birdwell RL, eds. *Diagnostic Imaging: Breast.* Amirsys; 2008:IV:5-48–IV:5-49.

5 **La respuesta es A.** Las portadoras de la mutación en el gen *BRCA1* o *BRCA2* deben empezar a recibir RM y mamografías anuales a partir de los 25 o 30 años. Las mujeres con madres o hermanas con cáncer de mama deben comenzar el cribado sistemático anual a los 30 años (pero no antes de los 25) o 10 años antes de la edad del diagnóstico de sus parientes, lo que sea posterior. En este caso, si la paciente no fuera portadora de la mutación en el gen *BRCA2*, habría comenzado el cribado a los 35 años con base en los antecedentes de su madre y a los 32 años según los de su hermana. A los 40 años, es la edad en la que las mujeres que no tienen un riesgo elevado de cáncer de mama deben empezar a realizarse pruebas de detección.

Referencias: Klein JS, Brant WE, Helms CA, Vinson EN. *Brant and Helms' Fundamentals of Diagnostic Radiology.* Vol 2. 5th ed. Wolters Kluwer; 2019:529.

Lee CI, Lehman CD, Bassett LW. *Rotations in Radiology: Breast Imaging.* Oxford University Publishing, 2018:16.

6 **La respuesta es D.** La línea posterior del pezón permite medir la distancia desde el pezón hasta el borde del músculo en la proyección MLO y la compara con la distancia desde el pezón hasta el borde de la placa en la proyección CC. Esta distancia debe estar dentro de un margen de 1 cm; si no es así, se ha excluido demasiado tejido posterior. La triangulación es útil para localizar lesiones que solo se ven en la proyección MLO. Al evaluar el movimiento de una lesión desde la vista lateral recta en relación con la proyección MLO, se puede predecir la ubicación de la lesión en la proyección CC. El paralaje puede servir para definir la ubicación de una lesión comparando su desplazamiento con respecto al pezón y otras estructuras mamarias entre las proyecciones MLO y las vistas laterales rectas. Las vistas con rotación de la mama sirven para determinar la ubicación de una lesión que solo se ve en la proyección CC. La mama se «rueda» o «rota» en una dirección desde arriba y luego desde abajo en la otra dirección; luego se vuelve a comprimir con la nueva orientación del tejido.

Referencias: Klein JS, Brant WE, Helms CA, Vinson EN. *Brant and Helms' Fundamentals of Diagnostic Radiology*. Vol 2. 5th ed. Wolters Kluwer; 2019:530–531.

Ikeda DM, Miyake KK. *Breast Imaging: The Requisites*. 3rd ed. Elsevier Mosby; 2017:11–14.

7 **La respuesta es E.** El VPP de la biopsia aumentará debido a una reducción importante del número de procedimientos intervencionistas que dan resultados benignos.

A. La vigilancia mamográfica periódica no afecta las tasas de elaboración de nuevos estudios.

B. Los costos operativos disminuirán considerablemente porque *1)* el costo de los estudios diagnósticos suele ser mucho menor que el de los procedimientos intervencionistas guiados por imágenes y *2)* la vigilancia solo añade costos en la medida en que requiere estudios intermedios a los realizados para el cribado sistemático, que en la mayoría de los protocolos de seguimiento solo implica un estudio adicional.

C. Los resultados falsos positivos se reducirán, de forma similar al aumento del VPP, debido a la disminución del número de intervenciones que producen resultados benignos.

D. La vigilancia se asocia a una morbilidad reducida, especialmente en comparación con la biopsia quirúrgica abierta y con el muestreo tisular percutáneo guiado por imágenes.

Referencia: Sickles EA. Probably benign breast lesions: when should follow-up be recommended and what is the optimal follow-up protocol? *Radiology*. 1999;213:11–14.

8 **La respuesta es A.** Según el *ACR BI-RADS Atlas*, las lesiones que se clasifican adecuadamente en la categoría 3 incluyen una «masa sólida circunscrita no calcificada, asimetría focal, un grupo solitario de calcificaciones puntiformes». Los tumores descritos en las opciones B, D y E deben recibir una evaluación de categoría BI-RADS 0 y las pacientes deben ser citadas de nuevo para obtener imágenes adicionales; si los tumores persisten, deben biopsiarse. La opción C es una masa benigna y, por lo tanto, se asignaría una puntuación 2 del BI-RADS.

Referencia: D'Orsi C, Sickles EA, Mendelson EB, et al. ACR BI-RADS® atlas mammography: guidance chapter. In: *ACR BI-RADS® Atlas, Breast Imaging Reporting and Data System*. American College of Radiology; 2013:150.

9 **La respuesta es B.** La tasa de detección del cáncer de mama aumenta con la DAO. Se ha constatado que la mamografía con DAO incrementa la tasa de detección del cáncer de mama entre un 7% y un 20%.

Las otras opciones de respuesta son incorrectas por las siguientes razones:

A. La sensibilidad de la DAO es mayor para las calcificaciones que para los tumores.

C. El uso de la DAO aumenta la tasa de detección en aproximadamente un 8.2%.

D. La DAO consiste en brindar una «revisión automatizada» mientras se evalúan las mamografías de cribado, tras la evaluación independiente por parte del radiólogo. No es una herramienta primordial en la interpretación de mamografías.

E. La DAO arroja cerca de 2.0 detecciones falsas por cada mamografía negativa de cuatro proyecciones. Sin embargo, con la experiencia, la inmensa mayoría de las detecciones falsas de la DAO se descartan fácilmente.

Referencias: Ikeda DM, Miyake KK. *Breast Imaging: The Requisites*. 3rd ed. Elsevier Mosby; 2017:25–27.

Birdwell RL, Bandodkar P, Ikeda DM. Computer-aided detection with screening mammography in a university hospital setting. *Radiology*. 2005;236:451–457.

10 **La respuesta es E.** Entre los factores de riesgo conocidos del cáncer de mama masculino se incluyen la edad avanzada, el síndrome de Klinefelter, el gen *BRCA2*, los antecedentes familiares, la obesidad, el tratamiento con estrógenos para el cáncer de próstata, el consumo excesivo de alcohol, los traumatismos craneoencefálicos que aumentan la producción de prolactina y las alteraciones testiculares como la criptorquidia, la orquiectomía, la orquitis por parotiditis y los traumatismos.

A. La mayoría de las autoridades en el tema no consideran la ginecomastia un factor de riesgo de cáncer de mama masculino.

B. En los Estados Unidos, el cáncer de mama masculino representa menos del 1% de todos los cánceres masculinos y del 0.2% al 0.9% de los cánceres de mama.

C. Las familiares del sexo femenino de hombres con cáncer de mama tienen un mayor riesgo de tener la enfermedad, equivalente al mayor riesgo con una pariente enferma.

D. Entre el 18% y el 33% de los pacientes masculinos con cáncer de mama presentan una mutación del gen *BRCA2*.

Referencias: Klein JS, Brant WE, Helms CA, Vinson EN. *Brant and Helms' Fundamentals of Diagnostic Radiology*. Vol 2. 5th ed. Wolters Kluwer; 2019:550–551.

Lee CI, Lehman CD, Bassett LW. *Rotations in Radiology: Breast Imaging*. Oxford University Publishing; 2018:251–259.

11 **La respuesta es B.** Las mujeres portadoras del gen *BRCA1* o *BRCA2* o que son familiares de primer grado de portadoras no sometidas a pruebas se consideran en la categoría de alto riesgo de presentar cáncer de mama y, por lo tanto, necesitan un complemento de la mamografía. La RM, no la exploración clínica de la mama ni la ecografía, es el estudio de cribado complementario recomendado para estas pacientes.

Referencias: Klein JS, Brant WE, Helms CA, Vinson EN. *Brant and Helms' Fundamentals of Diagnostic Radiology*. Vol 2. 5th ed. Wolters Kluwer; 2019:529.

Lee CI, Lehman CD, Bassett LW. *Rotations in Radiology: Breast Imaging*. Oxford University Publishing; 2018:16.

Lee CH, Dershaw DD, Kopans D, et al. Breast cancer screening with imaging: recommendations from the Society of Breast Imaging and the ACR on the use of mammography, breast MRI, breast ultrasound, and other technologies for the detection of clinically occult breast cancer. *J Am Coll Radiol*. 2010;7(1):18–27.

12 **La respuesta es C.** Se utiliza la categoría BI-RADS 3 para los hallazgos que son casi con toda seguridad benignos, con menos del 2% de probabilidad de malignidad. Se requieren proyecciones mamográficas o ecografías adicionales para evaluar las anomalías descubiertas en una mamografía de cribado antes de asignar una categoría BI-RADS 3. Estos resultados se reevalúan a corto plazo durante el período de seguimiento inicial, por lo general a los 6 meses.

A. La categoría BI-RADS 0, incompleto, se puede usar para volver a citar a una paciente para estudios adicionales o si es necesario recuperar placas anteriores.

B. La categoría BI-RADS 1 se usa cuando la mamografía de cribado es negativa y no hay hallazgos que sugieran malignidad.

D. La categoría BI-RADS 5 se emplea para las lesiones que son casi con toda seguridad cáncer de mama con características clásicas presentes. Estas lesiones tienen una probabilidad > 95% de malignidad. La recomendación es obtener diagnósticos histológicos mediante biopsia.

Otras categorías del BI-RADS:

La categoría BI-RADS 2 se emplea como evaluación «normal» de la mamografía de cribado al igual que la categoría 1, pero el médico que hace la interpretación puede optar por describir un hallazgo completamente benigno.

La categoría BI-RADS 4 se usa en caso de «anomalía sospechosa», cuando un hallazgo no muestra las características malignas clásicas pero tiene una probabilidad de malignidad superior a la categoría 3 (> 2%). La categoría 4 puede subdividirse en: 4A (> 2% a < 10%): sospecha baja; 4B (> 10% a < 50%): sospecha intermedia; o 4C (> 50% a < 95%): sospecha alta, que puede orientar la decisión del plan de acción.

La categoría BI-RADS 6 se emplea cuando hay un hallazgo en las imágenes que ya se ha comprobado mediante biopsia que es una neoplasia maligna, pero antes de la terapia definitiva.

Referencias: Klein JS, Brant WE, Helms CA, Vinson EN. *Brant and Helms' Fundamentals of Diagnostic Radiology*. Vol 2. 5th ed. Wolters Kluwer; 2019:574–575.

Lee CI, Lehman CD, Bassett LW. *Rotations in Radiology: Breast Imaging*. Oxford University Publishing; 2018:43-45.

Sickles EA, D'Orsi CJ, Bassett LW, et al. ACR BI-RADS® atlas mammography: guidance chapter. In: *ACR BI-RADS® Atlas, Breast Imaging Reporting and Data System*. American College of Radiology; 2013:149–157.

13 **La respuesta es D.** La paciente tiene antecedentes de una intervención mamaria. La neurofibromatosis, los quistes mamarios, los melanomas y los fibroadenomas forman parte del diagnóstico diferencial de los tumores mamarios bilaterales múltiples. El aspecto de sombra difusa o «tormenta de nieve» en la ecografía es clásico de la silicona libre. La inyección de silicona libre en las mamas no está aprobada en los Estados Unidos, pero se sigue practicando en otras partes del mundo, como Asia y Sudamérica. La inyección de silicona libre puede presentarse como grandes masas de alta densidad, algunas con calcificación curvilínea. Las masas muestran focos de baja intensidad de señal en las imágenes ponderadas en T1 con supresión de grasa y de alta intensidad de señal en las imágenes ponderadas en T2 con supresión de agua, y la RM puede ser esencial para evaluar la malignidad.

Referencias: Ikeda DM, Miyake KK. *Breast Imaging: The Requisites*. 3rd ed. Elsevier Mosby; 2017:100–101.

Leibman AJ, Misra M. Spectrum of imaging findings in the silicone-injected breast. *Plast Reconstr Surg*. 2011;128:28e–29e.

14a **La respuesta es C.** La prueba está indicada en esta paciente porque en su adolescencia fue tratada con radioterapia en manto en el tórax debido a un linfoma de Hodgkin. Debido al mayor realce del parénquima durante la fase secretora, existe un mayor riesgo de resultados falsos positivos en la RM. El momento óptimo para realizar una RM de las mamas es durante la segunda semana del ciclo menstrual (los días 7 a 14 después del inicio del ciclo menstrual).

Referencias: Ikeda DM, Miyake KK. *Breast Imaging: The Requisites*. 3rd ed. Elsevier Mosby; 2017:260.

Morris EA, Bassett LW, Berg WA, et al. *ACR Practice Guideline for the Performance of Contrast-Enhanced Magnetic Resonance Imaging (MRI) of the Breast*. American College of Radiology; 2008:7.

14b **La respuesta es D.** El antecedente de linfoma de Hodgkin tratado cuando era adolescente coloca a la paciente en un riesgo vitalicio > 20% de desarrollar cáncer de mama debido a la exposición a la radioterapia en manto. Aunque los implantes mamarios también pueden ser una indicación, por lo general la RM se realiza sin contraste.

Referencia: Morris EA, Bassett LW, Berg WA, et al. *ACR Practice Guideline for the Performance of Contrast-Enhanced Magnetic Resonance Imaging (MRI) of the Breast*. American College of Radiology; 2008:7.

15 **La respuesta es D.** Se recomienda realizar mamografías de cribado anuales a partir de los 40 años de edad y continuarlas mientras la mujer esté saludable.

Referencias: Klein JS, Brant WE, Helms CA, Vinson EN. *Brant and Helms' Fundamentals of Diagnostic Radiology*. Vol 2. 5th ed. Wolters Kluwer; 2019:528–529.

Lee CH, Dershaw DD, Kopans D, et al. Breast cancer screening with imaging: recommendations from the Society of Breast Imaging and the ACR on the use of mammography, breast MRI, breast ultrasound, and other technologies for the detection of clinically occult breast cancer. *J Am Coll Radiol*. 2010;7(1):18–27.

16

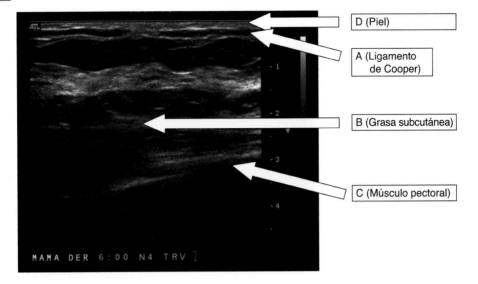

→	D (Piel)
→	A (Ligamento de Cooper)
→	B (Grasa subcutánea)
→	C (Músculo pectoral)

MAMA DER 6:00 N4 TRV

Referencia: Ikeda DM, Miyake KK. *Breast Imaging: The Requisites*. 3rd ed. Elsevier; 2017:173–176.

17 **La respuesta es D.** Las proyecciones MLO y CC izquierdas muestran un tumor en la región subareolar a profundidad anterior (*véase* el *área marcada en rojo* en las proyecciones MLO y CC izquierdas), un carcinoma ductal invasor confirmado mediante biopsia. Los cánceres de mama en la región subareolar están asociados a los abundantes ganglios linfáticos del plexo de Sappey y, por ello, tienen un mayor riesgo de diseminación metastásica más temprana. Los cánceres de mama en esta ubicación son más usuales en los hombres que en las mujeres. En las mujeres, el cáncer en la región subareolar constituye alrededor del 1% de todos los cánceres de mama. Las neoplasias en esta zona suelen ser difíciles de detectar debido al artefacto de suma del tejido mamario, especialmente como resultado de la fibrosis retroareolar.

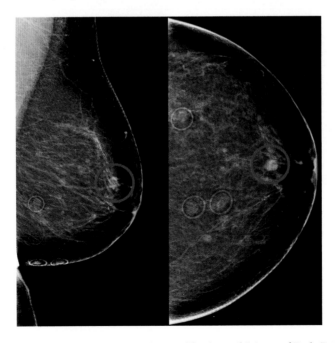

Referencia: Tabar L, Tot T, Dean P. *Breast Cancer: The Art and Science of Early Detection with Mammography*. Thieme; 2005:259, 346.

18 **La respuesta es B.** Hay calcificaciones en forma de bastones en ambas mamas de manera difusa. Esta calcificaciones son benignas. No se requieren otras evaluaciones. Estas calcificaciones benignas están asociadas a la ectasia ductal y son predominantemente intraductales, con calcificaciones que se forman en la luz de los conductos. Por lo tanto, estas lesiones grandes suelen presentarse como calcificaciones en forma de bastón grueso ramificado en una distribución ductal. Es importante entender que estas no son las calcificaciones del CDIS, que es más probable que se presenten como calcificaciones lineales finas o lineales finas ramificadas.

Referencias: Klein JS, Brant WE, Helms CA, Vinson EN. *Brant and Helms' Fundamentals of Diagnostic Radiology.* Vol 2. 5th ed. Wolters Kluwer; 2019:560–566.

D'Orsi C, Sickles EA, Mendelson EB, et al. ACR BI-RADS® atlas mammography. In: *ACR BI-RADS® Atlas, Breast Imaging Reporting and Data System.* American College of Radiology; 2013:44–46.

Ikeda DM, Miyake KK. *Breast Imaging: The Requisites.* 3rd ed. Elsevier; 2017:89–91.

19 **La respuesta es A.** Los cánceres de mama con HER2 positivo suelen mostrar un crecimiento y una diseminación rápidos. Alrededor del 20% de los nuevos cánceres de mama diagnosticados son HER2 positivos. Los cánceres con HER2 positivo son más agresivos que los negativos y responden peor al tratamiento hormonal. Los cánceres de mama triple negativos no tienen un buen pronóstico.

Referencia: Lakhani SR, Van De Vijver MJ, Jacquemier J, et al. The pathology of familial breast cancer: predictive value of immunohistochemical markers estrogen receptor, progesterone receptor, HER-2, and p53 in patients with mutations in BRCA1 and BRCA2. *J Clin Oncol.* 2002;20:2310–2318.

20a **La respuesta es D.**

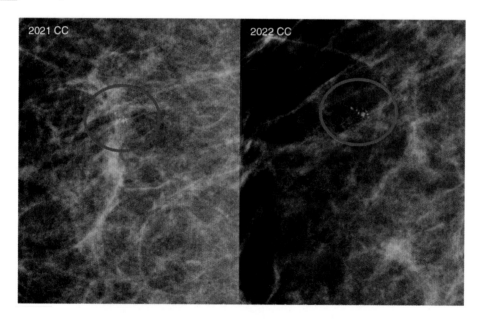

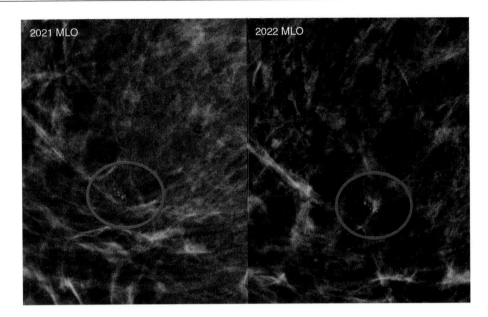

20b **La respuesta es C.** El signo del tatuaje es un hallazgo que se observa en las mamografías. Aparece en forma de calcificaciones que mantienen una relación fija y reproducible entre sí en mamografías obtenidas con proyecciones similares en momentos diferentes. Además del signo del tatuaje, existe otro signo mamográfico similar sin nombre que también indica la presencia de calcificaciones dérmicas y debe aplicarse en todos los casos de calcificaciones periféricas. El signo del tatuaje está formado por calcificaciones que mantienen una relación fija y reproducible entre sí en mamografías obtenidas con proyecciones similares en momentos diferentes. El signo innominado está formado por microcalcificaciones que mantienen una relación fija entre sí en mamografías obtenidas con diferentes proyecciones durante el mismo estudio.

Referencia: Loffman Felman RL. Signs in imaging. *Radiology.* 2002;223:481–482.

21 **La respuesta es B.** Las masas numerosas parcialmente circunscritas son un fenómeno relativamente frecuente, con estudios que estiman una tasa cercana al 2% por cada 100 mamografías de cribado. La gran mayoría de estas masas representan quistes o fibroadenomas. No existe un mayor riesgo de desarrollar cáncer en las mujeres con múltiples tumores mamarios parcialmente circunscritos si el tratamiento se limitó al seguimiento mamográfico anual.

Referencia: Leung JW, Sickles EA. Multiple bilateral masses detected on screening mammography: assessment of need for recall imaging. *AJR Am J Roentgenol.* 2000;175(1):23–29.

22 **La respuesta es C.** Los familiares de primer grado son la madre, el padre, la hermana y la hija. Entre los familiares de segundo grado figuran la abuela, la tía y la sobrina.

Referencia: Ikeda DM, Miyake KK. *Breast Imaging: The Requisites.* 3rd ed. Elsevier; 2017:30–33.

23 **La respuesta es A.** Las lesiones laterales de la mama se proyectan más altas en la vista MLO de lo que realmente están situadas en la mama, y las lesiones mediales de la mama se proyectan más bajas en la vista MLO de lo que realmente están situadas. Las lesiones laterales se desplazan hacia abajo en la proyección ML. Las mediales se desplazan hacia arriba en la misma proyección. Esto se puede recordar con la nemotecnia «los ladrillos (hallazgo lateral en la proyección CC) se hunden (en una vista lateral), la masa (hallazgo medial en la proyección CC) sube (en una vista lateral)». Cabe destacar que las lesiones situadas más al centro de la mama se desplazan poco o nada entre las proyecciones MLO y ML.

Referencias: Ikeda DM, Miyake KK. *Breast Imaging: The Requisites.* 3rd ed. Elsevier; 2017:30–33.

Harvey JA, Nicholson BT, Cohen MA. Findings early invasive breast cancers: a practical approach. *Radiology.* 2008;248:61–76.

24 **La respuesta es D.** Los *cánceres de intervalo* se definen como cánceres de mama que presentan hallazgos químicos durante el intervalo entre las revisiones recomendadas. Pueden estar ocultos mamográficamente o no haberse detectado en una mamografía anterior. Suelen presentarse como un nuevo tumor palpable en comparación con los cánceres detectados mediante cribado, y hay una mayor incidencia de los tipos histológicos lobulillar y mucinoso. La tasa de CDIS es menor. Las mujeres con mamas muy densas tienen una incidencia mayor que las que tienen mamas grasas. El pronóstico de los cánceres de intervalo es similar al de los cánceres de mama sintomáticos no cribados.

Referencias: Berg WA, Birdwell R, Gombos EC, et al. *Diagnostic Imaging: Breast.* Amirysis Inc, 2006:IV:2:140–IV:2:143.

Buist DS, Porter PL, Lehman C, et al. Factors contributing to mammography failure in women aged 40–49 years. *J Natl Cancer Inst.* 2004;96:1432–1440.

Ikeda DM, Birdwell RL, O'Shaughnessy KF, et al. Analysis of 172 subtle findings on prior normal mammograms in women with breast cancer detected at follow up screening. *Radiology.* 2003;226:494–503.

25 **La respuesta es B.** El pezón debe verse de perfil en al menos una proyección de cada mama para evaluar la zona subareolar.

Referencia: Ikeda DM, Miyake KK. *Breast Imaging: The Requisites.* 3rd ed. Elsevier; 2017:11.

26 **La respuesta es B.** Dado que la ginecomastia tiene un aspecto típico y benigno en la mamografía, el ACR recomienda que la mamografía sea la modalidad de imagen inicial para cualquier hombre de 25 años de edad o más que presente un síntoma clínico de un tumor palpable. Los hombres menores de 25 años deben someterse a una ecografía como estudio de imagen inicial.

Referencia: Klein JS, Brant WE, Helms CA, Vinson EN. *Brant and Helms' Fundamentals of Diagnostic Radiology.* Vol 2. 5th ed. Wolters Kluwer; 2019:550.

27a **La respuesta es B.** Esta RM de mama muestra una ectasia del conducto izquierdo, que es un hallazgo benigno, categoría BI-RADS 2. La ectasia ductal es un hallazgo frecuente y benigno observado en la RM de mama. Puede ser unilateral o bilateral, focal o difusa. La *ectasia ductal* es una dilatación ductal con contenido interno o residuos proteínicos; se caracteriza por una señal elevada en una distribución ductal en la secuencia T1 previa al contraste. Dado que el contenido proteínico tiene inherentemente una señal alta en T1, también tendrá una señal alta en la T1 poscontraste. Sin embargo, como el hallazgo se debe a la señal precontraste y no a un realce real, en la secuencia de sustracción no se observará una señal alta en la zona. Es importante evaluar detenidamente la secuencia de sustracción para asegurarse de que no hay realce real. La opción A es incorrecta porque el hallazgo no es incompleto (categoría BI-RADS 0); no es necesario obtener imágenes adicionales. Las opciones C, D y E no son correctas; el seguimiento a corto plazo o la biopsia no están indicados.

27b **La respuesta es E.** La recomendación de seguimiento correcta para esta paciente basada en las imágenes incluidas es una RM de cribado anual además de su mamografía izquierda anual. La opción A es incorrecta porque no se necesita una evaluación ecográfica adicional para describir mejor el hallazgo. La derivación quirúrgica no es necesaria ante este hallazgo. Mientras la paciente esté estable y asintomática, puede continuar con su seguimiento clínico habitual. Por lo tanto, la opción B es incorrecta. La opción C no es correcta porque la biopsia por RM no es necesaria. La ectasia ductal por sí sola no es un hallazgo sospechoso en la RM. Una vez más, es importante explorar de cerca la zona para realzarla en la secuencia de sustracción. El CDIS también puede presentar una señal elevada en T1 en la secuencia precontraste con posible sangre o residuos en el conducto. Sin embargo, se vería como una señal intensa en las imágenes ponderadas en T1 antes y después del contraste, así como una señal o realce alto concomitante en la secuencia de sustracción. La opción D es incorrecta; se trata de un hallazgo benigno. Está indicada la RM mamaria de seguimiento anual en lugar de a los 6 meses.

Referencia: Morris EA, Liberman L, eds. *Breast MRI: Diagnosis and Intervention.* Springer; 2005:25–26, 437–440.

28 **La respuesta es B.** Esta paciente tiene un cáncer inflamatorio. El hallazgo de un tumor dominante en el cuadrante superior externo de la mama en presencia de engrosamiento cutáneo y trabecular confirma el diagnóstico. Esta paciente requiere una biopsia con aguja gruesa del tumor para confirmar el diagnóstico. Aunque no hubiera un tumor dominante, siempre hay que considerar la posibilidad de un cáncer de mama inflamatorio. Por esta razón, el primer paso en el tratamiento es la biopsia cutánea en sacabocados para hacer el diagnóstico de cáncer de mama inflamatorio y, a continuación, administrar a la paciente tratamiento con antibióticos; en este caso, el diagnóstico real es una mastitis. La biopsia en sacabocados a menudo constatará la presencia de células tumorales que invaden los ganglios linfáticos dérmicos y confirmará el diagnóstico de cáncer inflamatorio. Aunque la RM de mama puede revelar el tumor dominante, no es el paso más rentable en el diagnóstico. Regresar a la paciente a la mamografía de cribado anual solo es adecuado cuando el estudio es claramente negativo o benigno y no debe recomendarse en este contexto.

Referencias: Klein JS, Brant WE, Helms CA, Vinson EN. *Brant and Helms' Fundamentals of Diagnostic Radiology.* Vol 2. 5th ed. Wolters Kluwer; 2019:549.

Ikeda DM, Miyake KK. *Breast Imaging: The Requisites.* 3rd ed. Elsevier; 2017:416–417.

Gunhan-Bilgen I, Ustün EE, Memiș A, et al. Inflammatory breast carcinoma: mammographic, ultrasonographic, clinical and pathologic findings in 142 cases. *Radiology.* 2002;223:829–838.

29 **La respuesta es C.** La IMM utiliza tecnecio 99 metaestable-sestamibi. La técnica produce una exposición de todo el cuerpo a la radiación, con mayor efecto en la pared intestinal. La IMM tiene un riesgo vitalicio atribuible de mortalidad aproximadamente 20 a 30 veces mayor que el de una mamografía digital de cribado completa. La densidad del tejido mamario no afecta la sensibilidad, y la IMM es igual de sensible en las mamas densas que en las grasas.

Referencias: Brem RF, Rechtman LR. Nuclear medicine imaging of the breast: a novel, physiologic approach to breast cancer detection and diagnosis. *Radiol Clin North Am.* 2010;48:1055–1074.

Hendrick RE. Radiation does and cancer risks from breast imaging studies. *Radiology.* 2010;257:246–253.

30 **La respuesta es A.** Portadoras comprobadas de la mutación en el gen *BRCA*; esto incluye también a las familiares de primer grado que no han recibido las pruebas de las portadoras comprobadas de la mutación en *BRCA*.

Respuestas incorrectas:

B. La RM se recomienda para las mujeres con un riesgo vitalicio de desarrollar cáncer de mama > 20% en función de los antecedentes familiares.

C. Las mujeres con antecedentes de radioterapia en el tórax deben comenzar el cribado mediante RM 8 años después de finalizar la radioterapia, no necesariamente a los 30 años de edad.

D. Las mujeres con antecedentes de HDA comprobada mediante biopsia deben ser consideradas para la RM de cribado solo si otros factores hacen que su riesgo vitalicio global se sitúe entre el 15% y el 20%.

Referencias: Lee CI, Lehman CD, Bassett LW. *Rotations in Radiology: Breast Imaging.* Oxford University Publishing; 2018:84–85.

Saslow D, Boetes D, Burke W, et al. American Cancer Society guidelines for breast screening with MRI as an adjunct to mammography. *CA Cancer J Clin.* 2007;57:75–89.

Lee CH, Dershaw DD, Kopans D, et al. Breast cancer screening with imaging: recommendations from the Society of Breast Imaging and the ACR on the use of mammography, breast MRI, breast ultrasound, and other technologies for the detection of clinically occult breast cancer. *J Am Coll Radiol.* 2010;7(1):18–27.

Mainiero MB, Lourenco A, Mahoney MC, et al. ACR appropriateness criteria breast cancer screening. *J Am Coll Radiol.* 2013;10:11–14.

31a **La respuesta es B.** Profundidad medial y media. Si una lesión mamaria solo es visible en las proyecciones MLO y lateral verdadera, puede usarse el método de triangulación para ubicar la lesión en la proyección CC. Con la vista MLO en el centro, una línea trazada a través de la lesión en las proyecciones MLO y lateral verdadera y que se extienda a través de la proyección CC intersectará la localización de la lesión en la vista CC. Así, la lesión se vería medial y a profundidad media en la proyección CC. Recuerde las nemotecnias «los ladrillos se hunden», es decir, **las lesiones laterales bajan** desde la proyección CC hasta la MLO y bajan aún más en la vista lateral, y «la masa sube», es decir, **las lesiones mediales suben** desde la proyección CC hasta la MLO y suben aún más en la vista lateral.

Referencia: Ikeda DM, Miyake KK. *Breast Imaging: The Requisites*. 3rd ed. Elsevier; 2017:43–44.

31b **La respuesta es D.** Dado que el tumor está en el plano retroareolar en la vista lateromedial y estaría situado medialmente en la proyección CC, estaría cerca de las 9 en punto.

Esquema del cuadrante mamario y de la carátula del reloj

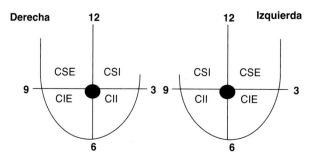

CIE: cuadrante inferior externo; CSE: cuadrante superior externo; CII: cuadrante inferior interno; CSI: cuadrante superior interno.

Referencia: Ikeda DM, Miyake KK. *Breast Imaging: The Requisites*. 3rd ed. Elsevier; 2017:43.

32a **La respuesta es C.** Existen tres niveles de ganglios linfáticos axilares en la región axilar. Se clasifican de la siguiente manera: el nivel I incluye los ganglios linfáticos laterales e inferiores al músculo pectoral menor, el nivel II incluye los ganglios linfáticos inferiores y posteriores al músculo pectoral menor y el nivel III incluye los ganglios linfáticos mediales y superiores al músculo pectoral menor.

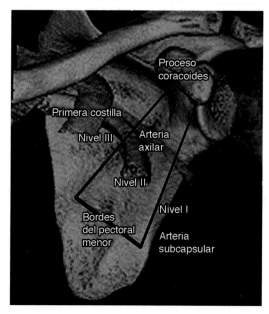

Reimpresa con autorización de Ecanow JS, Abe H, Newstead GM, et al. Axillary staging of breast cancer: what the radiologist should know. *RadioGraphics*. 2013;33(6):1589–1612 (fig. 2).

Referencia: Bedi DG. Axillary lymph nodes in breast cancer: ultrasound appearance. *AJR Am J Roentgenol*. 2011;197:W194.

32b **La respuesta es B.** Las tres regiones de ganglios linfáticos axilares se clasifican según la relación del ganglio o de los ganglios con el músculo pectoral menor. El nivel I incluye los ganglios linfáticos laterales e inferiores al músculo pectoral menor, el nivel II incluye los ganglios linfáticos inferiores y posteriores al músculo pectoral menor y el nivel III incluye los ganglios linfáticos mediales y superiores al músculo pectoral menor.

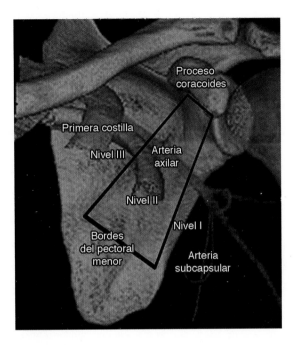

Reimpresa con autorización de Ecanow JS, Abe H, Newstead GM, et al. Axillary staging of breast cancer: what the radiologist should know. *RadioGraphics*. 2013;33(6):1589–1612 (fig. 2).

Referencias: Bedi DG. Axillary lymph nodes in breast cancer: ultrasound appearance. *AJR Am J Roentgenol*. 2011;197:W194.

Ecanow JS, Abe H, Newstead GM, et al. Axillary staging of breast cancer: what the radiologist should know. *RadioGraphics*. 2013;33(6):1589–1612.

32c **La respuesta es A.** El *ganglio linfático centinela* se define como el primer ganglio al que es probable que se propaguen las células cancerosas. Suele encontrarse en el nivel I, por lo que en una paciente con un tumor mamario sospechoso debe realizarse una exploración ecográfica cuidadosa, especialmente de la axila inferior ipsilateral. Dado que el estado de los ganglios linfáticos axilares está muy relacionado con el pronóstico, su evaluación histológica es el método más preciso para determinar la propagación de la enfermedad a estos ganglios. En la disección tradicional de los ganglios linfáticos axilares se suele extirpar los ganglios de los niveles I y II.

Referencias: Abe H, Schmidt RA, Sennett CA, et al. US-guided core needle biopsy of axillary lymph nodes in patients with breast cancer: why and how to do it. *RadioGraphics*. 2007;27(Suppl 1):S91–S99.

Ikeda DM, Miyake KK. *Breast Imaging: The Requisites*. 3rd ed. Elsevier; 2017:326–329.

33a **La respuesta es D.** Hay una asimetría focal en el cuadrante superior externo de la mama derecha posterior (*flechas*).

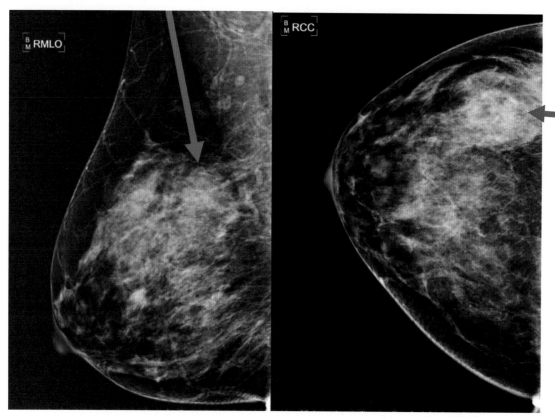

- Los términos que describen los hallazgos mamográficos tienen definiciones específicas para permitir una comprensión uniforme del hallazgo mamográfico entre los lectores.
- La *asimetría focal* se define como un hallazgo observado en *ambas* proyecciones mamográficas que ocupa menos de un cuadrante con límites cóncavos y a menudo se observa con grasa intercalada.
- Una *asimetría* se define como un hallazgo observado solo en *una* proyección mamográfica con límites cóncavos. Incluso si el hallazgo parece una masa con márgenes convexos pero solo se ve en una proyección, se describe como una asimetría hasta que la masa pueda localizarse en ambas vistas.
- Una *masa* se define como una lesión que ocupa espacio y que se observa en *ambas* proyecciones mamográficas con márgenes externos al menos parcialmente convexos y que parece más densa en el centro que en la periferia.

33b **La respuesta es A.** La evaluación mamográfica completa es el primer paso con proyecciones con compresión lateral y focalizada reales. Las vistas con compresión focalizada son útiles para la evaluación adicional de una asimetría y una asimetría focal.

- Está justificada una evaluación mamográfica completa con proyecciones adicionales antes de evaluar una asimetría focal mediante ecografía, según la necesidad.
- La RM no está indicada como parte del diagnóstico inicial de una asimetría focal. El diagnóstico por imagen incluye una evaluación mamográfica completa seguida de ecografía, si es necesario. Una vez completada la evaluación diagnóstica, se asigna una categoría BI-RADS a los estudios mamográficos y ecográficos para dar lugar a las recomendaciones de intervalo de seguimiento, necesidad de biopsia con aguja gruesa o RM.

Referencia: Sickles EA, D'Orsi CJ, Bassett LW, et al. *ACR BI-RADS® mammography. In: ACR BI-RADS® Atlas, Breast Imaging Reporting and Data System.* American College of Radiology; 2013:15, 81, 89.

34 **La respuesta es C.** Los factores de riesgo del cáncer de mama son la menarquia temprana, la menopausia tardía, la nuliparidad, la HDA, el CLIS, los antecedentes personales de cáncer de mama, un familiar de primer grado con cáncer de mama, el primer parto después de los 30 años de edad, los genes *BRCA1* y *BRCA2* y la exposición a la radiación a una edad temprana.

Referencias: Klein JS, Brant WE, Helms CA, Vinson EN. *Brant and Helms' Fundamentals of Diagnostic Radiology*. Vol 2. 5th ed. Wolters Kluwer; 2019:529.

Ikeda DM, Miyake KK. *Breast Imaging: The Requisites*. 3rd ed. Elsevier Mosby; 2017:30–33.

35 **La respuesta es A.** El carcinoma ductal invasor es el tipo más frecuente de cáncer de mama tanto en mujeres como en hombres. Dado que en las mujeres y los hombres el cáncer de mama es histológicamente indistinguible, se han descrito todos los subtipos ductales de cáncer de mama (incluidos el medular y el mucinoso) en los hombres. La mayoría de los cánceres de mama masculinos se detectan cuando aún son intraductales.

El carcinoma lobulillar invasor es un tipo infrecuente de cáncer de mama en los hombres porque en ellos la formación de lobulillos es poco habitual.

La enfermedad de Paget del pezón representa alrededor del 12% de todos los cánceres de mama masculinos. Se considera un carcinoma *in situ* que afecta la epidermis del pezón, y las células malignas se extienden a través de los conductos.

La HDA es una lesión de alto riesgo que aumenta entre cuatro y cinco veces la probabilidad de desarrollar cáncer de mama invasor. El 22% de los casos de cáncer de mama masculino (carcinoma invasor) presentan HDA asociada.

Referencias: Klein JS, Brant WE, Helms CA, Vinson EN. *Brant and Helms' Fundamentals of Diagnostic Radiology*. Vol 2. 5th ed. Wolters Kluwer; 2019:550–551.

Briest S, Vang R, Terrell K, et al. Invasive lobular carcinoma of the male breast: a rare histology in an uncommon disease. *Breast Care (Basel)*. 2009;4(1):36–38.

Ge Y, Sneige N, Eltorky MA, et al. Immunohistochemical characterization of subtypes of male breast carcinoma. *Breast Cancer Res*. 2009;11:R28.

36 **La respuesta es C.** Las *mujeres transexuales* son personas a las que se les asignó el sexo masculino al nacer pero que tienen identidad de género femenina. Pueden o no haber experimentado una transición.

Las directrices actuales de cribado para las mujeres transexuales son las siguientes y están basadas en recomendaciones derivadas de un metaanálisis y en la opinión de expertos:

- Mujeres transexuales de al menos 40 a 50 años de edad y que hayan utilizado hormonas feminizantes durante al menos 5 a 10 años.
- Mamografía de cribado cada 1 o 2 años.
- El médico debe analizar con la paciente los riesgos de un cribado excesivo y evaluar los factores de riesgo individuales (antecedentes familiares, índice de masa corporal > 35 kg/m^2).

Referencia: Sonnenblick EB, Lebron-Zapata L, Yang R, et al. Breast imaging for transgender individuals: assessment of current practice and needs. *J Am Coll Radiol*. 2022;19(2 Pt A):221–231. doi:10.1016/j.jacr.2021.09.047

Diagnóstico por imagen de la mama, anatomopatología mamaria y hallazgos en la imagen mamaria

PREGUNTAS

1. Con base en esta imagen, ¿cuál es el diagnóstico más probable?

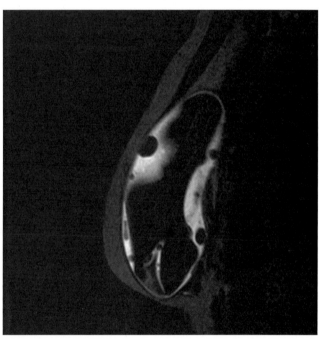

Imagen sagital con saturación de agua en secuencia STIR rápida

A. Pliegue radial
B. Contractura capsular
C. Rotura intracapsular
D. Rotura extracapsular

2. ¿Qué cambio en la resonancia magnética (RM) se considera un hallazgo de grado 4 en el *Sistema de datos e informes de imágenes mamarias* (BI-RADS, *Breast Imaging Reporting and Data System*) y justifica la toma de muestras de tejido para descartar la recidiva tras el tratamiento conservador de la mama?

A. Distorsión de la estructura
B. Edema
C. Realce similar a una masa
D. Vacío o destello de señal
E. Engrosamiento de la piel

3a Con base en las siguientes imágenes, el hallazgo dominante es:

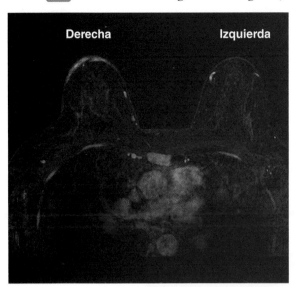 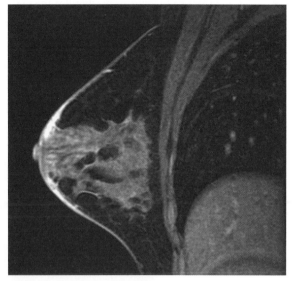

Imagen axial de sustracción poscontraste ponderada en T1

Imagen sagital poscontraste con saturación de grasa ponderada en T1 de la mama derecha

A. Realce no tumoral en la región subareolar
B. Realce del músculo pectoral
C. Engrosamiento unilateral de la piel
D. Distorsión de la estructura en la parte superior de la mama derecha

3b ¿Cuál sería un diagnóstico diferencial adecuado para el hallazgo anterior?
A. Asociación con la fase del ciclo menstrual
B. Mastitis
C. Tratamiento hormonal
D. Insuficiencia renal

4 Una mujer de 49 años de edad sin antecedentes de problemas mamarios ni antecedentes familiares de cáncer de mama presenta secreción sanguinolenta espontánea del pezón derecho de reciente aparición. Con base en las siguientes imágenes ecográficas, ¿cuál es el diagnóstico más probable?

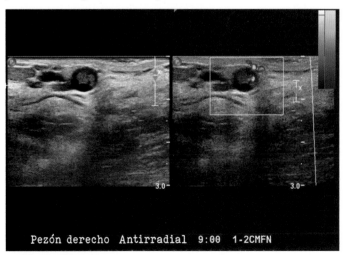

Pezón derecho Antirradial 9:00 1-2CMFN

A. Carcinoma intraductal
B. Ectasia ductal con residuos
C. Cambio fibroquístico
D. Papiloma intraductal

5a Una mujer de 16 años de edad presenta un hallazgo palpable en la mama derecha. ¿Cuál es el estudio de imagen más adecuado?

A. Mamografía (mastografía) diagnóstica unilateral de mama derecha
B. Mamografía diagnóstica bilateral
C. Ecografía unilateral de mama derecha dirigida
D. Ecografía mamaria diagnóstica bilateral
E. Mamografía diagnóstica unilateral de la mama derecha y ecografía diagnóstica dirigida

5b ¿Cuál de las siguientes afirmaciones sobre los fibroadenomas es correcta?

A. Los fibroadenomas gigantes son más frecuentes en la población asiática
B. La mayoría de los fibroadenomas en los adolescentes son de tipo adulto
C. Los fibroadenomas son más habituales en las mujeres en la posmenopausia
D. Los fibroadenomas pueden encontrarse por igual en hombres y mujeres

5c Con base en la siguiente imagen, ¿cuál sería el diagnóstico más probable?

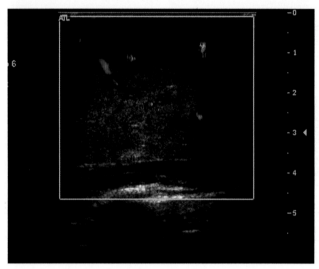

Imagen transversal Doppler a color de la zona palpable

A. Esteatonecrosis
B. Ganglio linfático
C. Hematoma
D. Fibroadenoma juvenil

6 ¿Qué lesión benigna es más probable que muestre una característica clásicamente maligna en la RM?

A. Fibroadenoma
B. Esteatonecrosis
C. Quiste simple
D. Hamartoma

7a Una mujer de 28 años de edad con 38 semanas de embarazo, G2P1, presenta un tumor doloroso, eritematoso y palpable en la mama derecha. ¿Qué modalidad de diagnóstico por imagen es la más adecuada para evaluar a esta paciente?

A. Mamografía
B. Ecografía
C. RM
D. Imagen molecular de la mama (IMM)

7b A continuación se muestra una imagen de una ecografía dirigida:

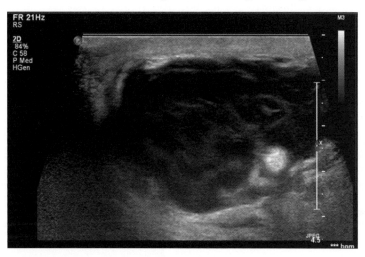

¿Cuál es el diagnóstico más probable?

A. Conducto dilatado

B. Absceso

C. Neoplasia maligna

D. Hematoma

8a Con base en las siguientes imágenes, ¿cuál sería la categoría BI-RADS adecuada?

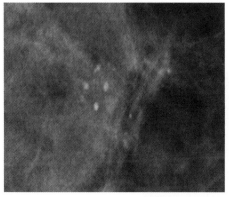

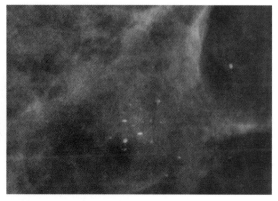

Aumento focalizado en proyección craneocaudal

Aumento focalizado en proyección mediolateral

A. BI-RADS 2

B. BI-RADS 3

C. BI-RADS 4

D. BI-RADS 5

8b ¿Cuál es la recomendación más adecuada?

A. Mamografía de cribado anual

B. Consulta de seguimiento a corto plazo a los 6 meses

C. Biopsia con aguja gruesa

D. Biopsia por escisión

9a Una mujer de 65 años de edad con antecedentes de mastectomía izquierda, mastectomía profiláctica contralateral y reconstrucción bilateral con colgajo miocutáneo del recto abdominal transverso (TRAM, *transverse rectus abdominis myocutaneous*) debido a carcinoma ductal invasor (CDI) de mama izquierda y carcinoma ductal *in situ* (CDIS) se presenta para una RM de mama de vigilancia. Se proporcionan imágenes axiales ponderadas en T1 e imágenes axiales de sustracción poscontraste. ¿Cuál es el diagnóstico más probable?

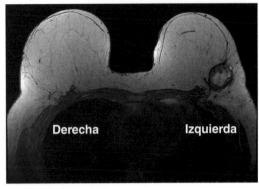

Imagen axial precontraste ponderada en T1

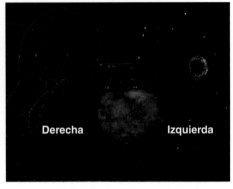

Imagen axial de sustracción poscontraste ponderada en T1

A. CDI recurrente
B. Esteatonecrosis
C. Absceso mamario
D. Seroma posquirúrgico

9b También se muestra la mamografía izquierda de la paciente. No se dispone de ninguna mamografía previa con fines de comparación. ¿Cuál es la clasificación BI-RADS más adecuada?

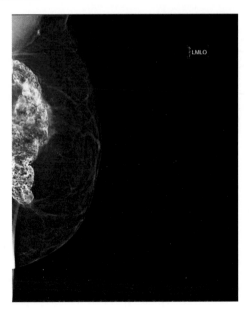

A. BI-RADS 2, benigno
B. BI-RADS 3, probablemente benigno
C. BI-RADS 4, sospechoso
D. BI-RADS 6, neoplasia maligna conocida

10 Una mujer de 29 años de edad con un embarazo de 35 semanas presenta un tumor palpable en la mama derecha con dolor asociado. Niega tener fiebre. No se observa eritema cutáneo en la exploración física. Se proporcionan imágenes ecográficas del tumor. No se realizó ninguna mamografía debido a la edad de la paciente y a su embarazo. ¿Cuál es el siguiente paso más adecuado?

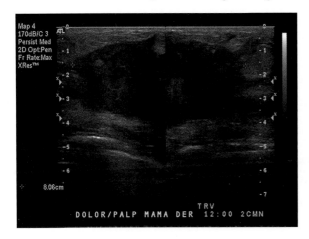 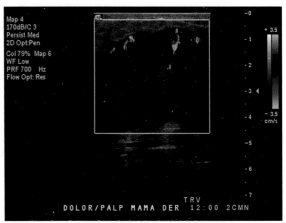

A. Probable absceso; tratar con antibióticos y ecografía de seguimiento a corto plazo

B. Probable absceso; recomendar drenaje/aspiración

C. Tumor probablemente benigno, adenoma lactífero o fibroadenoma; recomendar ecografía de seguimiento a corto plazo a los 6 meses

D. Tumor sospechoso; recomendar biopsia con aguja gruesa con guía ecográfica

11 Una mujer de 51 años de edad se presenta para una mamografía diagnóstica. No se dispone de estudios previos con fines de comparación. Con base en las imágenes, ¿cuál es el diagnóstico más probable?

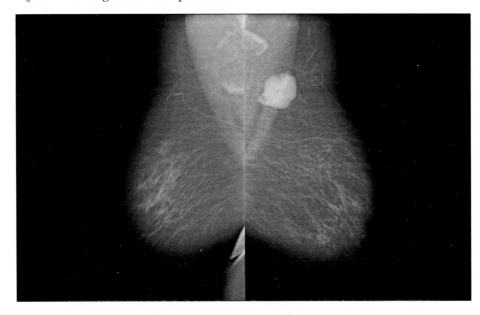

A. Virus de la inmunodeficiencia humana (VIH)

B. Tuberculosis

C. Metástasis

D. Sarcoidosis

E. Artritis reumatoide

12a Una mujer de 70 años de edad se presenta para que le hagan una RM de mama con el fin de evaluar una posible rotura de implante mamario. Se proporcionan imágenes axiales bilaterales ponderadas en T1 y axiales de la mama izquierda ponderadas en T2 en secuencia de recuperación de inversión de tau corta (STIR, *short tau inversion recovery*). ¿Qué tipo de implante está presente?

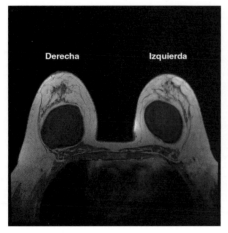

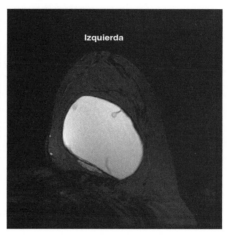

Imagen axial precontraste ponderada en T1

Imagen axial con saturación de agua en secuencia STIR ponderada en T2

A. Implante de solución salina, retroglandular
B. Implante de solución salina, retropectoral
C. Implante de silicona, prepectoral
D. Implante de silicona, retropectoral

12b ¿Qué afirmación describe mejor el hallazgo observado en la imagen axial con saturación de agua en secuencia STIR ponderada en T2 del implante izquierdo?

A. Implante intacto con pliegues radiales normales
B. Solo rotura intracapsular
C. Implante intacto con contractura capsular
D. Rotura intracapsular y extracapsular

12c Una mujer de 50 años de edad presenta una anomalía palpable en la mama derecha a las 9 horas de las manecillas del reloj. Con base en la siguiente imagen ecográfica, ¿cuál es el diagnóstico más probable?

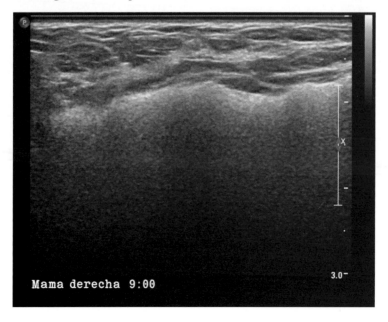

Mama derecha 9:00

A. Rotura extracapsular de implante mamario de silicona
B. Implante mamario de silicona intacto con protuberancia localizada
C. Implante mamario de solución salina intacto con protuberancia localizada
D. Rotura intracapsular de implante mamario de silicona
E. Rotura de implante mamario de solución salina

13 ¿Cuál es el protocolo para realizar una proyección craneocaudal (CC) lateral con rotación de la mama?

A. Rotar la porción superior de la mama hacia la axila y la porción inferior medialmente
B. Rotar la porción superior de la mama medialmente y la porción inferior hacia la axila
C. Rotar la porción medial de la mama hacia arriba y la porción lateral hacia abajo
D. Rotar la porción lateral de la mama hacia abajo y la porción medial hacia arriba

14 Las mamografías de cribado y de diagnóstico de una mujer de 52 años de edad muestran una masa espiculada con una zona central radiotransparente. La biopsia con aguja gruesa de la masa mostró que se trataba de una cicatriz radial. Posteriormente, se efectuó una resección quirúrgica. ¿Qué tipo específico de cáncer de mama puede coexistir con la cicatriz radial?

A. Carcinoma mucinoso
B. Carcinoma inflamatorio
C. Carcinoma medular
D. Carcinoma tubular

15 Una mujer de 56 años de edad se presenta para una mamografía de cribado. Según las imágenes mamográficas bilaterales que se muestran a continuación, ¿cuál es el hallazgo más importante?

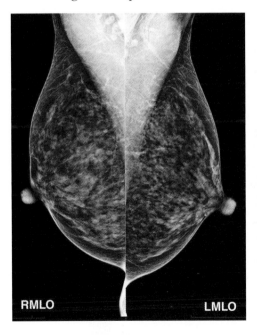 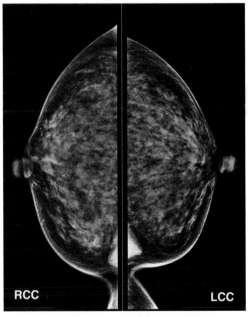

A. Ganglio linfático
B. CDI
C. Cicatriz radial
D. Pliegue inframamario
E. Músculo esternal

16 A continuación se muestra una mamografía de cribado estándar. ¿Cuál es el siguiente paso más adecuado?

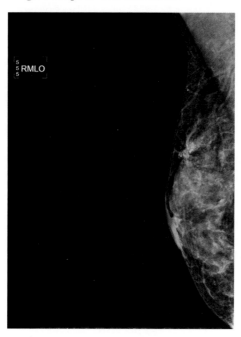 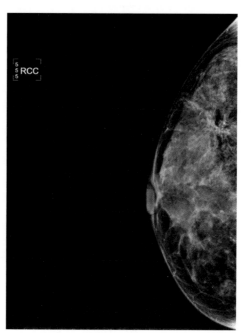

A. Dar seguimiento en 1 año

B. Dar seguimiento en 6 meses

C. Obtener proyecciones con aumento focalizado

D. Realizar una RM

17a Un hombre de 76 años de edad presenta un nódulo mamario palpable e indoloro. Con base en las mamografías A y B, ¿cuál es el diagnóstico más probable?

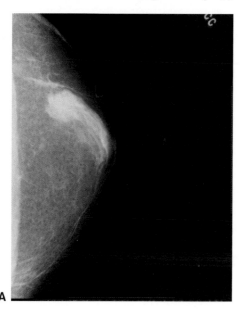 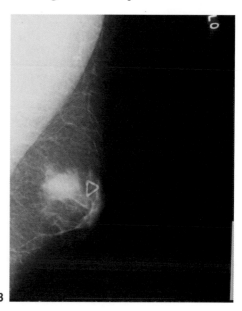

A

B

A. Absceso

B. Hematoma

C. Mastitis

D. Cáncer de mama

E. Ginecomastia

17b ¿Qué porcentaje aproximado de todos los cánceres de mama ocurre en los hombres?

   A. 1%
   B. 5%
   C. 10%
   D. 15%

18 Una paciente de 55 años de edad se sometió a una evaluación de cribado mediante RM bilateral de mama debido a sus fuertes antecedentes familiares de cáncer de mama. Con base en la imagen de sustracción ponderada en T1 que se muestra del estudio, ¿cuál es el siguiente mejor paso en el tratamiento de la paciente?

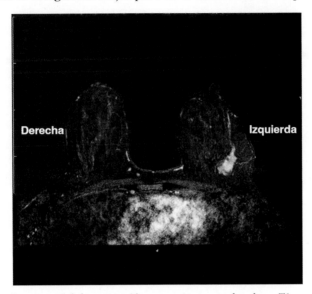

Imagen axial de sustracción poscontraste ponderada en T1

   A. Realizar una mamografía de cribado sistemática anual
   B. Efectuar una mamografía de seguimiento a los 6 meses
   C. Realizar una ecografía de segunda exploración con biopsia si se observa algún hallazgo
   D. Consultar con cirugía

19 Entre las opciones que se ofrecen a continuación, ¿cuál es la neoplasia maligna que hace metástasis en la mama con mayor frecuencia?

   A. Cáncer de pulmón
   B. Cáncer de ovario
   C. Melanoma
   D. Cáncer de páncreas
   E. Cáncer de estómago

20 Un hombre de 65 años de edad con antecedentes de cirugía de derivación coronaria, enfermedad tiroidea y depresión presenta tumores subareolares dolorosos a la palpación y sensibles. ¿Cuál es el mejor paso siguiente con base en las imágenes mamográficas proporcionadas?

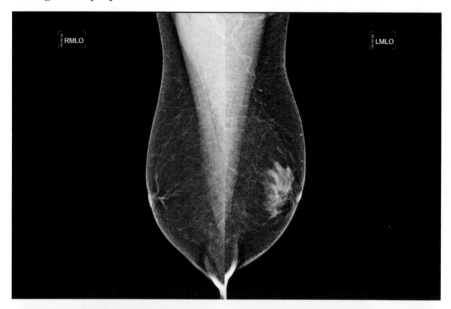

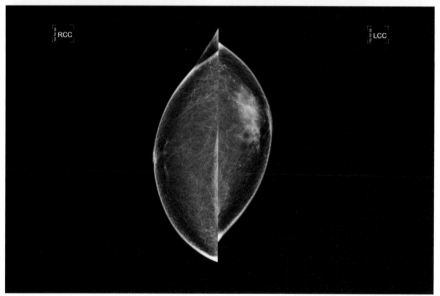

A. Realizar una ecografía
B. Efectuar una RM de mama
C. Llevar a cabo la obtención cuidadosa de sus antecedentes farmacológicos
D. Obtener proyecciones con compresión focalizada
E. Realizar una biopsia y un análisis citológico

21 A esta paciente se le diagnosticó un cáncer de mama derecho. La paciente optó por someterse a una mastectomía bilateral con reconstrucción mamaria con colgajo de perforantes de la arteria epigástrica inferior profundo. Ahora acude a su cirujano con un engrosamiento persistente de la piel y pesadez de la mama derecha. Se solicitó una RM bilateral de mama con contraste. A continuación se muestran algunas imágenes de dicho estudio:

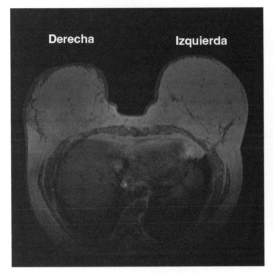

Imagen precontraste ponderada en T1

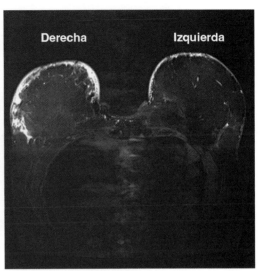

Imagen precontraste ponderada en T2

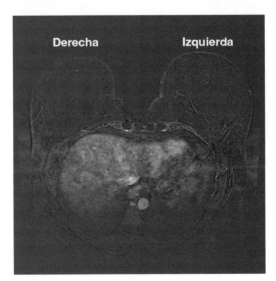

Imagen poscontraste ponderada en T1

¿Cuál es la explicación más probable de los síntomas de la paciente?

A. Seroma postoperatorio

B. Esteatonecrosis

C. Tumor recurrente

D. Edema del colgajo

22 En relación con los cambios fibroquísticos, ¿cuál de las siguientes afirmaciones es correcta?

A. Son más frecuentes en las pacientes menores de 30 años de edad

B. Estos cambios realzan homogéneamente en la secuencia ponderada en T1 de la RM de mama

C. Un realce periférico grueso sugiere un quiste simple

D. Los quistes se originan en los lobulillos terminales

E. El tamaño de los quistes aumenta con el tiempo

23a Una mujer de 31 años de edad presenta un tumor palpable en la parte superior de la mama izquierda. A su madre le diagnosticaron cáncer de mama a los 46 años de edad. Se realizó una ecografía dirigida a la zona de la anomalía palpable. ¿Cuál es el diagnóstico más probable según el hallazgo ecográfico?

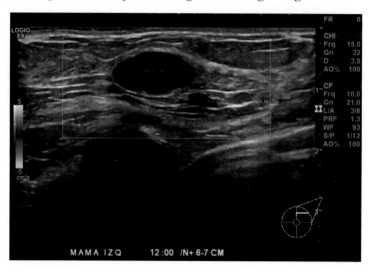

A. Quiste complicado
B. Fibroadenoma
C. CDI
D. Tumor filoides
E. Quiste simple

23b ¿Cuáles son las características típicas de la RM de este tumor?

A. Masa que realza con tabiques internos que no realzan
B. Baja intensidad de señal ponderada en T1 y alta intensidad de señal ponderada en T2 sin realce
C. Varios componentes de poca intensidad de líquido dentro de una masa heterogénea
D. Curva cinética de realce de tipo 3
E. Pérdida de señal en secuencias con saturación de grasa

24a Se pide a la paciente que vuelva para tomar otras proyecciones por un hallazgo de una sola vista en la mamografía de cribado en la parte central de la mama en la proyección CC. La asimetría persiste en las vistas con compresión focalizada, pero no se observa ni en la proyección oblicua mediolateral (MLO, *mediolateral oblique*) ni en la proyección lateral verdadera. ¿Cuál es el siguiente paso más adecuado?

A. Realizar ecografías de las posiciones 12 y 6 de las manecillas del reloj, así como del plano retroareolar
B. Pedir a la paciente que vuelva para un seguimiento a corto plazo a los 6 meses
C. Recomendar una RM de mama
D. Realizar proyecciones con rotación de la mama

24b Se realizaron proyecciones con rotación de la mama. En la proyección CC lateral con rotación, la lesión se desplaza lateralmente. Esto indica que:

A. La lesión se encuentra en la parte superior de la mama
B. La lesión se encuentra en la parte inferior de la mama
C. La lesión se encuentra en la parte central de la mama
D. La localización de la lesión no puede determinarse a partir de la información facilitada

25a A continuación se muestra una mamografía de cribado y proyecciones CC y MLO con aumento. ¿Cuál es la categoría BI-RADS más adecuada?

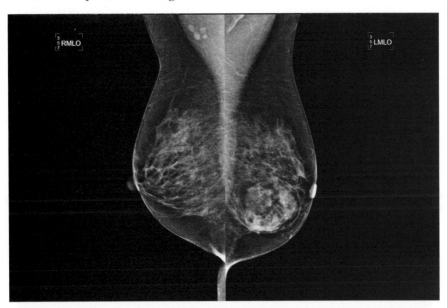

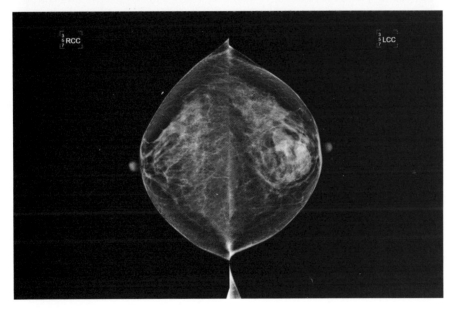

A. BI-RADS 0

B. BI-RADS 2

C. BI-RADS 3

D. BI-RADS 5

25b ¿Cuál es el diagnóstico más probable para una masa encapsulada con aspecto de «mama dentro de una mama» en la mamografía?

A. Esteatonecrosis

B. Fibroadenoma

C. Fibroadenolipoma

D. Galactocele

E. Lipoma

26a Una mujer de 50 años de edad se presenta para una mamografía de cribado.

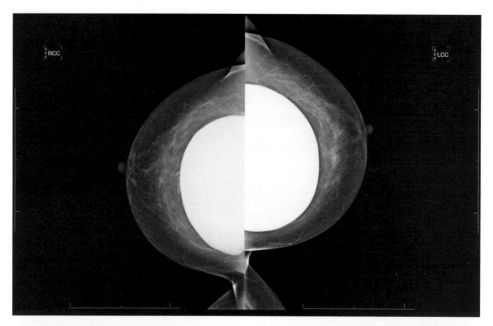

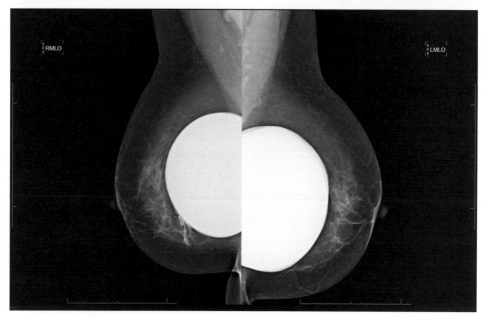

¿Cuál es el hallazgo más destacado?

A. Rotura intracapsular del implante mamario

B. Calcificación capsular

C. Distorsión del contorno del implante mamario

D. Silicona libre con roturas intracapsular y extracapsular del implante mamario

26b ¿Cuál es la categoría BI-RADS de la paciente?

    A. BI-RADS 0

    B. BI-RADS 2

    C. BI-RADS 3

    D. BI-RADS 4

27 ¿Cuál de las siguientes opciones es una lesión de alto riesgo?

A. Tumor filoides

B. Mastopatía diabética

C. Fibroadenolipoma

D. Hiperplasia estromal seudoangiomatosa (HESA)

28 Una mujer de 57 años de edad presenta un nuevo tumor palpable en la mama izquierda que, según afirma, ha crecido rápidamente en un período de menos de 4 meses. Su última mamografía de cribado fue hace 6 meses y se interpretó como negativa. A continuación se muestran imágenes de su mamografía y ecografía diagnósticas de mama izquierda más recientes:

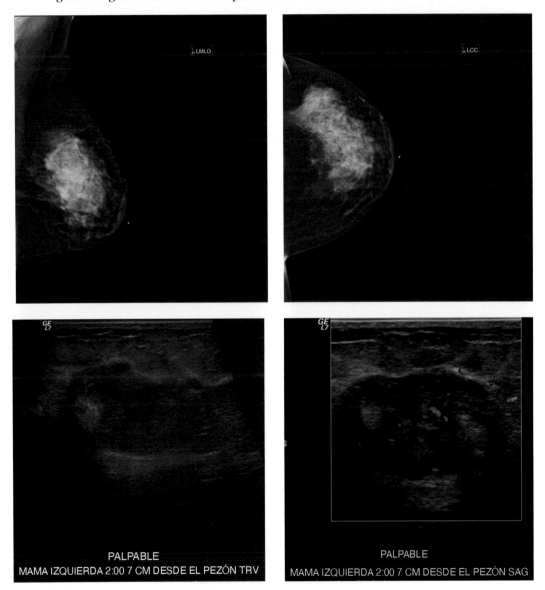

El diagnóstico más probable es:

A. Fibroadenoma

B. Hamartoma

C. Carcinoma metaplásico

D. Adenoma tubular

29 Una mujer de 45 años de edad con antecedentes de diabetes de tipo I presenta numerosos tumores palpables en la mama derecha que son firmes a la exploración. Se realizaron estudios de imagen de la mama derecha. A continuación se muestran la mamografía y la ecografía:

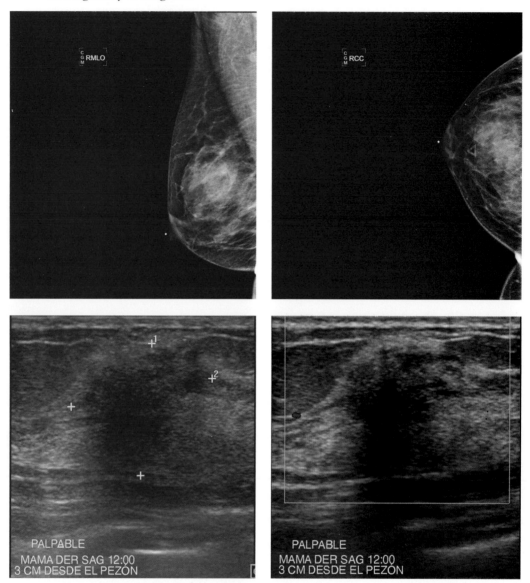

Todas las masas tenían un aspecto ecográfico similar, por lo que se seleccionó una única masa para tomar muestras bajo guía ecográfica. La anatomía patológica muestra una proliferación fibrosa del estroma y un infiltrado linfocítico perivascular compatible con la mastopatía diabética. La correlación radiológica-anatomopatológica correcta es:

A. Concordante; se recomienda la resección

B. Concordante; se recomienda el seguimiento clínico

C. Discordante; se recomienda la resección

D. Discordante; se recomienda repetir la biopsia

30 ¿Cuál es la afectación pleural más frecuente del cáncer de mama?

A. Derrame pleural

B. Nódulos pleurales de tejidos blandos

C. Atelectasia redonda

D. Nódulos metastásicos pleurales y pulmonares

E. Cambios reticulonodulares intersticiales que se extienden a la pleura

31 A continuación se muestra una imagen de ecografía dirigida de una mujer de 48 años de edad con presentación clínica de secreción espontánea de color amarillo del pezón izquierdo. ¿Cuál es el diagnóstico más probable?

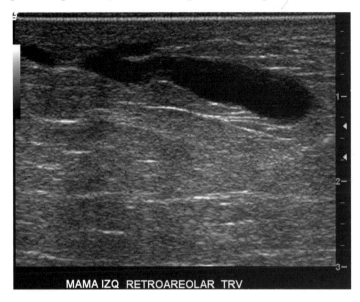

A. Ectasia ductal

B. CDIS

C. Papiloma

D. Carcinoma papilar

E. Enfermedad de Paget del pezón

32 Una mujer de 44 años de edad acude a consulta para que le tomen proyecciones adicionales de una anomalía observada en una mamografía de cribado. En las imágenes A y B se muestran las vistas CC y MLO con compresión focalizada. Se compararon con una mamografía previa que fue negativa en esta localización. Se realizó una ecografía enfocada que no mostró ninguna anomalía. ¿Cuál es la categoría BI-RADS más adecuada dado que el hallazgo no se ve en la ecografía?

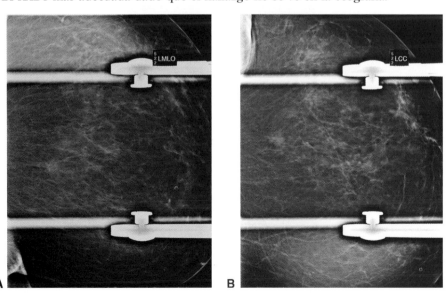

A. BI-RADS 0, incompleto; se recomienda una RM de mama

B. BI-RADS 2, benigno; regreso al cribado en 1 año

C. BI-RADS 3, probablemente benigno; se recomienda una mamografía de seguimiento a los 6 meses

D. BI-RADS 4, sospechoso; se recomienda una biopsia

33 ¿Cuál es el diagnóstico basado en las siguientes imágenes?

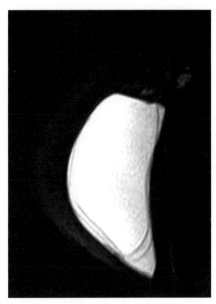

Imagen sagital en secuencia STIR

A. Rotura intracapsular del implante mamario
B. Implante mamario intacto con pliegues radiales
C. Rotura extracapsular del implante mamario
D. Sangrado del gel de silicona
E. Rotura intra- y extracapsular

34a Con base en la siguiente imagen, ¿cuál es la categoría BI-RADS más adecuada?

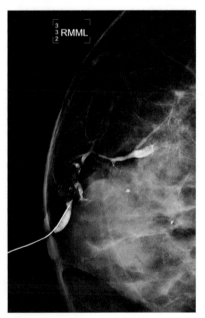

A. BI-RADS 2
B. BI-RADS 3
C. BI-RADS 4
D. BI-RADS 6

34b Con base en la imagen, ¿cuál es el diagnóstico más frecuente?

A. Carcinoma papilar intraductal
B. Papiloma intraductal
C. CDIS
D. CDI

35a Una paciente de alto riesgo de 55 años de edad se presenta para una RM mamaria de cribado. No hay estudios disponibles para hacer comparaciones. Se dispone de las siguientes imágenes de RM de mama con contraste:

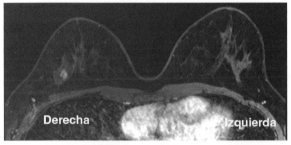

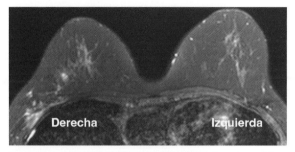

Imagen axial poscontraste con saturación de grasa ponderada en T1

Imagen axial con saturación de grasa ponderada en T2

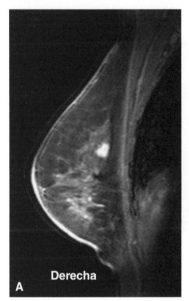

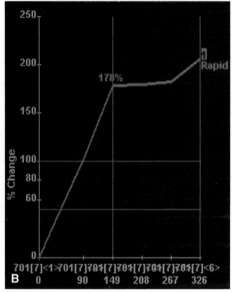

Imagen sagital poscontraste con saturación de grasa ponderada en T1 (A) y curva cinética de tiempo-intensidad correspondiente del hallazgo en cuestión (B)

La categoría BI-RADS adecuada es:

A. BI-RADS 0
B. BI-RADS 1
C. BI-RADS 2
D. BI-RADS 3
E. BI-RADS 4

35b ¿Cuál es el siguiente paso más adecuado?

A. Obtener una RM de mama de seguimiento a los 6 meses
B. Realizar una ecografía enfocada/mamografía
C. Obtener una RM mamaria de cribado anual
D. Efectuar una biopsia de mama guiada por RM
E. Repetir la RM de mama

36 Una mujer de 56 años de edad presenta un hallazgo palpable en la mama derecha. La paciente refiere que toma warfarina. A continuación se proporcionan dos imágenes mamográficas (A y B) y una imagen ecográfica (C):

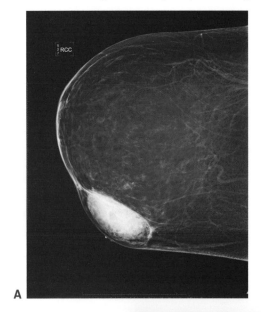

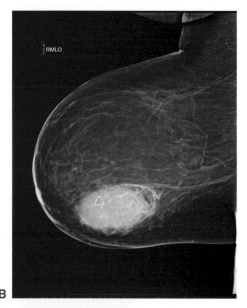

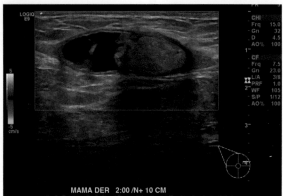

¿Cuál es la categoría BI-RADS adecuada entre las opciones dadas a continuación?

A. BI-RADS 1
B. BI-RADS 2
C. BI-RADS 3
D. BI-RADS 0

37 Una mujer de 72 años de edad presenta dos nuevos grupos de calcificaciones sospechosas en la mama derecha en una mamografía de cribado. Se realizó una biopsia con aguja gruesa con guía estereotáctica en dos localizaciones. La anatomía patológica de dicha biopsia confirma una hiperplasia ductal atípica (HDA). ¿Cuál es el siguiente paso para tratar a esta paciente?

A. Volver al cribado anual
B. Recomendar una mamografía de seguimiento de la mama derecha a los 6 meses
C. Recomendar la extirpación quirúrgica de ambos sitios
D. Recomendar una RM para evaluar una posible neoplasia maligna subyacente
E. Recomendar la extirpación quirúrgica de uno de los sitios

38 ¿Cuál de las siguientes opciones se considera una característica de malignidad en la RM de mama?

A. Margen lobulado en una lesión
B. Tabiques internos oscuros sin realce considerable
C. Realce de borde grueso
D. Lesión paralela al ligamento de Cooper
E. Microquistes

39 Se efectuó una ecografía debido a una asimetría focalizada persistente con calcificaciones pleomorfas asociadas. Con base en la imagen ecográfica que se muestra a continuación, ¿cuál es el siguiente paso adecuado en el tratamiento?

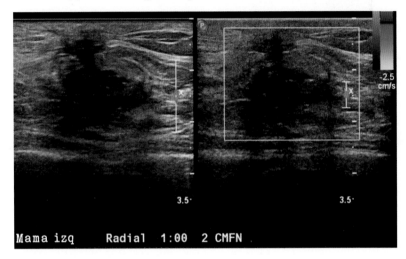

A. Realizar una biopsia con aguja gruesa guiada por ecografía
B. Efectuar una biopsia con aguja gruesa con guía estereotáctica
C. Realizar una RM
D. Dar seguimiento en 6 meses
E. Efectuar una mamografía diagnóstica anual

40 Una mujer de 60 años se hace una mamografía diagnóstica para evaluar las calcificaciones en el cuadrante inferior interno de la mama izquierda observadas en una mamografía de cribado reciente. Se sospechan calcificaciones cutáneas. ¿Qué proyección mamográfica es más útil para determinar si las calcificaciones están en la piel?

A. CC con compresión focalizada
B. Mediolateral verdadera
C. Tangencial
D. MLO repetida

41 Un edema mamario como consecuencia de una obstrucción linfática y la presencia de calcificaciones alargadas, serpentiformes y no ductales en la mamografía muy probablemente se deben a:

A. Infección por *Staphylococcus aureus*
B. Infección por especies de *Streptococcus*
C. Linfoma
D. Filariosis
E. Insuficiencia cardíaca congestiva

42 ¿Cuál de las siguientes afirmaciones es correcta sobre el carcinoma lobulillar invasor (CLI)?

A. Las tasas de falsos negativos son más elevadas en los CLI que en cualquier otro tipo de cáncer
B. El CLI se presenta con mayor frecuencia en forma de calcificaciones
C. Por lo general, la RM no afecta el tratamiento de las pacientes con CLI
D. El CLI presenta una menor tasa de multiplicidad y bilateralidad que el CDI

43 Una mujer de 50 años de edad se presenta para una mamografía de cribado. A continuación se muestran sus proyecciones MLO. ¿Cuál es el diagnóstico?

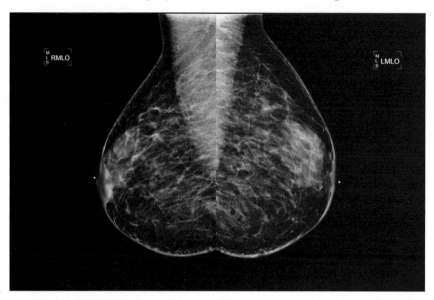

A. Neurofibromatosis
B. Esteatocistoma múltiple
C. Neoplasia maligna
D. Granulomas por silicona

44 A continuación se muestra la RM de una paciente con una anomalía palpable en la mama derecha. Con base en la imagen, ¿cuál es el diagnóstico anatomopatológico más probable?

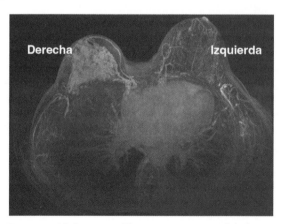

Imagen axial de sustracción poscontraste ponderada en T1

A. CDI
B. CLI
C. Fibroadenoma
D. Tumor filoides

45 ¿Cuál de las siguientes afirmaciones es correcta sobre el cáncer de mama inflamatorio (CMI)?

A. Se considera una lesión en estadio T1
B. La presentación más frecuente es el eritema cutáneo
C. La mayoría de las pacientes presentan afectación ganglionar axilar en el momento de la presentación
D. El cáncer inflamatorio representa el 10% de los cánceres de mama

46 Una mujer de 46 años de edad presenta secreción sanguinolenta por el pezón. Se obtuvieron proyecciones y ecografías adicionales. Con base en las imágenes, se realizó una biopsia con aguja gruesa con un diagnóstico anatomopatológico de papiloma intraductal atípico. ¿Cuál es el siguiente paso más adecuado del tratamiento?

A. Realizar una mamografía de cribado anual
B. Dar seguimiento en 6 meses
C. Repetir la biopsia con aguja gruesa
D. Efectuar una resección quirúrgica

47 En las pacientes que reciben quimioterapia neoadyuvante, ¿cuál es la mejor opción para evaluar la respuesta al tratamiento?

A. Exploración clínica
B. Mamografía
C. Ecografía
D. RM

48 ¿Cuál de las siguientes afirmaciones es correcta sobre el cáncer de mama recurrente?

A. La tasa de recidiva local tras el tratamiento conservador es del 10% al 20%
B. La mayoría de los casos de recidiva se producen en los primeros 2 años de tratamiento
C. La RM ofrece una ventaja sobre otras modalidades a la hora de evaluar la recidiva
D. En la RM, se observa un realce fisiológico en la zona de la cirugía hasta 2 meses después de la intervención

49a Una mujer de 39 años de edad con antecedentes familiares de cáncer de mama se realiza una mamografía diagnóstica por dolor en la mama izquierda. Con base en las imágenes, ¿cuál es el diagnóstico más probable?

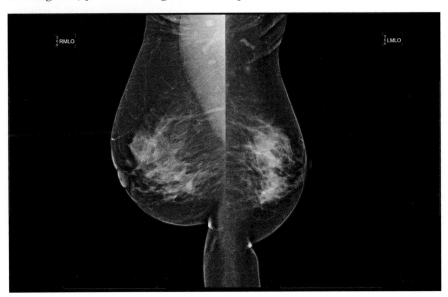

A. Reconstrucción con colgajo TRAM
B. Síndrome de Poland
C. Mastectomía
D. Mamoplastia reductiva

49b ¿Cuál es el patrón hereditario del síndrome de Poland?

A. Herencia mitocondrial
B. Autosómico dominante
C. Autosómico recesivo
D. Dominante ligado al cromosoma X
E. Recesivo ligado al cromosoma X

49c El síndrome de Poland puede asociarse a una mayor incidencia de:

    A. Linfoma de Hodgkin

    B. Cáncer de ovario

    C. Cáncer de tiroides

    D. Cáncer de mama

    E. Carcinoma hepatocelular

50 A continuación se muestran imágenes de una RM de mama con contraste. En la parte central de la mama derecha hay realce no tumoral agrupado. ¿Qué tipo de curva muestra la evaluación cinética del realce no tumoral mediante *software* de procesamiento para la detección asistida por ordenador (DAO)?

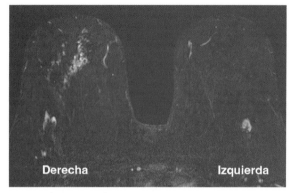

Imagen de sustracción poscontraste

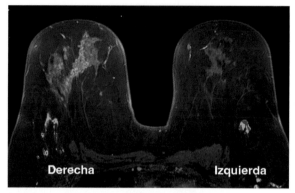

Imagen poscontraste con DAO

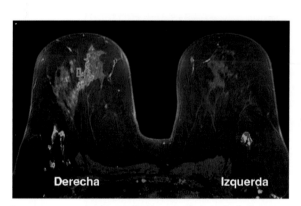

Imagen poscontraste con DAO: zona de interés de la curva cinética marcada con 1

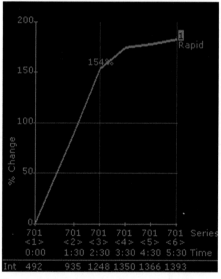

Curva cinética de tiempo-intensidad: zona de interés de la curva cinética marcada con 1

    A. Lavado inicial lento y retardado

    B. Inicial rápida y persistente retardada

    C. Meseta inicial rápida y retardada

    D. Lavado inicial rápido y retardado

    E. Meseta inicial lenta y retardada

51 El tumor mamario maligno más usual en una paciente embarazada y puérpera es:

A. Carcinoma medular invasor

B. CLI

C. CDI

D. Carcinoma mucinoso invasor

E. Carcinoma tubular invasor

52 A una mujer de 55 años de edad se le diagnosticó recientemente un CDI de dos tumores en la mama izquierda. La masa A mide 3.1 cm de diámetro mayor y está situada en el cuadrante superior externo izquierdo a profundidad posterior. La masa B mide 4 cm de diámetro mayor y está situada en el cuadrante inferior interno izquierdo a profundidad media. ¿Cuál de las siguientes afirmaciones es correcta?

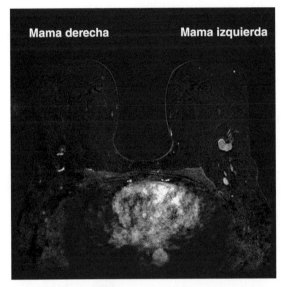

Masa A: imagen axial de sustracción poscontraste ponderada en T1

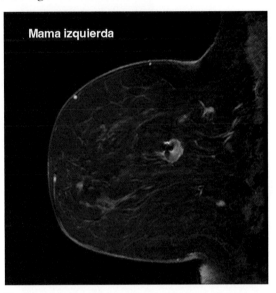

Masa A: imagen sagital izquierda de sustracción poscontraste ponderada en T1

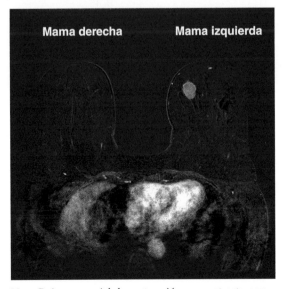

Masa B: imagen axial de sustracción poscontraste ponderada en T1

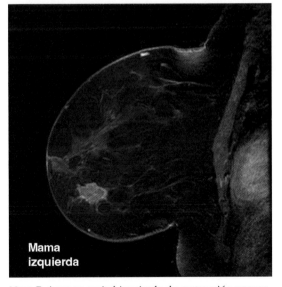

Masa B: imagen sagital izquierda de sustracción poscontraste ponderada en T1

A. La paciente es candidata a radioterapia en toda la mama

B. La paciente es candidata a una cirugía con conservación de la mama

C. Los hallazgos son compatibles con un cáncer de mama invasor multifocal en la RM

D. Los hallazgos son compatibles con un cáncer de mama invasor multicéntrico en la RM

53a Una mujer de 34 años de edad presenta un tumor palpable en la mama izquierda. Con base en las imágenes de la mamografía y la ecografía, ¿cuál de las siguientes opciones es la categoría BI-RADS más adecuada?

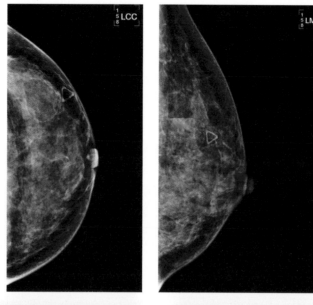

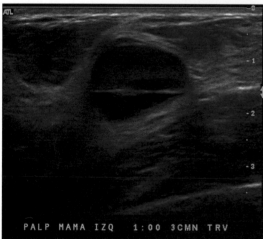

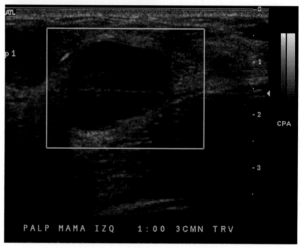

A. BI-RADS 1
B. BI-RADS 2
C. BI-RADS 3
D. BI-RADS 4

53b Con base en las imágenes ecográficas, ¿cuál es el diagnóstico más probable?

A. Hamartoma
B. Galactocele
C. Ganglio linfático intramamario
D. Lipoma
E. Esteatonecrosis

53c Con base en las imágenes, ¿cuál es el tratamiento más adecuado?

A. Sin evaluaciones posteriores
B. Aspiración de quiste para diagnóstico
C. Biopsia con aguja gruesa
D. Tratamiento antibiótico

54 Una mujer de 41 años de edad presenta un tumor palpable en la mama izquierda. Con base en las imágenes, ¿cuál es el tratamiento más adecuado?

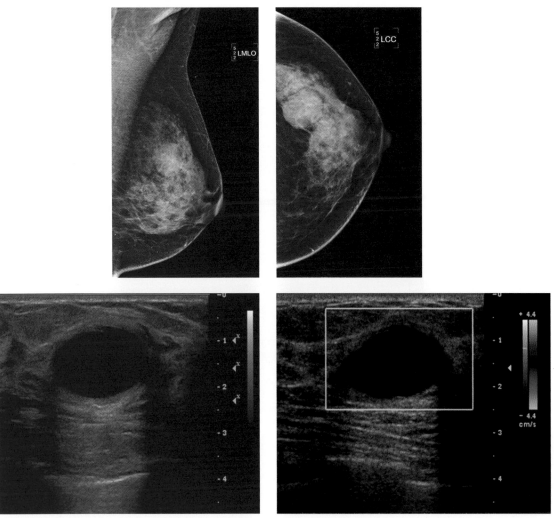

Mama izquierda 2:00, a 5 cm del pezón   Mama izquierda 2:00, a 5 cm del pezón

    A. Sin evaluaciones posteriores

    B. Aspiración de quiste para diagnóstico

    C. Biopsia con aguja gruesa

    D. Tratamiento antibiótico

55 El hallazgo mamográfico más habitual del cáncer de mama asociado al embarazo es:

    A. Microcalcificaciones

    B. Edema

    C. Distorsión de la estructura

    D. Masa

    E. Adenopatía axilar

56 ¿Cuál de los siguientes medicamentos está tomando una mujer en la posmenopausia de 57 años de edad con un diagnóstico reciente de fibrosis focalizada mediante biopsia de mama?

    A. Dosis altas de ácido acetilsalicílico

    B. Corticoides

    C. Tratamiento de reposición de hormona tiroidea

    D. Tratamiento de reposición hormonal

    E. Insulina

57 A continuación se muestra una proyección con aumento focalizado de los ganglios linfáticos axilares junto con imágenes ecográficas de la región axilar izquierda que también muestran los ganglios. Si se trata de un nuevo hallazgo en una paciente con antecedentes de cáncer de mama ipsilateral, ¿cuál es la categoría BI-RADS adecuada?

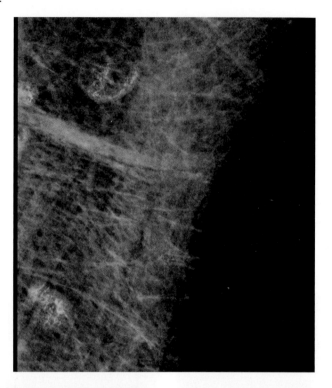

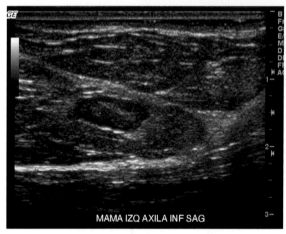

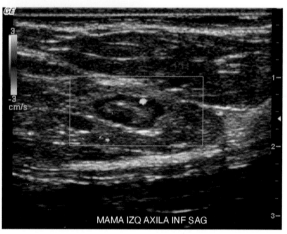

A. BI-RADS 2
B. BI-RADS 3
C. BI-RADS 4
D. BI-RADS 6

58 A continuación se muestran imágenes de RM en las que se observa una masa en la mama derecha a las 7 en punto a una profundidad media. La curva cinética de tiempo-intensidad mostró una curva de tipo I. ¿Cuál de las siguientes opciones es la más adecuada?

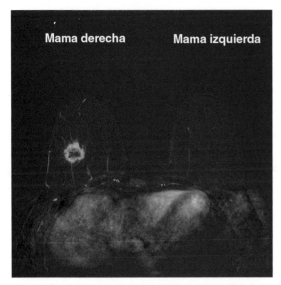

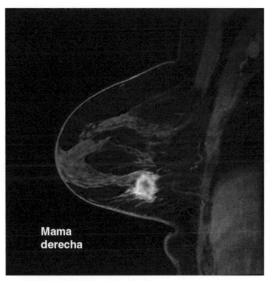

Imagen axial de sustracción poscontraste ponderada en T1

Imagen sagital poscontraste con supresión de grasa ponderada en T1

A. Recomendar una RM mamaria de seguimiento a los 6 meses para evaluar la estabilidad de las masas

B. La masa debe clasificarse como BI-RADS 2, y debe recomendarse mantener un cribado según el riesgo

C. Debe realizarse una biopsia a pesar de la cinética benigna

D. El estudio es limitado debido a una técnica subóptima y debería repetirse

59 Con base en las siguientes imágenes ecográficas diagnósticas, ¿cuál de las siguientes es la categoría BI-RADS más adecuada?

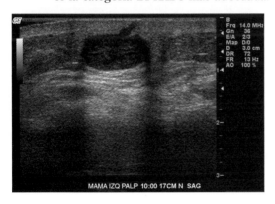

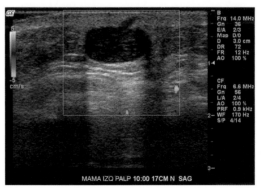

A. BI-RADS 0

B. BI-RADS 2

C. BI-RADS 3

D. BI-RADS 4

60 ¿Qué enfermedad causa con mayor frecuencia edema mamario bilateral?

A. CMI

B. Síndrome de la vena cava superior

C. Mastitis

D. Traumatismos

E. Necrosis por warfarina

61   Una mujer de 46 años de edad presenta dos mamografías bilaterales con 2 años de diferencia. Con base en las imágenes, ¿cuál es la categoría BI-RADS más adecuada?

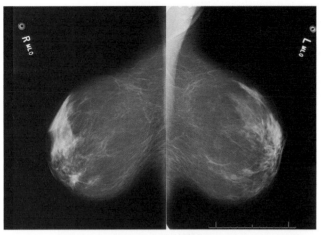

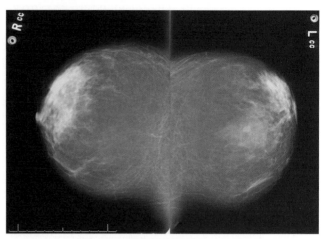

Mamografía previa (de hace 2 años) a la mamografía de cribado actual

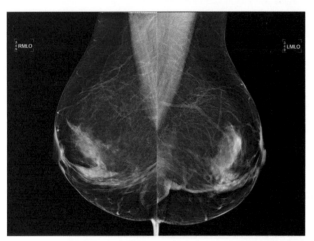

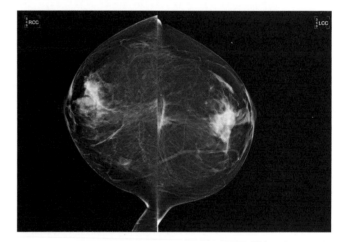

Mamografía de cribado actual

A. BI-RADS 0
B. BI-RADS 2
C. BI-RADS 3
D. BI-RADS 4
E. BI-RADS 6

62   Una mujer de 45 años de edad se sometió a un estudio de IMM que mostró una captación bilateral, extensa y en parches del isótopo radiomarcador. El diagnóstico más probable es:

A. Tejido mamario fibroglandular activo
B. Quistes mamarios simples
C. Fibroadenomas
D. Esteatonecrosis crónica
E. Tejidos cicatriciales postoperatorios

63 Con base en las imágenes, ¿cuál es el hallazgo mamario correcto?

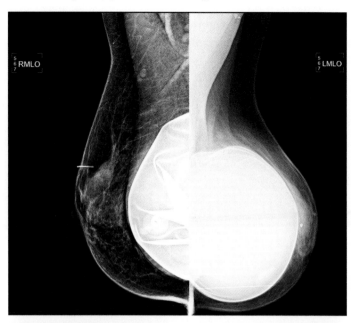

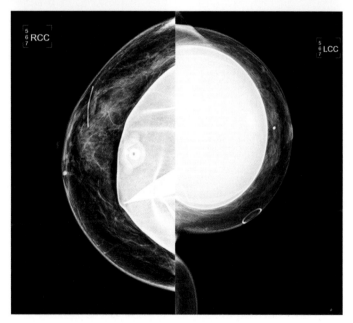

A. Rotura intracapsular del implante mamario derecho
B. Pliegue radial del implante mamario derecho
C. Colapso/rotura del implante mamario derecho
D. Contractura capsular del implante mamario derecho

64 Relacione los ganglios linfáticos que drenan la mama con su ubicación:

1. Ganglios de nivel I
2. Ganglios de nivel II
3. Ganglios de nivel III

A. Detrás del músculo pectoral menor
B. Infralateral al borde lateral del músculo pectoral menor
C. Medial al músculo pectoral
D. Entre los músculos pectoral menor y subclavio (ligamento de Halsted)

65a Una mujer de 48 años de edad consulta por una zona palpable en forma de cordón en la mama izquierda. Con base en la mamografía y las imágenes ecográficas diagnósticas, ¿cuál es el tratamiento clínico adecuado?

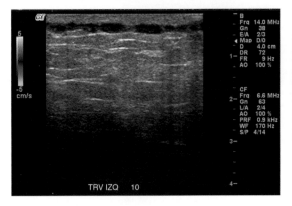 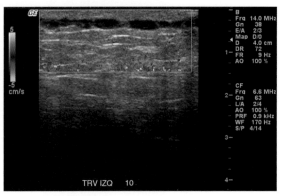

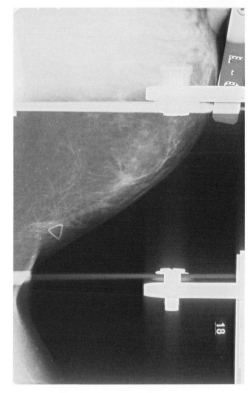

A. Remitir a la paciente a un cirujano de mama para efectuar una resección quirúrgica y la toma de muestras de los ganglios axilares

B. Recomendar la biopsia con aguja gruesa guiada por ecografía

C. Asegurar a la paciente que la afección es autolimitada y que se resolverá espontáneamente

D. Recomendar la RM de mama

E. Realizar una resección local amplia

65b ¿Cuál de las siguientes afirmaciones caracteriza a la enfermedad de Mondor de la mama?

A. Es fácilmente diferenciable del CMI

B. Es un trastorno frecuente caracterizado por tromboflebitis de las venas subcutáneas de la pared torácica anterolateral

C. Se presenta como un cordón sensible palpable que corresponde a una densidad tubular superficial en la mamografía y a un vaso subcutáneo en la ecografía sin flujo Doppler vascular

D. Afección mamaria maligna poco frecuente que requiere biopsia o resección

66 Una mujer de 87 años de edad presenta un tumor palpable (marcador cutáneo triangular). Hace 6 años le diagnosticaron cáncer de mama y le realizaron una tumorectomía seguida de radioterapia. El diagnóstico más probable es:

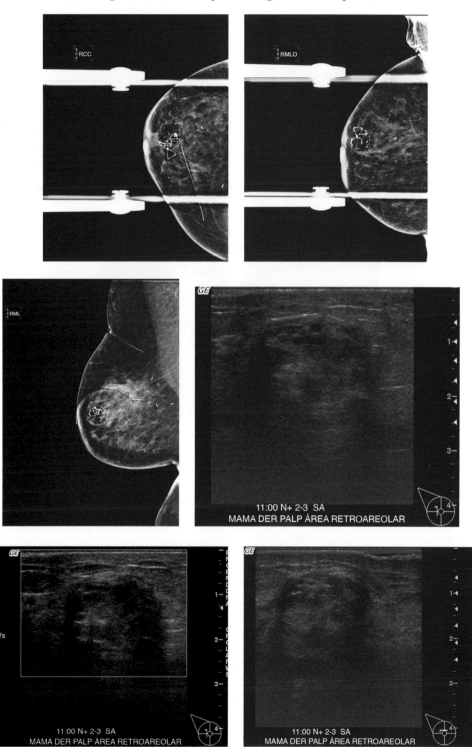

A. Ganglio linfático intramamario

B. Hemangioma

C. Lipoma

D. Esteatonecrosis

E. Hamartoma

67a Una mujer de 28 años de edad presenta una anomalía palpable en la mama izquierda. Con base en las imágenes, ¿cuál es el tratamiento más adecuado?

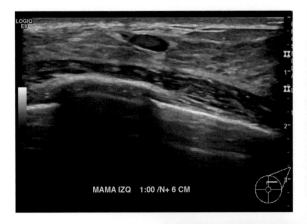
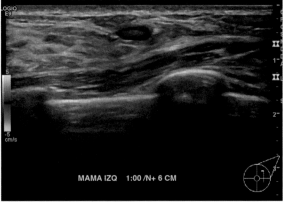
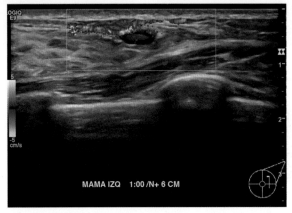

A. Sin tratamiento posterior
B. Aspiración de quistes
C. Biopsia con aguja gruesa
D. Tratamiento antibiótico

67b ¿Cuál es la localización más frecuente de los ganglios linfáticos intramamarios?

A. Cuadrante superior externo
B. Cuadrante superior interno
C. Cuadrante inferior externo
D. Cuadrante inferior interno

68 Después de una tumorectomía y radioterapia, ¿el realce de la cavidad postoperatoria comienza a disminuir en la RM mamaria poscontraste después de cuántos meses?

A. De 3 a 5 meses
B. De 6 a 7 meses
C. De 8 a 9 meses
D. De 10 a 18 meses

69 La descripción «Masas múltiples, bilaterales, circunscritas, no calcificadas» recibe una categoría BI-RADS:

A. BI-RADS 1
B. BI-RADS 2
C. BI-RADS 3
D. BI-RADS 4

70 Un hombre de 78 años presenta un tumor palpable en la mama derecha. Según las imágenes de la mamografía y la ecografía, ¿cuál es el diagnóstico más probable?

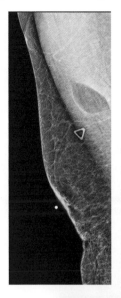
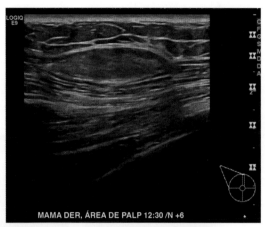
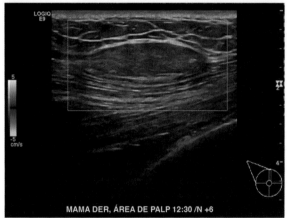

A. CDI

B. Quiste

C. Lipoma

D. Fibroadenoma

E. Ginecomastia

71 Un tumor maligno de 2.5 cm con metástasis en los ganglios linfáticos axilares ipsilaterales móviles de niveles 1 y 2 y sin evidencia clínica o radiográfica de metástasis a distancia recibe una estadificación de tumor, ganglio linfático, metástasis (TNM) de:

A. T1a, N2, M0

B. T2, N1, M0

C. T3, N3, M0

D. T2, N2a, M1

E. T4, N3, M0

72 ¿Qué hallazgo indica invasión de la pared torácica en la RM?

A. Edema del pectoral menor

B. Realce del pectoral mayor

C. Pérdida del plano adiposo afectado

D. Realce de los músculos intercostales

73 Las calcificaciones que se ven en la siguiente mamografía son de naturaleza dérmica. ¿Cuál es su causa?

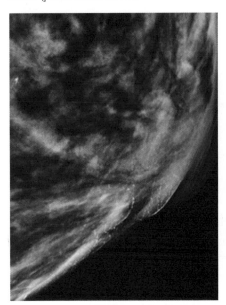 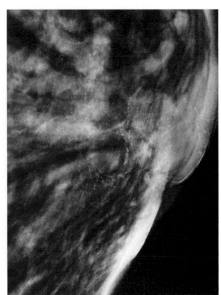

A. Carbonato cálcico
B. Salicilato de metilo
C. Óxido de zinc
D. Glicerol

74a La primera serie de imágenes mamográficas es de hace 3 años. Tras esta mamografía, se extirpó la asimetría en el cuadrante superior externo que presentó HESA. La paciente vuelve para su mamografía anual. ¿Cuál es la categoría BI-RADS más adecuada?

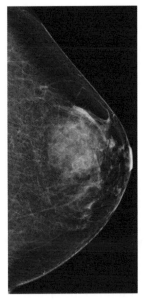 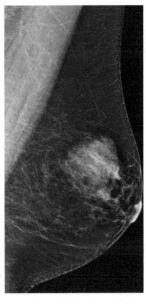 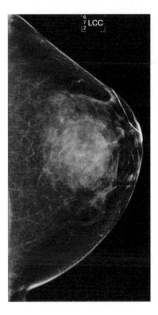 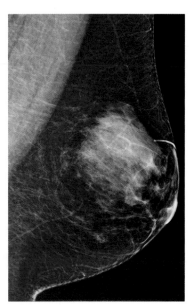

A. BI-RADS 0
B. BI-RADS 1
C. BI-RADS 3
D. BI-RADS 4

74b A continuación se ofrecen otras proyecciones e imágenes ecográficas. ¿Cuál es el siguiente paso en el tratamiento?

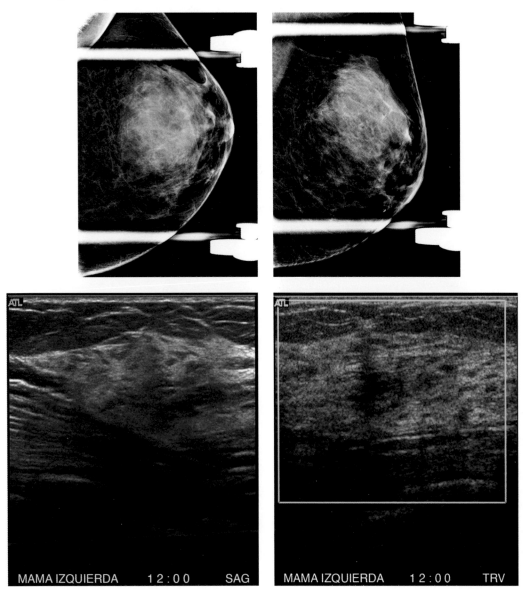

MAMA IZQUIERDA   1 2 : 0 0   SAG   MAMA IZQUIERDA   1 2 : 0 0   TRV

A. Remitir al cirujano para resección
B. Efectuar una biopsia con aguja gruesa
C. Volver al cribado anual
D. Realizar una mamografía de seguimiento a corto plazo a los 6 meses

74c Se realizó una biopsia con aguja gruesa y la anatomía patológica indica HESA. Se le pide que haga la correlación radiológica-anatomopatológica. ¿Cuál es su valoración y recomendación?

A. Resultados radiológico-anatomopatológicos benignos concordantes; volver a la mamografía de cribado anual
B. Resultados radiológico-anatomopatológicos benignos concordantes; recomendar resección quirúrgica
C. Resultados radiológico-anatomopatológicos benignos concordantes; recomendar mamografía de seguimiento a corto plazo
D. Resultados radiológico-anatomopatológicos discordantes; recomendar resección quirúrgica

75 Una mujer de 44 años de edad presenta un hallazgo palpable en la mama derecha desde hace 2 meses. Con base en las imágenes de la mamografía y la ecografía que se muestran a continuación, ¿cuál es el diagnóstico más probable?

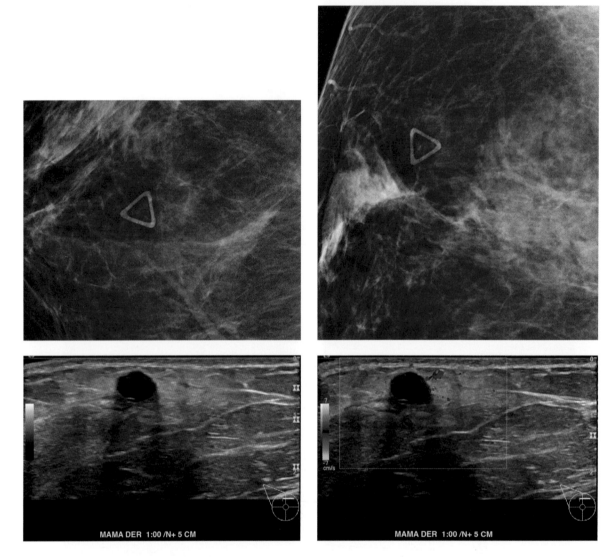

A. Fibroadenoma
B. Quiste complicado
C. Carcinoma mucinoso
D. Quiste aceitoso
E. Lipoma

76 Si las calcificaciones sometidas a biopsia son de oxalato cálcico, ¿cómo pueden ser identificadas mediante estudios anatomopatológicos?

A. Se debe utilizar la tinción de hematoxilina y eosina (H&E) en los portaobjetos
B. Se deben realizar secciones finas seriadas de la pieza
C. Se debe usar luz polarizada en los portaobjetos
D. Se debe radiografiar el bloque de parafina

77 Con base en las siguientes imágenes, ¿cuál es la evaluación y el siguiente paso adecuado en el tratamiento?

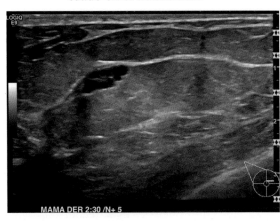 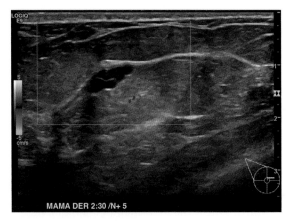

A. BI-RADS 2, benigno; volver a la mamografía de cribado anual

B. BI-RADS 3, probablemente benigno; seguimiento a corto plazo a los 6 meses

C. BI-RADS 4a, sospecha baja; recomendar biopsia

D. BI-RADS 4c, sospecha moderada; recomendar biopsia y exploración de la axila ipsilateral

78 Una mujer de 43 años de edad presenta una retracción del pezón de la mama derecha de reciente aparición. ¿Cuál es el siguiente paso más adecuado en el tratamiento de la paciente?

A. Llevar a cabo una galactografía del pezón retraído

B. Consultar con cirugía para la resección del conducto

C. Hacer una RM de mama

D. Obtener proyecciones con compresión y aumento focalizados del pezón retraído

79 En relación con el hallazgo observado en la siguiente imagen, ¿cuál de las siguientes afirmaciones es correcta? La paciente ha sufrido recientemente un accidente de tránsito.

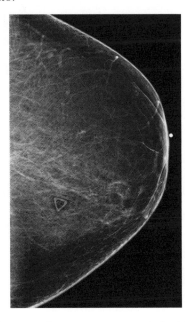 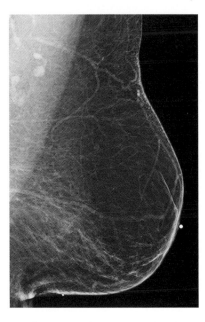

A. El traumatismo que causa esta lesión puede ser contuso o penetrante

B. La causa más frecuente de la esteatonecrosis es la cirugía

C. Suele observarse en el cuadrante superior interno derecho cuando la conductora es quien sufre el traumatismo

D. Los antecedentes no ayudan a establecer el diagnóstico

80a En relación con el tumor filoides, ¿cuál de las siguientes afirmaciones es correcta?

A. La anatomía patológica suele ser muy diferente de la del fibroadenoma

B. Se considera una neoplasia benigna, aunque el tamaño en el momento de la presentación suele ser grande y crece rápidamente

C. La extirpación quirúrgica completa suele ser curativa, pero la quimioterapia y la radioterapia suelen ser necesarias al mismo tiempo

D. Se trata de una neoplasia bifásica con componente epitelial bicapa rodeado de estroma con crecimiento excesivo

E. No afectará la piel como lo hace el cáncer de mama, como con la ulceración cutánea o la formación de hoyuelos

80b A continuación se muestran imágenes de mamografía y ecografía diagnósticas de una mujer de 52 años de edad con antecedentes de un tumor palpable en la mama izquierda. La paciente recibió una biopsia con aguja gruesa guiada por ecografía. La anatomía patológica indica un tumor filoides. Según los estudios de imagen y los resultados anatomopatológicos, ¿cuál de las siguientes opciones es la recomendación más adecuada?

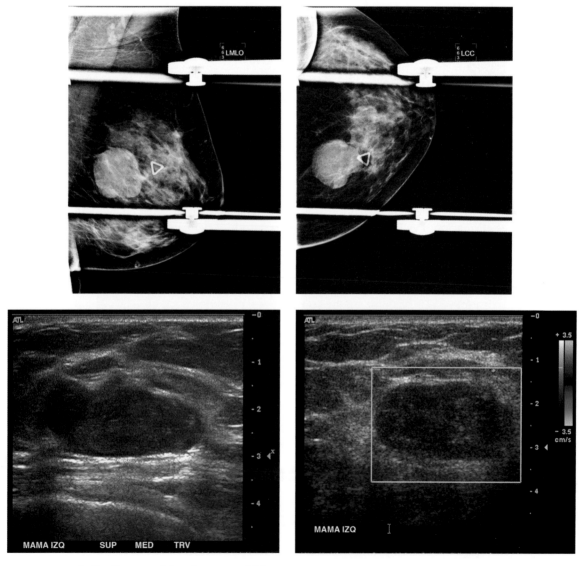

A. Realizar una biopsia por escisión

B. Hacer estudios de IMM

C. Obtener una RM de mama

D. Realizar una ecografía diagnóstica de seguimiento a los 6 meses

81 ¿Cuál de las siguientes afirmaciones sobre el CLI es correcta?

A. Crece en forma de columnas lineales de células tumorales de una sola hilera con estroma afectado

B. Comprende entre el 60% y el 70% de todos los cánceres de mama invasores

C. Las calcificaciones son rasgos de presentación frecuentes

D. Presenta una tasa de bilateralidad y multifocalidad menor que los CDI

82 ¿Cuál de las siguientes opciones es la causa MÁS probable del hallazgo que se observa a continuación?

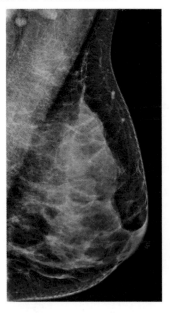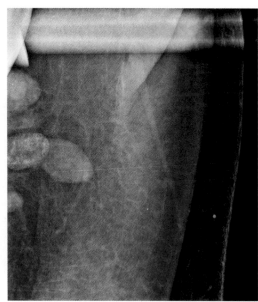

A. Rotura de implante mamario

B. Linfoma

C. HESA

D. Mastitis

83 Una mujer de 54 años de edad se presenta con antecedentes de linfoma. Según la 5.ª edición del *American College of Radiology BI-RADS Atlas*, ¿cuál es la categoría BI-RADS más adecuada de la siguiente mamografía de cribado?

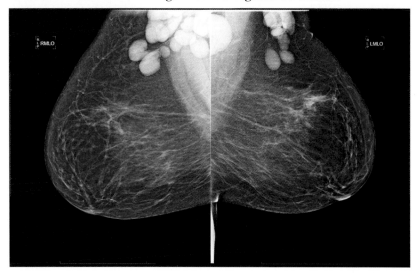

A. BI-RADS 0

B. BI-RADS 2

C. BI-RADS 3

D. BI-RADS 4

E. BI-RADS 6

84 ¿Cuál de las siguientes afirmaciones sobre la quimioterapia neoadyuvante para el cáncer de mama es correcta?

A. Se utiliza principalmente en el cáncer de mama primario inoperable localmente avanzado

B. El objetivo principal es reducir el tamaño del tumor para poder realizar una cirugía con conservación de la mama

C. El tamaño del tumor se determina con mayor precisión mediante ecografía

D. La precisión del tamaño preoperatorio en la mamografía es mejor para el CLI

85a Con base en las imágenes que se muestran a continuación, ¿cuál de las siguientes afirmaciones sobre los hallazgos es correcta?

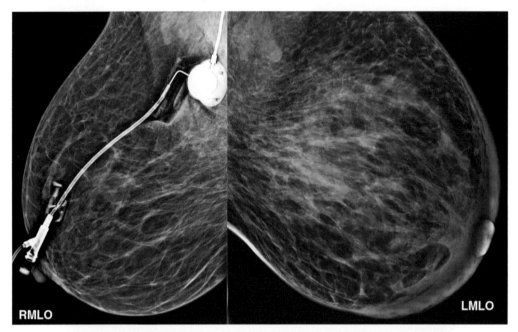

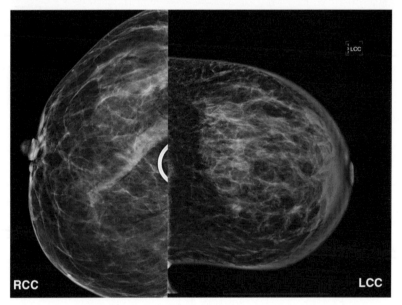

A. Hay distorsión de la estructura con engrosamiento cutáneo asociado

B. Se observa asimetría focal con engrosamiento cutáneo asociado

C. Hay engrosamiento trabecular con engrosamiento cutáneo asociado

D. Se observan calcificaciones segmentarias con engrosamiento cutáneo asociado

85b Con base en los hallazgos, ¿cuál de los siguientes diagnósticos es el más probable?

 A. CDI

 B. Mamoplastia reductiva

 C. Lesiones/traumatismos causados por el cinturón de seguridad

 D. Mastitis

86 ¿Cuál de las siguientes afecciones puede ocasionar un engrosamiento de la piel de la mama?

 A. Cáncer de ovario

 B. Rotura de implantes mamarios de silicona

 C. Psoriasis

 D. Fibroadenolipoma

87a La primera imagen es una mamografía digital de campo completo (MDCC) de la mama izquierda. ¿De qué modalidad es la segunda imagen?

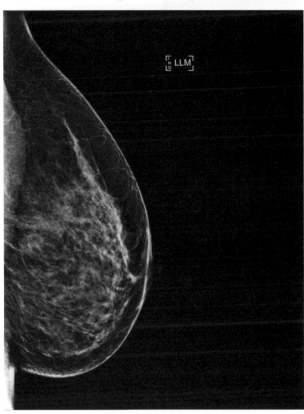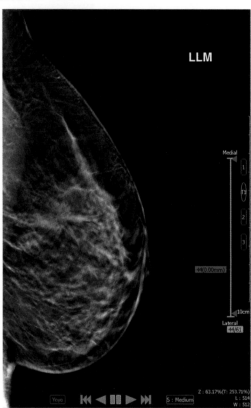

 A. Termografía mamaria

 B. DAO

 C. Mamografía espectral con contraste

 D. Tomosíntesis digital de mama (TDM)

 E. IMM

87b ¿Qué afirmación es verdadera en relación con la TDM?

 A. La TDM aumenta las tasas de falsos positivos, ya que muestra más hallazgos que la mamografía convencional

 B. La TDM es más útil para evaluar las calcificaciones que la distorsión de la estructura

 C. Ningún ensayo prospectivo sobre la TDM ha mostrado un aumento de la tasa de detección del cáncer

 D. Los estudios han constatado una mayor sensibilidad y una mayor especificidad para la detección del cáncer de mama con el uso de la TDM

 E. La TDM expone a las pacientes a una dosis de radiación cuatro veces superior a la de la mamografía digital

87c Se realizó una biopsia con aguja gruesa guiada por imagen de este hallazgo. Se colocó un marcador posbiopsia. El informe anatomopatológico indica papiloma con hiperplasia ductal habitual. ¿Cuál es la recomendación radiológica-anatomopatológica adecuada?

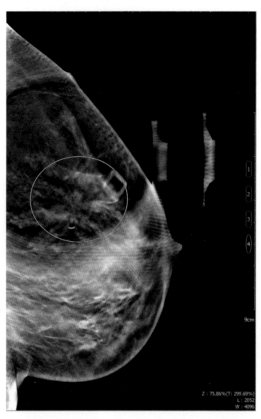

A. Concordante; recomendar mamografía sistemática dentro de 1 año
B. Concordante; recomendar mamografía diagnóstica unilateral a los 6 meses
C. Concordante; recomendar resección quirúrgica
D. Discordante; recomendar resección quirúrgica
E. Discordante; recomendar RM

87d La resección quirúrgica se realizó tras la localización con aguja. La anatomía patológica mostró una lesión esclerosante compleja. ¿Cuál es la correlación radiológica-anatomopatológica adecuada?

A. Benigna; concordante
B. De alto riesgo; concordante
C. Maligna; concordante
D. Benigna; discordante
E. De alto riesgo; discordante

88 Una mujer de 54 años de edad presenta un tumor palpable tras un accidente de tránsito. Se realizaron una mamografía y una ecografía diagnósticas. Según la 5.ª edición del *American College of Radiology BI-RADS Atlas*, ¿cuál es la categoría BI-RADS más adecuada?

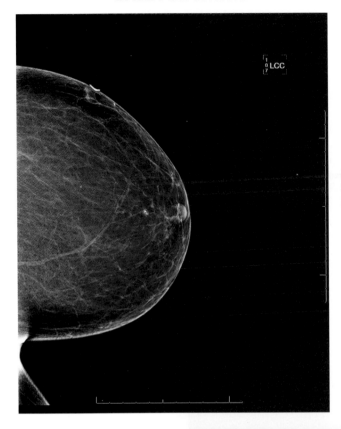
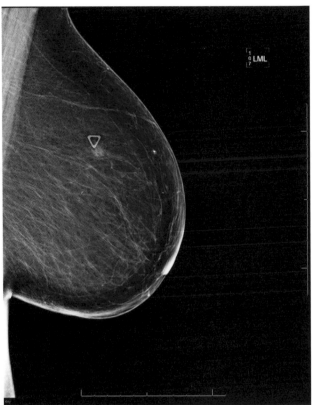

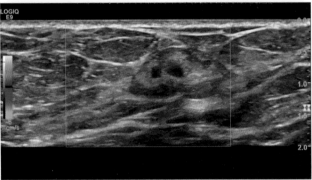

A. BI-RADS 0
B. BI-RADS 1
C. BI-RADS 3
D. BI-RADS 4

89a ¿Con qué neoplasia maligna subyacente se asocia más frecuentemente la enfermedad de Paget de la mama?

A. CDI
B. CDIS
C. CLI
D. CMI

89b Una paciente de 60 años de edad presenta prurito, eritema y cambios eccematosos en el complejo aréola-pezón derecho. ¿Cuál es el diagnóstico más probable?

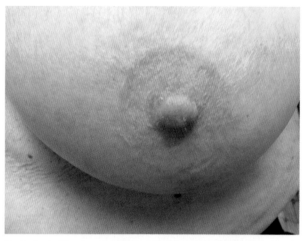

Cortesía de Shawna C. Willey, MD, Director, MedStar Regional Breast Health Program, Medstar Georgetown University Hospital

A. CDI
B. CLI
C. Enfermedad de Paget
D. CMI

89c ¿Cuál es el diagnóstico más probable?

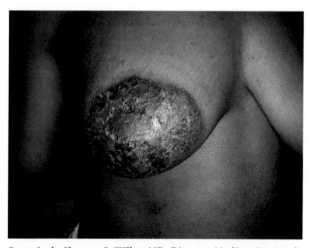

Cortesía de Shawna C. Willey, MD, Director, MedStar Regional Breast Health Program, Medstar Georgetown University Hospital

A. Enfermedad de Paget
B. CMI
C. Mastitis
D. CDI

90 ¿Qué estadio del cáncer de mama corresponde al CDIS?

A. Estadio 0
B. Estadio I
C. Estadio II
D. Estadio III

91 Una paciente de 40 años de edad presenta una zona palpable preocupante en la mama derecha. La ecografía dirigida revela la siguiente lesión, que se recomienda para biopsia con aguja gruesa guiada por ecografía. La anatomía patológica de la biopsia indica una lesión fibroepitelial celular. ¿Cuál es la recomendación más adecuada?

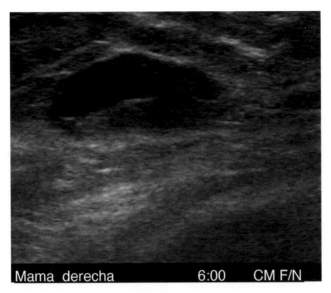

A. Sin seguimiento mediante estudios de imagen y regreso a la mamografía de cribado
B. Mamografía unilateral a los 6 meses
C. Ecografía derecha de seguimiento a los 6 meses
D. Consulta con cirugía y resección

92a Una mujer de 34 años de edad se presenta para una mamografía diagnóstica solicitada por su cirujano plástico antes de una reducción bilateral. Es asintomática. ¿Cuál es la estructura y la distribución de estas calcificaciones, respectivamente?

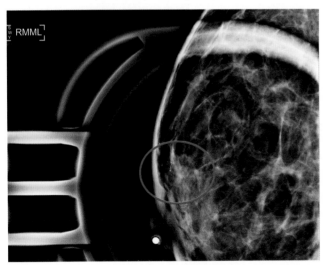

Aumento focalizado en proyección mediolateral

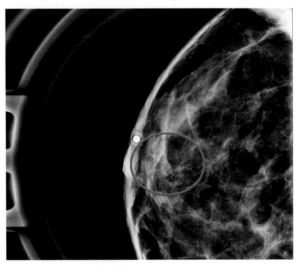

Aumento focalizado en proyección CC

A. Gruesas heterogéneas y agrupadas
B. Redondas y agrupadas
C. Redondas y lineales
D. Lineales y agrupadas

92b ¿Cuál es la recomendación más adecuada para esta paciente?

    A. Biopsia con guía estereotáctica

    B. Seguimiento a corto plazo

    C. Sin seguimiento ni evaluación adicionales; la paciente puede empezar el cribado a los 40 años de edad

    D. Resección quirúrgica, ya que las calcificaciones están demasiado cerca del pezón como para realizar una biopsia con técnica estereotáctica

93 Una mujer de 35 años de edad se presenta para su primera RM de mama bilateral debido a su elevado riesgo vitalicio de cáncer de mama (proyección axial en secuencia STIR, *arriba a la izquierda*; de sustracción poscontraste, *arriba a la derecha*; de máxima intensidad con superposición de color cinético, *abajo a la izquierda*). ¿Cuál es el diagnóstico más probable para el tumor en la mama izquierda que se ve aquí?

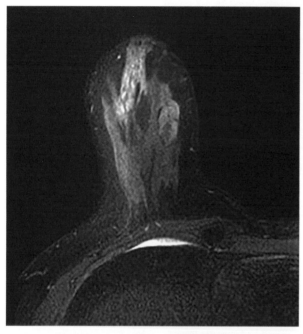

Imagen axial en secuencia STIR

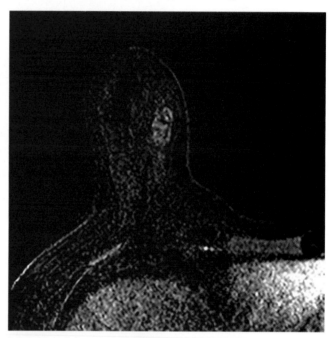

Imagen axial de sustracción poscontraste ponderada en T1

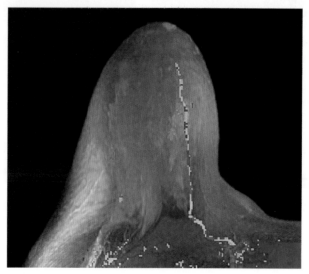

Imagen de proyección de máxima intensidad

    A. Fibroadenoma

    B. CDI

    C. Quiste benigno

    D. Carcinoma mucinoso

94a Una mujer de 50 años de edad acude a su mamografía anual. Sus mamografías anteriores se realizaron fuera de los Estados Unidos y no se pueden localizar. ¿Cuál es la categoría BI-RADS para este estudio?

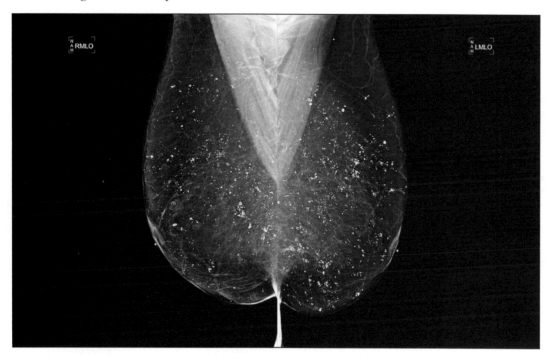

A. BI-RADS 0
B. BI-RADS 2
C. BI-RADS 3
D. BI-RADS 4

94b ¿Cuál es la causa más probable de las calcificaciones en las mamas?

A. CDIS bilateral
B. Traumatismo por cinturón de seguridad
C. Inyecciones de grasa
D. Rotura de implantes mamarios de silicona

95 Una mujer de 52 años de edad acude a su RM mamaria anual de alto riesgo, con este hallazgo en la RM. ¿Cuál es el término descriptivo del BI-RADS más adecuado?

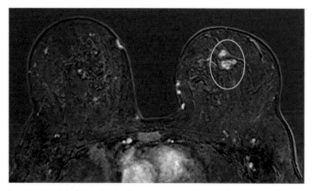

Imagen axial de sustracción poscontraste ponderada en T1

A. Realce no tumoral agrupado
B. Realce no tumoral del borde
C. Realce no tumoral en anillo arracimado
D. Realce no tumoral puntiforme

96a Un auxiliar de enfermería se dirige a usted y le dice que una paciente ha llegado a consulta debido a un tumor palpable en la mama izquierda. También le informa que la paciente dejó de amamantar hace aproximadamente 2 semanas. Tiene 28 años de edad y un riesgo promedio de desarrollar cáncer de mama. Finalmente se realiza una evaluación ecográfica del tumor palpable inferior. ¿Cuál es su valoración y recomendación para el hallazgo ecográfico?

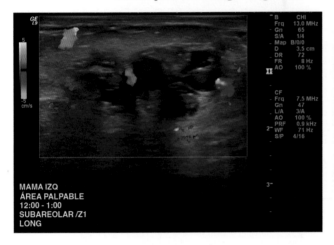 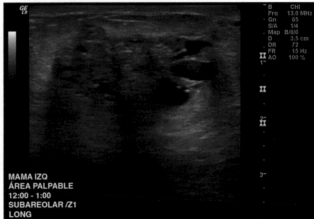

A. BI-RADS 2, benigno

B. BI-RADS 3, probablemente benigno; evaluación a corto plazo

C. BI-RADS 4, sospechoso; se recomienda biopsia

D. No se puede hacer una evaluación sin mamografía

96b La paciente acepta hacerse una biopsia de mama recomendada por el radiólogo. El marido de la paciente, un médico, intenta persuadirla de que no se haga la biopsia, ya que la anomalía no es convincente de cáncer y la complicación de una fístula láctea es una contraindicación relativa para la biopsia. ¿Cuál de las siguientes afirmaciones es la más adecuada para la paciente y su cónyuge?

A. Se debe recomendar el seguimiento ecográfico, ya que la mayoría de las lesiones en las pacientes resultan ser benignas

B. La fístula láctea es una complicación poco frecuente de la biopsia percutánea que, si se produce, suele resolverse espontáneamente

C. La biopsia en una paciente lactante solo debe realizarse en las lesiones de categoría BI-RADS 5

D. Se debe remitir a la paciente a un cirujano para que realice una biopsia por escisión

97 Una mujer de 48 años de edad presenta una mamografía por TDM de cribado de la mama izquierda en las proyecciones CC (imagen A) y MLO (imagen B). ¿Cuál es el siguiente paso más adecuado en el tratamiento de esta paciente?

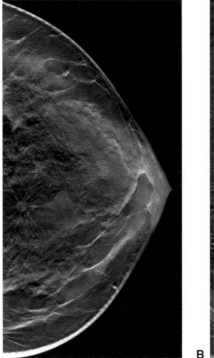 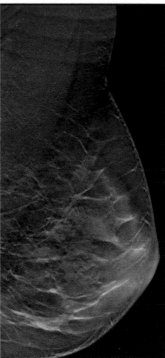

A. Realizar una ecografía
B. Efectuar una biopsia
C. Hacer una mamografía dentro de 1 año
D. Obtener proyecciones con aumento

98 Una mujer de 48 años de edad con antecedentes personales de cáncer de mama se presenta para una RM de cribado anual. ¿Cuál de las siguientes opciones sería más útil en la evaluación de esta lesión?

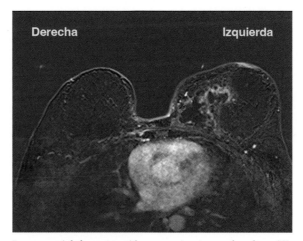

Imagen axial de sustracción poscontraste ponderada en T1

A. Imagen poscontraste con saturación de grasa diferida ponderada en T1
B. Imagen sin contraste ni saturación de grasa ponderada en T1
C. Imagen con saturación de grasa ponderada en T2
D. Imagen sin contraste con saturación de grasa ponderada en T1
E. Evaluación de la curva cinética

99 Una mujer de 45 años de edad con mamografía anual negativa reciente se presenta para una RM de cribado de alto riesgo. ¿Cuál es el siguiente paso más adecuado en el tratamiento de esta paciente?

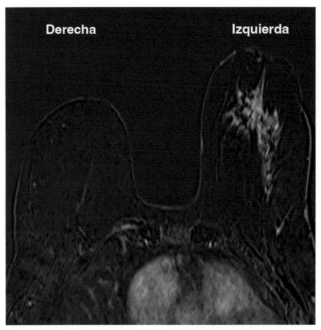

Imagen axial de sustracción poscontraste ponderada en T1

A. Hacer una RM de cribado de alto riesgo dentro de 1 año
B. Brindar seguimiento a corto plazo con RM dentro de 6 meses, probablemente benigno
C. Realizar una ecografía de segunda exploración y una biopsia guiada por RM si la ecografía es negativa
D. Tratar con antibióticos durante 10 días con RM de seguimiento dentro 2 meses

100a Una mujer de 62 años de edad presenta cáncer de mama en el lado derecho comprobado mediante biopsia y recibe una RM de mama para evaluar la presencia de una neoplasia maligna oculta en la mama izquierda. ¿Cuál es la categoría BI-RADS más adecuada para la RM de esta paciente?

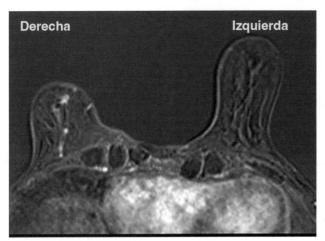

Imagen axial de sustracción poscontraste ponderada en T1

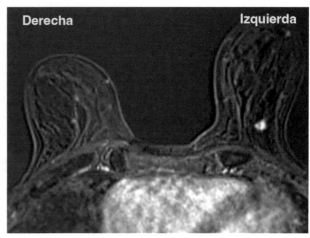

Imagen axial de sustracción poscontraste ponderada en T1

A. BI-RADS 6
B. BI-RADS 4
C. BI-RADS 2
D. BI-RADS 0

100b ¿Cuál es el porcentaje de pacientes con cáncer de mama en las que la RM puede detectar una neoplasia maligna oculta en la mama contralateral?

A. Del 1% al 2%
B. Del 3% al 5%
C. Del 8% al 12%
D. Del 13% al 15%
E. Del 16% al 20%

101 ¿Cuál de las siguientes es una característica de la IMM o de la gammagrafía de mama?

A. Utiliza el radiofármaco fluorodesoxiglucosa (FDG), el cual contiene glucosa
B. Se ve afectada por la densidad mamaria
C. Se administran dosis de radiación menores que con una mamografía
D. Utiliza el radiomarcador tecnecio 99 metaestable (^{99m}Tc)-sestamibi

102 Una mujer de 54 años de edad se sometió a una TDM de cribado por una posible distorsión de la estructura en la mama izquierda. Una proyección con compresión por TDM diagnóstica muestra este hallazgo. Se realiza una ecografía, que no muestra ningún correlato ecográfico. ¿Cuál es el siguiente paso más adecuado en el tratamiento de esta paciente?

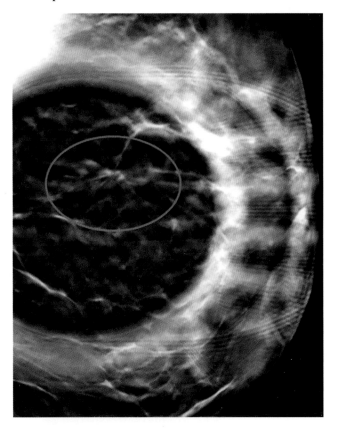

A. Volver a la mamografía de cribado
B. Realizar una TDM de seguimiento a los 6 meses
C. Efectuar una biopsia guiada por TDM
D. Hacer una RM de mama

103 ¿Cuál es el término descriptivo de la RM más adecuado para el siguiente patrón de realce?

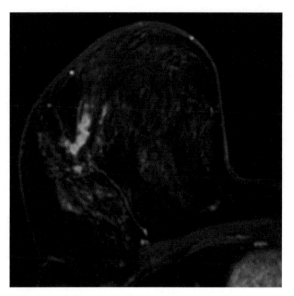

Imagen axial de sustracción poscontraste ponderada en T1

A. Realce no tumoral homogéneo
B. Realce no tumoral lineal
C. Realce no tumoral en anillo arracimado
D. Realce no tumoral agrupado

104 Con base en la estructura de las calcificaciones mostradas en la imagen ampliada de diagnóstico, ¿qué categoría BI-RADS debe asignarse en el informe?

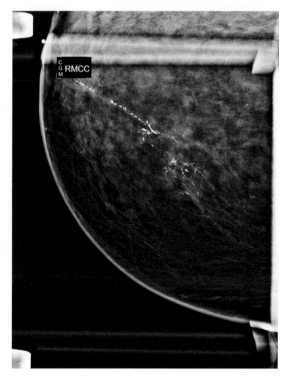

A. BI-RADS 2
B. BI-RADS 3
C. BI-RADS 4a
D. BI-RADS 4b
E. BI-RADS 4c

105 ¿Cuál es el diagnóstico más probable para la masa observada en la RM que se muestra a continuación?

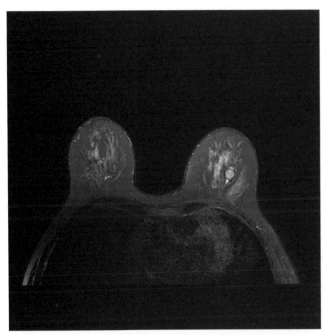

Imagen axial poscontraste con saturación de grasa ponderada en T1

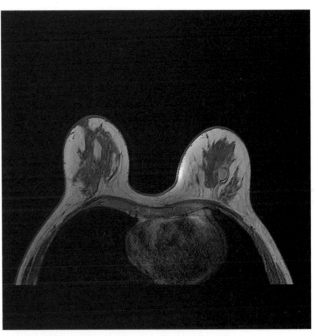

Imagen axial precontraste sin saturación de grasa ponderada en T1

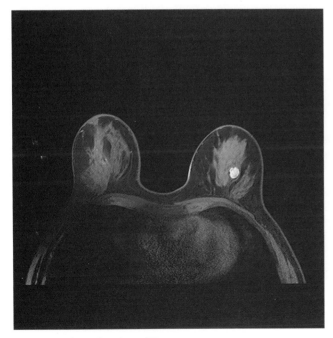

Imagen axial ponderada en T2

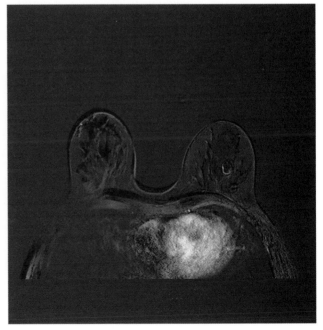

Imagen axial de sustracción poscontraste ponderada en T1

A. CDI
B. Quiste
C. Fibroadenoma
D. Ganglio linfático intramamario

106 Un hombre de 63 años de edad presenta una anomalía palpable. Se realiza una ecografía dirigida, la cual se muestra a continuación:

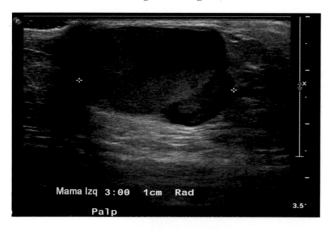 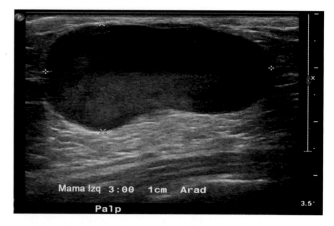

Las recomendaciones de evaluación y tratamiento deben incluir:

A. Tratamiento clínico, ya que la zona de la anomalía palpable corresponde a un quiste con residuos estratificados: BI-RADS 2

B. Tratamiento clínico. Aunque la zona de la anomalía palpable es un quiste benigno con residuos, podría realizarse una aspiración para el alivio sintomático: BI-RADS 2

C. Debe realizarse una biopsia guiada por ecografía para localizar el componente sólido de la masa: BI-RADS 4

D. La biopsia guiada por ecografía debe llevarse a cabo en la transición entre el tejido mamario sano y el borde de la porción quística de la masa: BI-RADS 4

107 ¿Qué ganglios linfáticos a nivel axilar están situados entre los bordes medial y lateral del músculo pectoral menor (indicados con una «X»)?

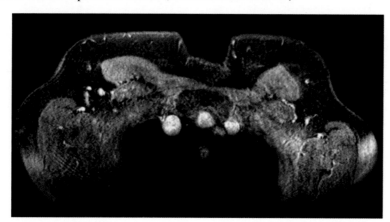

A. Ganglios del nivel 1
B. Ganglios del nivel 2
C. Ganglios del nivel 3
D. Ganglios del nivel 4

108 Esta paciente rechazó la mamografía y no pudo tolerar el resto de la exploración mediante RM, negándose a la administración de contraste. ¿Cuál es el siguiente paso *inicial* más adecuado?

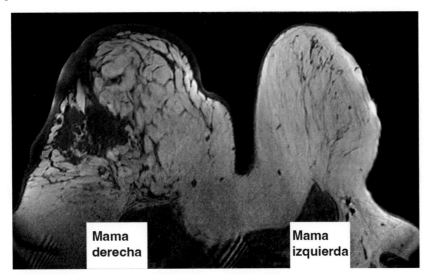

A. Volver al cribado

B. Evaluación a corto plazo

C. Repetir la RM de mama

D. Realizar una ecografía de segunda exploración con biopsia

109 ¿Qué es lo que mejor describe este hallazgo?

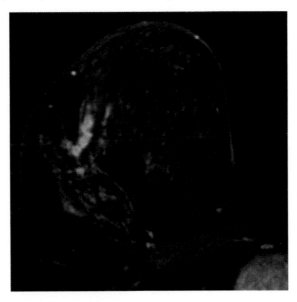

A. Realce no tumoral lineal homogéneo

B. Realce no tumoral en anillo arracimado lineal

C. Realce no tumoral heterogéneo focal

D. Conducto solitario dilatado

110 ¿Cuál es el diagnóstico más probable para la masa inferior en la mama anterior (la imagen ecográfica muestra la misma masa)?

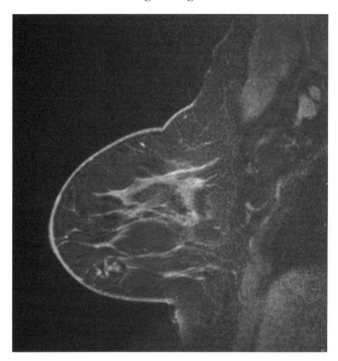
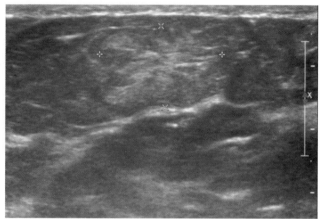

A. Papiloma intraductal
B. Mastopatía diabética
C. CDI
D. Hamartoma

111 ¿Cuál de las siguientes opciones justificaría una exploración minuciosa de la masa en la mama derecha que se muestra a continuación?

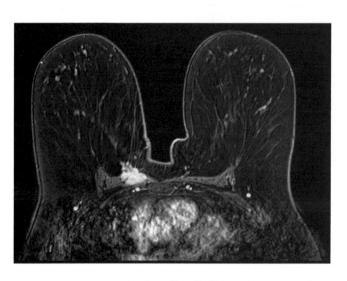
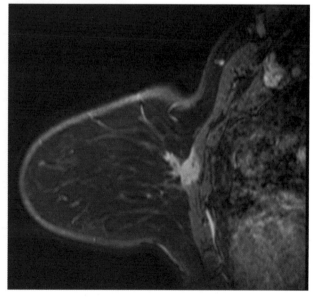

A. Ganglios linfáticos intramamarios
B. Afectación dérmica
C. Retracción del pezón
D. Señal *intrínseca* de grasa

112 ¿Qué estudio debe realizarse a continuación?

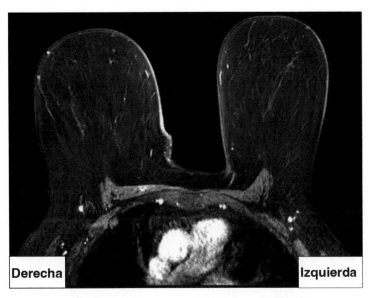

A. Ecografía dirigida
B. Ecocardiografía
C. Tomografía computarizada (TC) de tórax
D. Mamografía con contraste

113 ¿Cuál es el siguiente paso más adecuado para el tratamiento del siguiente hallazgo en la mama derecha?

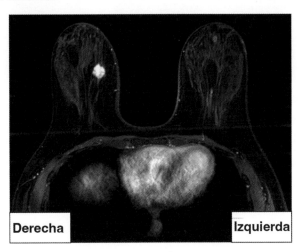

A. Realizar una ecografía dirigida y biopsia guiada por ecografía
B. Hacer una mamografía diagnóstica y biopsia con guía estereotáctica
C. Efectuar una biopsia guiada por RM
D. Realizar una tomografía por emisión de positrones (PET, *positron emission tomography*)/TC

114 ¿Cuál de las siguientes afirmaciones es verdadera en relación con las imágenes que se muestran?

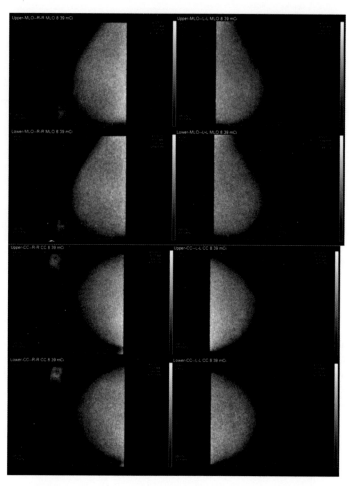

A. El radiomarcador es ^{99m}Tc-sestamibi; la captación parenquimatosa de fondo (BPU, *background parenchymal uptake*) es considerable

B. El radiomarcador es ^{99m}Tc-azufre coloidal; la BPU es considerable

C. El radiomarcador es ^{99m}Tc-sestamibi; la BPU es leve

D. El radiomarcador es ^{99m}Tc-azufre coloidal; la BPU es leve

115 ¿Cuál de los siguientes es el mejor paso siguiente en relación con el área focal de captación dentro de la mama derecha en este estudio de IMM?

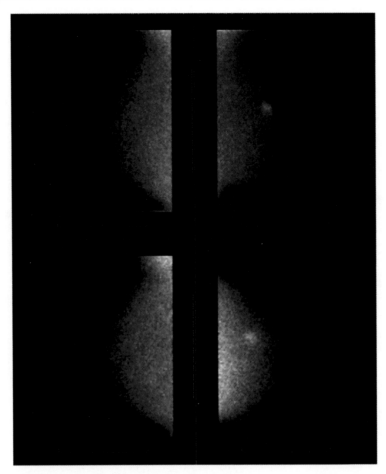

A. Realizar una biopsia guiada por ecografía
B. Hacer una mamografía y una ecografía diagnósticas
C. Llevar a cabo una RM de mama
D. Dar seguimiento a corto plazo con IMM
E. Hacer una mamografía de cribado sistemática anual

116 ¿Cuál de las siguientes opciones describe mejor el hallazgo en la mama derecha indicado por la *flecha roja* en esta RM sin contraste con protocolo de implante mamario?

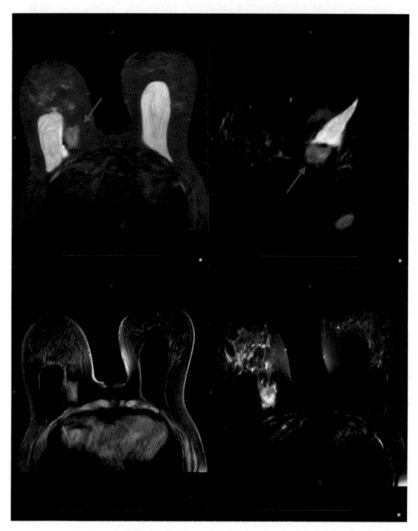

A. El hallazgo es más compatible con la rotura extracapsular del implante mamario en el contexto de una rotura intracapsular adyacente

B. El hallazgo es más compatible con una rotura extracapsular del implante mamario sin rotura intracapsular adyacente

C. El hallazgo es sospechoso y se recomienda realizar una mamografía y una ecografía diagnósticas

D. El hallazgo es sospechoso y se recomienda hacer una RM de mama con contraste

117 A continuación se muestra la mamografía de cribado de una paciente. Se pidió a la paciente que volviera para realizarle una ecografía dirigida de un ganglio linfático axilar izquierdo prominente. No se identificaron hallazgos adicionales o sospechosos en la mamografía de cribado.

ANTERIOR   ACTUAL

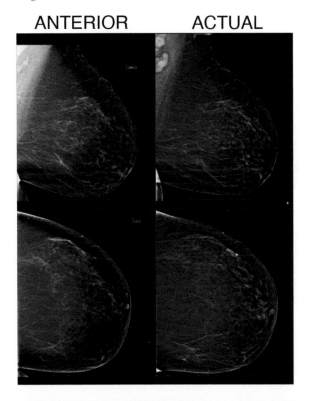

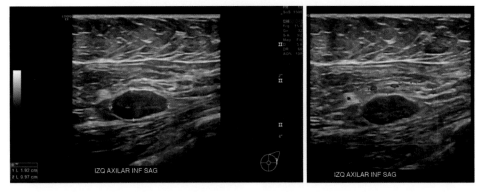

¿Cuál es la característica de imagen más sospechosa del ganglio linfático axilar presentado?

A. Eje longitudinal de 19 mm
B. Eje transversal de 10 mm
C. Hilio graso borrado
D. Vascularidad circundante

118 Una paciente embarazada de 31 años de edad presenta secreción sanguinolenta espontánea por el pezón procedente de múltiples conductos en el tercer trimestre. No se encontró ninguna anomalía en las imágenes. ¿Cuál es la causa más probable?

A. Fibroadenoma
B. Papiloma intraductal
C. Proceso fisiológico
D. CDIS

119 ¿Cuál de las siguientes opciones representaría un caso de enfermedad multicéntrica (los *círculos rojos* representan áreas conocidas de cáncer)?

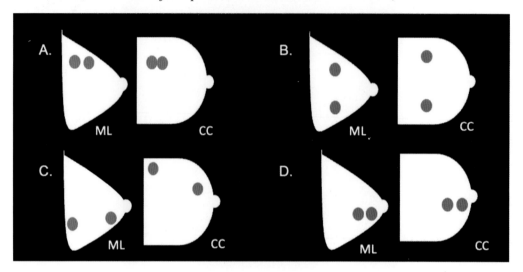

120 En un estudio de RM se observa un CDI comprobado mediante biopsia cerca de las 3 horas de las manecillas del reloj de la mama izquierda posterior (imágenes A y B). En el mismo estudio de RM (imágenes C y D) se observa una segunda masa sospechosa en el cuadrante inferior interno anterior de la mama izquierda, la cual no se había visto en una mamografía reciente. ¿En general, cuál sería la categoría BI-RADS más adecuada?

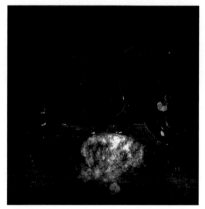

Imagen A

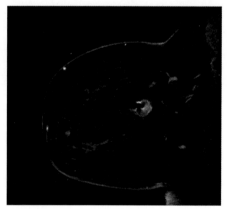

Imagen B

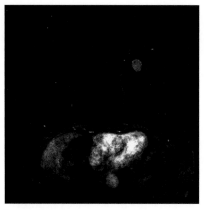

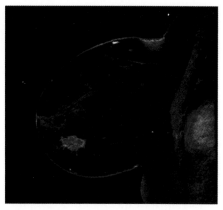

Imagen C

Imagen D

A. BI-RADS 0
B. BI-RADS 2
C. BI-RADS 4
D. BI-RADS 6

RESPUESTAS Y EXPLICACIONES

1 **La respuesta es C.** La imagen que se muestra para esta pregunta es un ejemplo de implante mamario invertido de doble luz con rotura intracapsular. La luz externa es de silicona (señal brillante en la secuencia STIR con saturación de agua) y la luz interna es de solución salina (señal oscura en la secuencia STIR con saturación de agua). Hay una mezcla de contenidos de silicona y solución salina, lo que da lugar a lo que a menudo se ha llamado el *signo del aceite en ensalada*.

La *rotura intracapsular de un implante mamario de doble luz* es la rotura o desgarro de la cubierta de un implante en la que el gel de silicona se desplaza fuera de la cubierta pero permanece dentro de la cápsula fibrosa. La rotura intracapsular es más frecuente que la extracapsular. La imagen que se muestra en esta pregunta es un ejemplo de implante invertido de doble luz con mezcla de silicona (señal brillante en la secuencia STIR con saturación de agua) y solución salina (señal oscura en la secuencia STIR con saturación de agua). La mezcla de solución salina con contenido de silicona se describe a menudo como el *signo del aceite en ensalada*.

Referencias: Ikeda DM, Miyake KK. *Breast Imaging: The Requisites*. 3rd ed. Elsevier; 2017:374–383.

Molleran V, Mahoney MC. *Breast MRI: Expert Consult*. Elsevier Saunders; 2014:141–143.

2 **La respuesta es C.** Cualquier realce similar a una masa, cualquier área de realce nueva o en aumento o cualquier realce no tumoral debe considerarse sospechoso. El engrosamiento de la piel, la distorsión de la estructura, la resolución del edema, los vacíos de señal, los destellos de señal por clips quirúrgicos o para biopsia o por hemorragias previas (hemosiderina) se consideran hallazgos benignos posteriores al tratamiento de conservación. La mayoría de estos hallazgos desaparecen progresivamente con el tiempo.

Referencia: Drukteinis JS, Gombos EC, Raza S, et al. MR imaging assessment of the breast after breast conservation therapy: distinguishing benign from malignant lesions. *RadioGraphics*. 2012;32:219–234.

3a **La respuesta es C.** El hallazgo dominante en las imágenes es un engrosamiento unilateral de la piel de la mama derecha que es más pronunciado medial y lateral al pezón. El engrosamiento cutáneo puede ser focal o difuso y se define como tal cuando es > 2 mm. Sin embargo, en la región periareolar y los pliegues inframamarios, el grosor normal de la piel puede ser de hasta 4 mm.

3b **La respuesta es B.** El diagnóstico diferencial del engrosamiento cutáneo incluye edema unilateral (focal o difuso), mastitis, carcinoma inflamatorio, engrosamiento cutáneo posprocedimiento, absceso y neoplasia maligna subyacente. El realce del parénquima mamario puede variar con la fase del ciclo menstrual, pero no se producirá engrosamiento de la piel.

Referencias: D'Orsi C, Sickles EA, Mendelson EB, et al. ACR BI-RADS® atlas mammography. In: *ACR BI-RADS® Atlas, Breast Imaging Reporting and Data System*. American College of Radiology; 2013:108–109.

Ikeda DM, Miyake KK. *Breast Imaging: The Requisites*. 3rd ed. Elsevier; 2017:188–191.

Shah BA, Fundaro GM, Mandava S. *Breast Imaging Review: A Quick Guide to Essential Diagnoses*. 2nd ed. Springer; 2015:238.

4 **La respuesta es D.** Las imágenes ecográficas muestran una masa intraductal ecogénica. La secreción unilateral, espontánea, serosa o sanguinolenta del pezón es un hallazgo clínico preocupante y justifica la evaluación por imagen. Los *papilomas intraductales* son proliferaciones epiteliales del conducto que suelen presentar un tallo vascular central. El tumor más frecuente que produce secreción sanguinolenta por el pezón es un papiloma intraductal benigno, y solo en el 5% de las mujeres se detecta malignidad en la biopsia. La secreción sanguinolenta del pezón se debe a la torsión del papiloma sobre su pedúnculo fibrovascular con los consiguientes infarto y hemorragia. Otras causas de secreción sanguinolenta del pezón son la hiperplasia o la ectasia ductal, el CDIS o el cáncer invasor y el embarazo, debido a la rápida proliferación del tejido mamario.

Las causas de la secreción *no sanguinolenta* del pezón son:

- **Secreción de color claro o cremoso:** ectasia ductal.
- **Secreción de color verde, blanco, azul y negro:**
  - Quistes
  - Ectasia ductal
- **Secreción de color lechoso:**
  - Fisiológica (neonatal) debido al crecimiento rápido de las mamas durante la adolescencia
  - Endocrina (lactancia, poslactancia, embarazo)
  - Tumoral (prolactinoma u otro tumor productor de prolactina)
  - Compresión crónica del pezón
  - Fármacos (medicamentos que actúan como bloqueadores de los receptores de dopamina o fármacos que disminuyen la dopamina)

Referencias: Ikeda DM, Miyake KK. *Breast Imaging: The Requisites*. 3rd ed. Elsevier; 2017:409–419.

Stavros AT. *Breast Ultrasound*. Lippincott Williams & Wilkins; 2004:157–160.

5a **La respuesta es C.** Las directrices *ACR Appropriateness Criteria* recomiendan la ecografía como modalidad de imagen inicial para evaluar las anomalías palpables en mujeres que están lactando, embarazadas y menores de 40 años de edad. El motivo de la ecografía como estudio inicial es que el riesgo de desarrollar cáncer de mama es relativamente bajo en las mujeres en la quinta década de la vida, y la ecografía puede ser más sensible que la mamografía en las mujeres menores de 40 años.

Referencias: Klein JS, Brant WE, Helms CA, Vinson EN. *Brant and Helms' Fundamentals of Diagnostic Radiology*. Vol 2. 5th ed. Wolters Kluwer; 2019:546.

Ikeda DM, Miyake KK. *Breast Imaging: The Requisites*. 3rd ed. Elsevier; 2017:206–383.

5b **La respuesta es B.** Los principales tipos de fibroadenomas son los de tipo adulto y los juveniles. La mayoría de los fibroadenomas en los adolescentes son del tipo adulto. Los fibroadenomas gigantes son más frecuentes en las mujeres afroamericanas. Estos fibroadenomas se definen como los que miden 5 cm o más. Los fibroadenomas son los tumores mamarios más habituales en las mujeres menores de 35 años de edad. Constituyen el 10% de los tumores mamarios en las mujeres en la posmenopausia. Están presentes casi exclusivamente en las mujeres.

5c **La respuesta es D.** La ecografía Doppler a color muestra un tumor vascularizado sólido, hipoecoico, ovalado, circunscrito, con eje longitudinal paralelo a la superficie cutánea y con aspecto de fibroadenoma. El tumor sólido benigno más frecuente en las mujeres jóvenes es el fibroadenoma. El fibroadenoma juvenil suele aparecer entre los 10 y los 20 años de edad, y es inusual por encima de los 45 años. Dado que los fibroadenomas juveniles pueden crecer hasta alcanzar un gran tamaño, pueden denominarse *fibroadenomas gigantes*. Sin embargo, no todos los fibroadenomas gigantes son juveniles. La aparición de esteatonecrosis en la ecografía evoluciona con el tiempo. El espectro ecográfico puede variar desde una masa anecoica, ecogénica e hipoecoica irregular hasta una masa quística y sólida compleja. Los ganglios linfáticos tendrán un hilio vascular central ecogénico en la ecografía.

Referencias: Lee CI, Lehman CD, Bassett LW. *Rotations in Radiology: Breast Imaging*. Oxford University Publishing; 2018:183–188.

Ikeda DM, Miyake KK. *Breast Imaging: The Requisites*. 3rd ed. Elsevier; 2017:147–149, 199.

6 **La respuesta es B.** Al igual que los CDI, la esteatonecrosis puede mostrar realce del borde. El realce heterogéneo en la RM, incluido el realce del borde, es más característico de un hallazgo maligno. Entre los posibles problemas para la evaluación de las masas con realce en el borde se incluyen entidades benignas como el quiste inflamatorio y la esteatonecrosis benigna. El CDI puede mostrar otros hallazgos que sugieren malignidad, como una intensidad de señal no uniforme con tabiques con realce o un realce central.

El realce homogéneo y la ausencia de realce son más sugerentes de un hallazgo benigno. Por ejemplo, los fibroadenomas hialinizados pueden carecer de realce. Otro hallazgo clásico de los fibroadenomas son los tabiques internos oscuros. Los quistes simples tampoco muestran realce. Los hamartomas suelen diagnosticarse mediante mamografía, y la RM no suele ser necesaria para el diagnóstico. En la RM, los elementos glandulares de los hamartomas muestran un ligero realce.

Referencias: Ikeda DM, Miyake KK. *Breast Imaging: The Requisites*. 3rd ed. Elsevier; 2017:292.

Molleran V, Mahoney MC. *Breast MRI: Expert Consult*. Elsevier Saunders; 2014:127–129.

7a **La respuesta es B.** La ecografía es la mejor modalidad para una paciente embarazada menor de 30 años de edad.

7b **La respuesta es B.** Los abscesos, los hematomas y los tumores malignos mamarios pueden tener un aspecto similar. Los ecos internos y las paredes gruesas irregulares pueden representar diversas entidades en cada proceso. La anamnesis ayuda a distinguir un absceso si hay aumento del eritema, sensibilidad, calor en la zona y engrosamiento de la piel. Una presentación habitual es en la mujer post- o periparto. Es probable que un tumor maligno presente vascularización en los componentes de tejido blando de una masa compleja. Los hematomas pueden presentarse tras un traumatismo en la mama.

Si el diagnóstico probable es un absceso, un intento de aspiración y drenaje es razonable, aunque no es del todo posible determinar si el material hipoecoico puede ser aspirado o si se trata de material flemonoso que no puede ser drenado a través de una aguja.

Referencias: Deanna L Lane, MD, Jay R Parikh, MD. FACR, FSBI, Breast Imaging After Dark. *Journal of Breast Imaging*. July/August 2021;3(4):502–516. https://doi.org/10.1093/jbi/wbab026

Ikeda DM, Miyake KK. *Breast Imaging: The Requisites*. 3rd ed. Elsevier; 2017:161–162.

Mahoney MC, Ingram AD. Breast emergencies: types, imaging features, and management. *AJR Am J Roentgenol*. 2014;202:W390–W399.

8a **La respuesta es A.** Las imágenes muestran calcificaciones redondas y borrosas en la proyección CC que tienen un aspecto curvilíneo en la vista mediolateral. Estas calcificaciones son de leche de calcio y son benignas. La leche de calcio son calcificaciones de oxalato cálcico sedimentadas dentro de microquistes y lobulillos dilatados.

8b **La respuesta es A.** Las calcificaciones de leche de calcio son una entidad benigna y, por lo tanto, no es necesario realizar más estudios ni intervenciones.

Referencias: D'Orsi C, Sickles EA, Mendelson EB, et al. ACR BI-RADS® atlas mammography. In: *ACR BI-RADS® Atlas, Breast Imaging Reporting and Data System*. American College of Radiology; 2013:55–57.

Ikeda DM, Miyake KK. *Breast Imaging: The Requisites*. 3rd ed. Elsevier; 2017:95–96.

9a **La respuesta es B.**

9b **La respuesta es A.** Se trata de un caso de esteatonecrosis en una reconstrucción con colgajo miocutáneo izquierdo (*véase* la zona dentro del *círculo rojo* en la siguiente RM mamaria). Esta paciente tiene antecedentes de mastectomía bilateral con reconstrucción con colgajo miocutáneo. La esteatonecrosis puede tener diversos aspectos en la RM de mama. El más frecuente es un quiste que contiene grasa, el cual puede tener un nivel hidrograso en su interior. Suele haber un realce del borde fino o grueso, pero también puede estar ausente. En ocasiones, el realce puede observarse durante muchos años después de la cirugía y puede mostrar una cinética persistente, de meseta o de lavado. En general, observar una señal interna característica compatible con la grasa es clave para establecer el diagnóstico. Por lo tanto, las imágenes en T1 sin realce con saturación de grasa pueden ser muy útiles. La esteatonecrosis también puede presentarse como una masa espiculada en la RM, imitando una neoplasia maligna nueva o recurrente cuando el contenido macroscópico de grasa es bajo. En estas situaciones, puede ser necesaria una biopsia para hacer el diagnóstico. En la mamografía, la esteatonecrosis puede presentarse como calcificaciones, por lo general curvilíneas o en cáscara de huevo, pero puede simular calcificaciones pleomorfas lineales en las primeras fases de desarrollo. La esteatonecrosis también puede presentarse en la mamografía como quistes lipídicos, asimetrías focales y masas espiculadas.

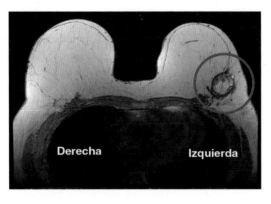

Imagen axial precontraste ponderada en T1

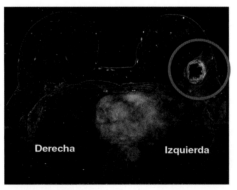

Imagen axial de sustracción poscontraste
ponderada en T1

Referencias: D'Orsi C, Sickles EA, Mendelson EB, et al. ACR BI-RADS® atlas breast MRI. In: *ACR BI-RADS® Atlas, Breast Imaging Reporting and Data System*. American College of Radiology; 2013:97–98.

Ikeda DM, Miyake KK. *Breast Imaging: The Requisites*. 3rd ed. Elsevier; 2017:292.

Molleran V, Mahoney MC. *Breast MRI: Expert Consult*. Elsevier Saunders; 2014:135–137.

10 **La respuesta es D.** Aunque esta paciente es bastante joven, esta masa en efecto era un CDI. El cáncer de mama es poco frecuente en las mujeres en la tercera década de la vida, pero puede aparecer, con un riesgo anual de desarrollarlo de aproximadamente 1/20 000 (frente a 1/667 y 1/370 para las mujeres en la quinta y la sexta décadas de la vida, respectivamente). El cáncer de mama es una de las neoplasias malignas más frecuentemente diagnosticadas durante el embarazo. Aunque sería razonable pensar en un absceso en una mujer de esta edad, no hay antecedentes clínicos de fiebre o eritema mamario. Además, aunque los abscesos pueden presentar un realce en el borde periférico debido a la inflamación, no debe haber flujo interno, como el observado en este caso. Este tumor era un CDI. El embarazo no debe impedir o retrasar la evaluación diagnóstica de una masa sospechosa. Las biopsias por escisión y con aguja gruesa bajo anestesia local son seguras durante el embarazo.

Referencias: Kopans DB. *Breast Imaging.* 3rd ed. Lippincott Williams & Wilkins; 2007: 967–969:89, 579–603.

Litton JK, Theriault RL, Gonzalez-Angulo AM. Breast cancer diagnosis during pregnancy. *Women's Health.* 2009;5(3):243–249.

Trop I, Dugas A, David J, et al. Breast abscesses: evidence-based algorithms for diagnosis, management, and follow-up. *RadioGraphics.* 2011;31:1683–1699.

Vashi R, Hooley R, Butler R, et al. Breast imaging of the pregnant and lactating patient: imaging modalities and pregnancy-associated breast cancer. *AJR Am J Roentgenol.* 2013;200:321–328.

11 **La respuesta es C.** El hallazgo más relevante en estas imágenes es una adenopatía axilar unilateral en la proyección MLO izquierda. El diagnóstico diferencial de la adenopatía unilateral incluye metástasis, mastitis, adenopatía reactiva por inflamación o silicona por rotura o fuga de un implante mamario. El diagnóstico diferencial de la adenopatía axilar bilateral incluye el VIH, los trastornos linfoproliferativos como el linfoma o la leucemia, la artritis reumatoide y otras vasculopatías por colágeno, la tuberculosis o la sarcoidosis, así como la enfermedad metastásica. Se realizó una biopsia de este ganglio linfático, la cual fue compatible con metástasis de cáncer de ovario. La neoplasia ovárica maligna era conocida antes de la mamografía y fue la razón por la que se realizó este estudio diagnóstico.

Referencias: Klein JS, Brant WE, Helms CA, Vinson EN. *Brant and Helms' Fundamentals of Diagnostic Radiology.* Vol 2. 5th ed. Wolters Kluwer; 2019:549–550.

Ikeda DM, Miyake KK. *Breast Imaging: The Requisites.* 3rd ed. Elsevier; 2017:422–424.

12a **La respuesta es C.**

12b **La respuesta es D.** En la imagen axial ponderada en T1, podemos ver claramente el músculo pectoral, lo que indica que se trata de un implante mamario prepectoral. La segunda es una imagen con saturación de agua, pero el implante sigue teniendo una señal intensa, lo que indica que se trata de un implante mamario de silicona. El signo del ojo de la cerradura (*círculo rojo* en la siguiente imagen) está presente, lo que es compatible con una rotura intracapsular. Además, se observa silicona fuera de la cápsula del implante en la parte posterior (*círculo amarillo* en la imagen), lo que indica también una rotura extracapsular.

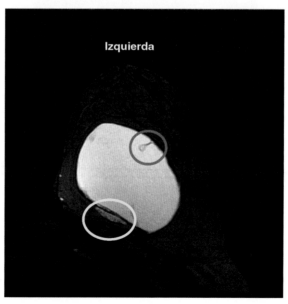

Imagen axial con saturación de agua en secuencia STIR ponderada en T2

Referencias: Ikeda DM, Miyake KK. *Breast Imaging: The Requisites*. 3rd ed. Elsevier; 2017:357–384.

Molleran V, Mahoney MC. *Breast MRI: Expert Consult*. Elsevier Saunders; 2014:140–151.

Seiler SJ, Sharma PB, Hayes JC, et al. Multimodality imaging-based evaluation of single-lumen silicone breast implants for rupture. *RadioGraphics*. 2017;37(2):366–382.

12c **La respuesta es A.** El aspecto clásico de una rotura extracapsular de implante mamario de silicona en la ecografía es el de tormenta de nieve, en el que la silicona extracapsular crea una sombra sucia. La silicona extracapsular puede formar granulomas por silicona, los cuales pueden presentarse como tumores palpables. La presencia de silicona extracapsular implica que hay una rotura intracapsular simultánea o preexistente, aunque esta puede no ser visible mediante ecografía. En esta única imagen, la silicona extracapsular se visualiza por la sombra sucia; sin embargo, la rotura intracapsular no es visible.

Referencias: Ikeda DM, Miyake KK. *Breast Imaging: The Requisites*. 3rd ed. Elsevier; 2017:373–375.

Seiler SJ, Sharma PB, Hayes JC, et al. Multimodality imaging-based evaluation of single-lumen silicone breast implants for rupture. *RadioGraphics*. 2017;37(2):366–382.

13 **La respuesta es A.** A veces, un hallazgo sospechoso solo se ve en la proyección CC y no en las vistas MLO o lateral. Las proyecciones CC con rotación de la mama pueden servir para determinar si un hallazgo sospechoso es real y, en caso afirmativo, si está localizado en la parte superior o inferior de la mama. Para la proyección CC lateral con rotación (rotando desde arriba hacia afuera), el técnico rota o rueda la porción superior de la mama hacia la axila y la porción inferior en sentido medial. Un tumor mamario superior debe rotar lateralmente, con la parte superior de la mama rotada hacia arriba. Un tumor inferior debe rotar medialmente con el tejido mamario inferior.

Referencia: Ikeda DM, Miyake KK. *Breast Imaging: The Requisites*. 3rd ed. Elsevier; 2017:44, 46–47.

14 **La respuesta es D.** La cicatriz radial es una de las pocas lesiones benignas que pueden formar espiculaciones indistinguibles de las formadas por algunos cánceres. Por lo tanto, tras el diagnóstico, se recomienda la resección quirúrgica. El carcinoma tubular puede coexistir con la cicatriz radial; se trata de una forma bien diferenciada de CDI. Constituye el 0.6% de los cánceres de mama invasores y entre el 6% y el 8% de todos los cánceres (invasores más CDIS). Aunque es un cáncer invasor, su diferenciación se traduce en la producción de lo que parecen ser estructuras ductales mal formadas que consisten en túbulos dispuestos desordenadamente y revestidos por una única capa de epitelio cúbico. Aunque a veces son palpables, con frecuencia las lesiones se detectan mediante mamografía. Crecen lentamente y suelen ser muy pequeñas cuando se detectan. Tal vez debido a su diferenciación, el cáncer tubular tiene un pronóstico favorable con un bajo potencial metastásico, y los ganglios axilares rara vez se ven afectados.

Referencias: Lee CI, Lehman CD, Bassett LW. *Rotations in Radiology: Breast Imaging*. Oxford University Publishing; 2018:269–277.

Ikeda DM, Miyake KK. *Breast Imaging: The Requisites*. 3rd ed. Elsevier; 2017:145–146.

Shah BA, Fundaro GM, Mandava S. *Breast Imaging Review: A Quick Guide to Essential Diagnoses*. 2nd ed. Springer; 2015:95–97.

15 **La respuesta es E.** La proyección CC muestra el músculo esternal (*véase* la *flecha* en la imagen).

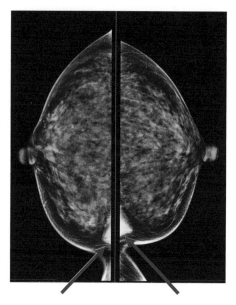

El músculo esternal se ve mejor en la proyección CC como una masa bien definida en la mama medial posterior que mide típicamente de 3 a 15 mm con contornos lisos, redondos o protuberantes. Dependiendo de la cantidad de tracción ejercida sobre la mama medial, puede verse en los estudios previos o posteriores. Dado que el tejido mamario medial es un posible punto ciego en la proyección MLO, el músculo esternal no se identifica en dicha vista. Se trata de un delgado músculo accesorio del tórax que discurre en dirección CC, paralelo y adyacente al esternón. La prevalencia notificada del músculo esternal oscila entre el 1% y el 11% y varía según la población. Puede observarse bilateralmente, pero es más frecuente que se presente de manera unilateral. El músculo esternal es una variante normal que puede simular una mastopatía. La imagen confirmatoria mediante TC o RM puede corroborar la presencia de este músculo.

Referencias: Demirpolat G, Oktay A, Bilgen I, et al. Mammographic features of the sternalis muscle. *Diagn Interv Radiol*. 2010;16:276–278.

Ikeda DM, Miyake KK. *Breast Imaging: The Requisites*. 3rd ed. Elsevier; 2017:33–36.

16 **La respuesta es C.** Existe un área de distorsión de la estructura con calcificaciones asociadas en el cuadrante superior externo de la mama derecha a profundidad media a posterior que requiere una evaluación más detallada. Las vistas con compresión y aumento focalizados y la ecografía dirigida pueden definir mejor este hallazgo.

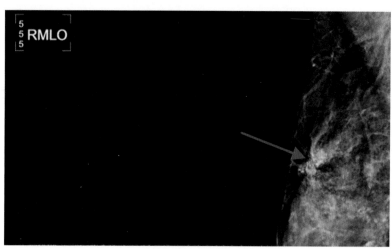

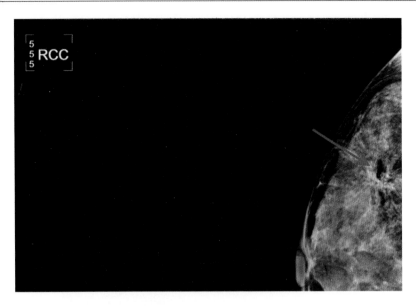

Referencias: Klein JS, Brant WE, Helms CA, Vinson EN. *Brant and Helms' Fundamentals of Diagnostic Radiology.* Vol 2. 5th ed. Wolters Kluwer; 2019:566–568.

Cardeñosa G. *Breast Imaging Companion.* 4th ed. Lippincott Williams & Wilkins; 2017:67–102.

Ikeda DM, Miyake KK. *Breast Imaging: The Requisites.* 3rd ed. Elsevier; 2017:132–136.

17a **La respuesta es D.** Las imágenes de la mamografía muestran una masa irregular en la posición de las 3 horas de las manecillas del reloj de profundidad media en la mama izquierda, que corresponde a la zona de la anomalía palpable, indicada por un marcador cutáneo triangular. El hallazgo es muy sospechoso de un cáncer de mama. La forma de presentación más habitual de este cáncer en los hombres es un tumor mamario palpable, indoloro o sensible, clásicamente excéntrico respecto al pezón. La región subareolar es la localización más habitual de afectación. El CDI es el tipo de cáncer más frecuente en los hombres, al representar el 99% de los casos. Los hallazgos en las imágenes y la estadificación son los mismos que en las mujeres. El cáncer de mama masculino es inusual y representa cerca del 1% de todos los cánceres de mama.

Referencias: Klein JS, Brant WE, Helms CA, Vinson EN. *Brant and Helms' Fundamentals of Diagnostic Radiology.* Vol 2. 5th ed. Wolters Kluwer; 2019:550–551.

Lee CI, Lehman CD, Bassett LW. *Rotations in Radiology: Breast Imaging.* Oxford University Publishing; 2018:252–256.

17b **La respuesta es A.** El cáncer de mama masculino representa menos del 1% de todos los cánceres detectados en los hombres y suele diagnosticarse cerca de los 60 años de edad. El cáncer de mama más frecuente en los hombres es el CDI. El cáncer de mama masculino tiene el mismo pronóstico que el de las mujeres, pero a menudo se detecta en un estadio más avanzado que en ellas debido a un retraso en el diagnóstico. Los factores de riesgo del cáncer de mama son el síndrome de Klinefelter, las concentraciones altas de estrógenos, como las derivadas del tratamiento del cáncer de próstata, y el desarrollo de orquitis debido a parotiditis a una edad avanzada.

Referencias: Klein JS, Brant WE, Helms CA, Vinson EN. *Brant and Helms' Fundamentals of Diagnostic Radiology.* Vol 2. 5th ed. Wolters Kluwer; 2019:550–551.

Lee CI, Lehman CD, Bassett LW. *Rotations in Radiology: Breast Imaging.* Oxford University Publishing; 2018:252–256.

Ikeda DM, Miyake KK. *Breast Imaging: The Requisites.* 3rd ed. Elsevier; 2017:397–400.

18 **La respuesta es C.** Realizar una ecografía de segunda exploración con biopsia si se observa algún hallazgo. En la RM de cribado se observa una masa que aumenta de tamaño en la parte central externa de la mama izquierda.

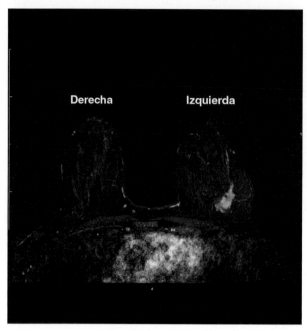

La ecografía de segunda exploración se recomienda como estudio mamario específico adicional para identificar y evaluar con más detalle un hallazgo observado en la RM mamaria. *Segunda exploración* es un término que se utiliza incluso cuando no hubo ecografía inicial. La biopsia con guía ecográfica es más accesible y eficaz y produce menos molestias a la paciente que la biopsia guiada por RM; por lo tanto, si una lesión sospechosa observada inicialmente en la RM puede visualizarse con una ecografía, puede realizarse una biopsia con aguja gruesa guiada por ecografía.

Referencia: Park VY, Kim MJ, Kim EK, Moon HJ. Second-look ultrasound: how to find breast lesions with a suspicious MR imaging appearance. *RadioGraphics*. 2013;33:1361–1375.

19 **La respuesta es C.** El melanoma es la neoplasia maligna no mamaria que con más frecuencia metastatiza en la mama. El cáncer de mama primario es mucho más habitual.

Referencias: Lee CI, Lehman CD, Bassett LW. *Rotations in Radiology: Breast Imaging*. Oxford University Publishing; 2018:239–240.

Shah BA, Fundaro GM, Mandava S. *Breast Imaging Review: A Quick Guide to Essential Diagnoses*. 2nd ed. Springer; 2015:239.

20 **La respuesta es C.** Los hallazgos clínicos y mamográficos de este paciente son compatibles con ginecomastia unilateral en la mama izquierda. Por lo tanto, en este momento no es necesario realizar más estudios de imagen ni intervenciones. Las mamografías con proyecciones MLO izquierdas muestran densidades en forma de abanico o llama, las cuales emanan de los pezones y se mezclan con la grasa circundante. En una amplia serie de Gunhan-Bilgen y cols., la ginecomastia fue unilateral en el 45% y bilateral en el 55% de los casos. Una amplia gama de afecciones pueden causar ginecomastia, una de las cuales está relacionada con los fármacos. En este paciente con varias comorbilidades, es crucial obtener los antecedentes médico y farmacológico completos. Este paciente tomaba prednisona, sertralina y un antidepresivo tricíclico, todos ellos incluidos en la lista de causas de ginecomastia inducida por fármacos. El hiper- o hipotiroidismo, las hepatopatías, la insuficiencia renal, la enfermedad pulmonar obstructiva crónica y la diabetes son causas fisiológicas de ginecomastia. Las causas hormonales incluyen el tratamiento con estrógenos, la insuficiencia testicular, el hipogonadismo y el síndrome de Klinefelter.

Tipos descriptivos de ginecomastia vistos en los estudios de imagen:

- Seudoginecomastia: proliferación grasa de las mamas sin desarrollo de tejido glandular que simula una ginecomastia.
- Dendrítica (tardía): extensiones radiales prominentes en la mamografía.
- Nodular (florida temprana): densidad triangular en forma de abanico visible en la mamografía.
- Difusa (intermedia): densidad difusa visible en la mamografía.

Referencias: Lee CI, Lehman CD, Bassett LW. *Rotations in Radiology: Breast Imaging*. Oxford University Publishing; 2018:251–259.

Berg WA, Birdwell R, Gombos EC, et al. *Diagnostic Imaging: Breast*. Amirsys; 2006:IV:5-50–IV:5-52.

Ikeda DM, Miyake KK. *Breast Imaging: The Requisites*. 3rd ed. Elsevier; 2017:397–402.

Günhan-Bilgen I, Bozkaya H, Ustün E, Memis͵ A. Male breast disease: clinical, mammographic, and ultrasonographic features. *Eur J Radiol*. 2002 Sep;43(3):246-55. https://10.1016/s0720-048x(01)00483-1. PMID: 12204407.

21 **La respuesta es D.** La mama derecha muestra un engrosamiento de la piel y un aumento de la señal en T2 compatible con edema. No hay realce de la piel ni de los tejidos subyacentes en las imágenes posteriores al contraste que sugiera recurrencia.

Referencias: Ikeda DM, Miyake KK. *Breast Imaging: The Requisites*. 3rd ed. Elsevier; 2017:414–419.

Kang BL, Jung JI, Park C, et al. Breast MRI findings after modified radical mastectomy and transverse rectus abdominis myocutaneous flap in patients with breast cancer. *J Magn Reson Imaging*. 2005;21:784–791.

Peng C, Chang CB, Tso HH, et al. MRI appearance of tumor recurrence in myocutaneous flap reconstruction after mastectomy. *AJR Am J Roentgenol*. 2011;196:W471–W475.

22 **La respuesta es D.** El cambio fibroquístico es un hallazgo mamario benigno frecuente en las mujeres en la premenopausia. Los quistes se originan en los lobulillos terminales. Se observan anecoicos en la ecografía y tienen alta intensidad de señal en T2, y sin realce o realce periférico grueso en la RM. La fluctuación del tamaño de los quistes es habitual.

Referencia: Ikeda DM, Miyake KK. *Breast Imaging: The Requisites*. 3rd ed. Elsevier; 2017:284.

23a **La respuesta es B.** Las características ecográficas típicas del fibroadenoma incluyen una masa hipoecoica ovalada circunscrita o levemente lobulada, paralela a la superficie cutánea.

- A. Un *quiste complicado* es aquel que contiene ecos internos o tabiques internos finos en la ecografía. Se trata de una masa sólida sin características quísticas.
- C. El *CDI* es una lesión sólida maligna que suele presentarse como una masa sólida sombreada con márgenes angulados o espiculados, antiparalela a la pared torácica.
- D. El *tumor filoides* suele ser una gran masa sólida con ecos internos de bajo nivel y pequeños espacios llenos de líquido o quistes, que suelen observarse en pacientes de mediana edad.
- E. Los quistes simples son anecoicos con realce acústico posterior.

Referencias: Ikeda DM, Miyake KK. *Breast Imaging: The Requisites*. 3rd ed. Elsevier; 2017:414–419.

Kopans DB. *Breast Imaging*. 3rd ed. Lippincott Williams & Wilkins; 2007:147–149.

23b **La respuesta es A.** Los fibroadenomas son masas típicamente ovaladas circunscritas que realzan de forma variable y pueden contener tabiques internos oscuros que no realzan.

    B. Esta opción describe el aspecto típico en la RM de un quiste simple.

    C. Esta opción describe el aspecto típico en la RM de un tumor filoides.

    D. Las curvas de tipo 3 con captación rápida seguida de lavado se corresponden con cáncer en el 87% de las lesiones.

    E. Las lesiones que contienen adiposidad, como la esteatonecrosis, muestran una pérdida de señal en las secuencias con saturación de grasa.

Referencia: Ikeda DM, Miyake KK. *Breast Imaging: The Requisites*. 3rd ed. Elsevier; 2017:286–289.

24a **La respuesta es D.**

24b **La respuesta es A.** Las vistas con rotación de la mama son útiles para determinar la localización de una lesión que solo se ve en la proyección CC. La parte superior de la mama puede rotarse lateral o medialmente, y el técnico debe etiquetar la imagen adecuadamente para indicar en qué dirección se ha rotado la mama (proyección CC lateral con rotación y proyección CC medial con rotación, respectivamente). Si la parte superior de la mama se rota lateralmente y la lesión se desplaza hacia afuera, se puede deducir que está situada en la parte superior de la mama. Por el contrario, si la lesión se desplaza medialmente en la proyección CC lateral con rotación, puede deducirse que se encuentra en la parte inferior de la mama. Aunque se puede solicitar una ecografía para detectar un hallazgo en una sola proyección, lo mejor es realizar primero las vistas rotando la mama para determinar con mayor precisión la localización que debe evaluarse ecográficamente.

Referencias: Ikeda DM, Miyake KK. *Breast Imaging: The Requisites*. 3rd ed. Elsevier; 2017:57.

Kopans DB. *Breast Imaging*. 3rd ed. Lippincott Williams & Wilkins; 2007:766–772.

25a **La respuesta es B.** Las imágenes mamográficas muestran un hamartoma mamario clásico con aspecto de «mama dentro de una mama». Los *hamartomas* son lesiones mamarias benignas que contienen grasa, tejido conjuntivo fibroso y cantidades variables de tejido glandular desorganizado. La mamografía anual sistemática es suficiente, y a esta se le debe asignar una categoría BI-RADS 2: hallazgo benigno. El cáncer puede desarrollarse en un hamartoma porque crece en las estructuras epiteliales y los conductos mamarios. Solo se debe hacer una biopsia de un hamartoma si este contiene microcalcificaciones o masas sospechosas.

Referencias: Ikeda DM, Miyake KK. *Breast Imaging: The Requisites*. 3rd ed. Elsevier; 2017:157, 160.

Shah BA, Fundaro GM, Mandava S. *Breast Imaging Review: A Quick Guide to Essential Diagnoses*. 2nd ed. Springer; 2015:145–146.

25b **La respuesta es C.** El *fibroadenolipoma* o *hamartoma mamario* se describió por primera vez en 1971 como una proliferación benigna de tejido fibroso, glandular y graso rodeado por una fina cápsula de tejido conjuntivo. Su aspecto ha llevado a algunos a describirlo con el término clave *mama dentro de una mama*. La mayoría de estas lesiones se producen en mujeres mayores de 35 años de edad. En la mamografía, suelen verse como masas bien circunscritas, redondeadas a ovaladas, que contienen densidad tanto de grasa como de tejido blando, con una seudocápsula fina y radiopaca que se hace visible alrededor de una parte de la masa cuando la grasa está presente en ambos lados. Ninguna de las otras opciones de respuesta se ajusta al término clave descrito. Tenga en cuenta que, dado que estas lesiones están formadas por tejido mamario por lo demás sano, en los hamartomas puede aparecer cáncer de mama de cualquier tipo.

Referencias: Cardeñosa G. *Clinical Breast Imaging: A Patient Focused Teaching File*. Lippincott Williams & Wilkins; 2007:200.

Ikeda DM, Miyake KK. *Breast Imaging: The Requisites*. 3rd ed. Elsevier; 2017:157, 160.

26a **La respuesta es D.**

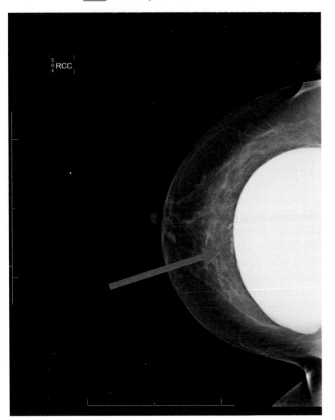 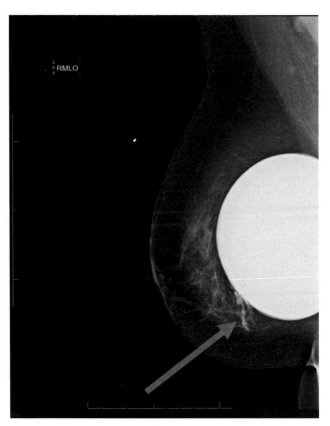

El material de alta densidad en los tejidos mamarios, fuera del implante mamario derecho, indica silicona libre (mostrada por las *flechas rojas*). La silicona tiene una densidad mucho más uniforme que el tejido fibroglandular circundante. La silicona libre indica compromiso del implante y solo puede verse en caso de rotura tanto intracapsular como extracapsular. Si solo se hubiera producido una rotura intracapsular de la cubierta del implante, la silicona probablemente habría quedado contenida por la cápsula fibrosa sin que hubiera hallazgos mamográficos definitivos de la alteración de la integridad del implante. La irregularidad del contorno del implante es un signo poco fiable de rotura.

En este caso no hay un tumor, aunque la silicona libre puede terminar causando un granuloma por silicona. A menudo pueden observarse calcificaciones alrededor del implante, aunque el hallazgo más importante en este caso es la silicona libre.

La rotura extracapsular del implante mamario puede observarse en la RM, la mamografía y la ecografía.

26b **La respuesta es B.** Aunque se identifica una anomalía mamográfica, la rotura del implante mamario con silicona libre resultante en el tejido mamario no indica una neoplasia maligna. La categoría BI-RADS es de hallazgo de malignidad, que no se encuentra en este caso.

Referencias: Ikeda DM, Miyake KK. *Breast Imaging: The Requisites*. 3rd ed. Elsevier; 2017:367–371.

Juanpere S, Perez E, Huc O, et al. Imaging of breast implants—a pictorial review. *Insights Imaging*. 2011;2(6):653–670.

27 **La respuesta es A.** Las lesiones de alto riesgo representan entre el 3% y el 9% de todas las biopsias mamarias con aguja gruesa. Existe controversia sobre si algunas de estas lesiones requieren biopsia por escisión. Hay un consenso casi universal respecto a que la HDA y el tumor filoides requieren extirpación quirúrgica. Aunque la mayoría de los tumores filoides suelen ser benignos, existe un pequeño porcentaje de formas malignas que solo se diagnostican mediante un estudio histológico completo. El tumor filoides tiende a recidivar en el lugar de la biopsia y debe extirparse por completo. La HDA es una lesión ductal proliferativa que suele presentarse como microcalcificaciones en la mamografía y que se ha asociado a un riesgo de malignidad entre cuatro y cinco veces mayor. La HDA tiene una tasa de progresión a CDIS o CDI de al menos el 11.1% y hasta el 56% en numerosos estudios publicados.

La mastopatía diabética es un proceso benigno sin potencial maligno conocido; por lo tanto, estas pacientes pueden ser objeto de seguimiento en lugar de someterse a una resección quirúrgica.

El *fibroadenolipoma*, también conocido como *hamartoma*, es un tumor benigno que contiene grasa y tejido fibroglandular parenquimatoso sano. No se considera una lesión de alto riesgo y, por lo general, el hamartoma clásico puede dejarse sin atender. Se puede desarrollar un cáncer a partir de un hamartoma porque este contiene elementos epiteliales y conductos mamarios. Solo se debe hacer una biopsia de un hamartoma si contiene microcalcificaciones o tumores sospechosos.

La HESA es una causa benigna poco frecuente de tumores mamarios redondos u ovalados no calcificados mal definidos. Se produce en mujeres en la premenopausia o la posmenopausia que reciben tratamiento hormonal. Dado que el angiosarcoma de bajo grado puede simular una HESA en la biopsia con aguja gruesa, se recomienda la biopsia por escisión si crece el tumor.

Referencia: Ikeda DM, Miyake KK. *Breast Imaging: The Requisites*. 3rd ed. Elsevier; 2017: 156–157; 236–243; 430.

28 **La respuesta es C.** Entre las opciones de respuesta dadas, el antecedente de un tumor de crecimiento rápido en una mujer en la posmenopausia con las características de imagen anteriores lleva a pensar que muy probablemente se trate de un carcinoma metaplásico.

Referencias: Gunhan-Bilgen I, Aysenur M, Ustun EE, et al. Metaplastic carcinoma of the breast: clinical, mammographic and sonographic findings with histopathologic correlation. *AJR Am J Roentgenol*. 2002;178:1421–1425.

Irshad A, Ackerman S, Pope T, et al. Rare breast lesions: correlation of imaging and histologic features with WHO classification. *RadioGraphics*. 2008;28:1399–1414.

Leddy R, Irshad I, Rumboldt T, et al. Review of metaplastic carcinoma of the breast: imaging findings and pathologic features. *J Clin Imaging Sci*. 2012;2:21.

29 **La respuesta es B.** Los hallazgos histopatológicos de la biopsia con aguja gruesa son compatibles con mastopatía diabética en una paciente con antecedentes conocidos de diabetes. La mastopatía diabética es un proceso benigno sin potencial maligno conocido; por lo tanto, estas pacientes pueden ser objeto de seguimiento en lugar de someterse a una resección quirúrgica.

Referencias: Ikeda DM, Miyake KK. *Breast Imaging: The Requisites*. 3rd ed. Elsevier; 2017:430.

Sakuhara Y, Shinozaki T, Hozumi Y, et al. MR imaging of diabetic mastopathy. *AJR Am J Roentgenol*. 2002;179:1201–1203.

Wong KT, Tse GMK, Yang WT. Ultrasound and MR imaging of diabetic mastopathy. *Clin Radiol*. 2002;57:730–735.

30 **La respuesta es A.** La presentación pleural más frecuente del cáncer de mama es el derrame pleural maligno. De hecho, puede realizarse una toracocentesis con estudio citológico para ayudar a diagnosticar la enfermedad metastásica.

Referencia: Banerjee AK, Willetts I, Robertson JF, et al. Pleural effusion in breast cancer: a review of the Nottingham experience. *Eur J Surg Oncol*. 1994;20(1):33–36.

31 **La respuesta es A.** La *ectasia ductal* es una dilatación ectásica inespecífica de los conductos colectores principales que puede observarse mediante mamografía y ecografía a manera de estructuras tubulares bajo el pezón. Los conductos ectásicos también pueden encontrarse a mayor profundidad en la mama. La causa de la ectasia ductal no se ha dilucidado claramente. La ectasia ductal benigna puede asociarse a secreción amarilla, marrón, negra o verde, mientras que la secreción clara, serosa o sanguinolenta del pezón es sospechosa de papiloma o neoplasia maligna subyacente.

B. El CDIS suele aparecer como un conducto dilatado con paredes poco definidas en la ecografía. Los conductos dilatados únicos o múltiples aislados son una forma de presentación infrecuente del CDIS.

C. La causa más habitual de una secreción unilateral de un solo conducto es un papiloma ductal grande. Se trata de crecimientos hiperplásicos benignos con un núcleo fibrovascular. No tienen predisposición conocida a la malignidad y suelen producirse a pocos centímetros del pezón, en los grandes conductos. La secreción del papiloma puede ser serosa o sanguinolenta. Aunque los casos de papiloma a menudo se presentan con secreción sanguinolenta espontánea del pezón, no hay una masa intraductal en la ecografía presentada que sugiera papiloma.

D. El carcinoma papilar suele presentarse como una masa quística y sólida compleja en los adultos mayores. En este caso no se identifica masa alguna.

E. Estas pacientes suelen presentar secreción serosa o sanguinolenta del pezón, con engrosamiento del pezón y de las aréolas. La enfermedad de Paget no es identificable *per se* en la ecografía.

Referencias: Lee CI, Lehman CD, Bassett LW. *Rotations in Radiology: Breast Imaging*. Oxford University Publishing; 2018:345–350.

Berg WA, Birdwell RL, eds. *Diagnostic Breast Imaging: Breast*. Amirsys; 2008:IV:1-45–IV:1-46.

32 **La respuesta es D.** Las vistas enfocadas muestran una masa irregular con márgenes indistintos (zona de la masa marcada con un *círculo* en las imágenes que se muestran a continuación). Según los antecedentes, la mamografía anterior fue negativa en esta localización. La ausencia de un correlato ecográfico no debe impedir la biopsia de un hallazgo sospechoso en la mamografía. La biopsia con aguja gruesa con guía estereotáctica puede servir para tomar muestras de masas y asimetrías focales, además de la indicación más habitual de calcificaciones. Esta masa era un CDI.

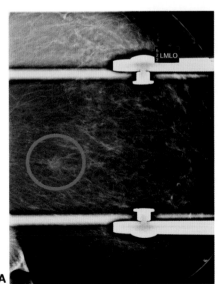 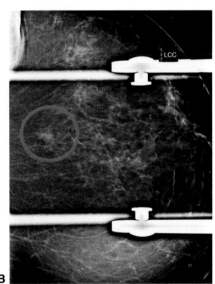

Referencia: Ikeda DM, Miyake KK. *Breast Imaging: The Requisites*. 3rd ed. Elsevier; 2017:122–170.

33 **La respuesta es E.** Las imágenes son secuencias STIR (con supresión de agua y grasa) que resaltan la silicona. Las secuencias STIR coronal y sagital muestran la rotura intracapsular, como lo confirma la presencia del signo de la línea subcapsular. Este es uno de los signos de rotura intracapsular. La pérdida de integridad de la cubierta de elastómero del implante mamario de silicona ha ocasionado que la silicona se extienda fuera de la cubierta del implante y se sitúe entre la cápsula fibrosa y la cubierta del implante. Otro signo temprano de rotura intracapsular es el signo del ojo de la cerradura, también conocido como *signo del lazo*. El signo del ojo de la cerradura es el resultado de una leve pérdida de integridad de la cubierta del implante que hace que pequeñas cantidades de gel de silicona se extiendan fuera de la cubierta del implante y queden atrapadas dentro de los pliegues del implante. Otro signo de rotura intracapsular es el signo de los tallarines (*véase* la imagen), el cual representa una degradación más avanzada. La cubierta del implante se colapsa dentro del gel de silicona y se ve como líneas hipointensas apiladas dentro del gel de silicona de señal intensa. En estos ejemplos de rotura intracapsular, el gel de silicona sigue contenido dentro de la cápsula fibrosa. Cuando la silicona se extiende fuera de dicha cápsula, se conoce como *rotura extracapsular*. El ejemplo proporcionado muestra la rotura extracapsular, como lo demuestra la presencia de silicona de señal brillante en el tejido mamario de la cara superior del implante. Las opciones A y C no son correctas por sí solas, ya que se dan los dos tipos de rotura. La respuesta B no es correcta porque el implante no está intacto. El signo de la línea subcapsular está presente, lo que indica rotura intracapsular. El *pliegue radial* es un pliegue normal (sin intervención del gel de silicona) de la cubierta del implante mamario de silicona en un implante intacto. En ocasiones, los pliegues radiales complejos son difíciles de distinguir de la rotura intracapsular. Desplazarse activamente durante el estudio y evaluar el implante en múltiples planos puede ayudar a establecer el diagnóstico correcto. La respuesta D no es correcta. El *sangrado del gel de silicona* es la trasudación de cantidades microscópicas del gel de silicona a través de una cubierta intacta del implante.

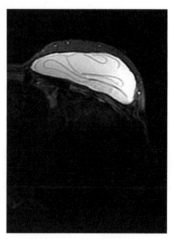

Ejemplo del signo de los tallarines

Referencias: Ikeda DM, Miyake KK. *Breast Imaging: The Requisites.* 3rd ed. Elsevier; 2017:368–373.

Molleran V, Mahoney MC. *Breast MRI: Expert Consult.* Elsevier Saunders; 2014:140–151.

Seiler SJ, Sharma PB, Hayes JC, et al. Multimodality imaging-based evaluation of single-lumen silicone breast implants for rupture. *RadioGraphics.* 2017;37(2):366–382.

34a **La respuesta es C.**

34b **La respuesta es B.** La imagen de la pregunta (imagen A) muestra un defecto de llenado abrupto inmediatamente después de la punta de la aguja de sialografía de punta roma de calibre 30 (zona señalada con un *círculo rojo*). Otro ejemplo de caso de diagnóstico por imagen (imagen B) muestra un defecto de llenado (*véase* la *flecha roja*) en una galactografía.

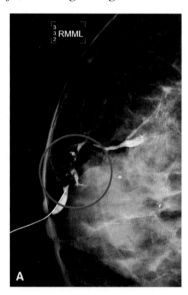 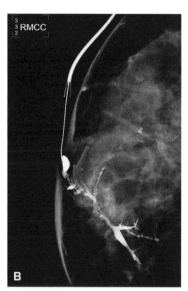

Un defecto de llenado, un corte brusco del conducto o una irregularidad y distorsión luminal en la galactografía se consideran un estudio positivo, lo que podría deberse a:

- Papiloma intraquístico (tumor que con mayor frecuencia produce una secreción sanguinolenta por el pezón)
- Carcinoma papilar intraductal
- Coágulo sanguíneo
- Material espeso
- Burbuja de aire

Las indicaciones clínicas para llevar a cabo la galactografía son la secreción sanguinolenta, serosa o transparente espontánea de un solo conducto del pezón. Los pasos del procedimiento para realizar la galactografía son:

- Se obtiene el consentimiento informado por escrito.
- La mama se coloca en un soporte de aumento (o la paciente se coloca en decúbito supino) con la lámpara de cuello de cisne iluminando el pezón.
- Se limpia el pezón.
- La abertura del conducto se identifica apretando el pezón para que salga una pequeña gota de secreción.
- La sonda se conecta al tubo y a la jeringa con 1-3 mL de contraste Optiray®.
- Se inserta en la abertura del conducto una sonda roma (calibre 27 o 30), recta o en ángulo recto, conectada a un tubo y a una jeringa llena de contraste.
- La sonda se fija con cinta adhesiva a la mama de la paciente.
- El contraste se inyecta lentamente en el conducto hasta que la paciente siente plenitud mamaria o hay reflujo de contraste del conducto.
- Se presta especial atención a no inyectar aire en el conducto, ya que puede simular un defecto de llenado en la mamografía.
- Si se produce resistencia durante la inyección, puede ser el resultado de la colocación de la sonda contra la pared del conducto o de la extravasación de contraste fuera del conducto. Se detiene la inyección y se vuelve a colocar la sonda.
- Una vez inyectado el contraste, se obtienen una proyección CC con aumento y una lateral.

Se evalúan las imágenes para detectar un defecto de llenado dentro del conducto o una terminación abrupta de este. Ambos hallazgos requerirán una biopsia.

La galactografía puede evaluar la presencia de un tumor dentro de un conducto o que lo comprometa, pero no puede diferenciar la causa benigna de la maligna.

Referencias: Ikeda DM, Miyake KK. *Breast Imaging: The Requisites*. 3rd ed. Elsevier; 2017:409–413.

Shah BA, Fundaro GM, Mandava S. *Breast Imaging Review: A Quick Guide to Essential Diagnoses*. 2nd ed. Springer; 2015:235.

35a **La respuesta es E.** Este hallazgo es sospechoso, de categoría BI-RADS 4. Se trata de una masa irregular de reciente aparición y que realza en una paciente de alto riesgo y, por lo tanto, se considera sospechosa mediante RM aunque la curva cinética de tiempo-intensidad muestre ser persistente y de tipo I. La estructura sospechosa de la masa prevalece sobre la cinética de realce benigna y debe motivar una biopsia.

35b **La respuesta es B.** El siguiente paso más adecuado es la ecografía enfocada o la mamografía. Dado que el hallazgo es sospechoso, no procede recomendar un seguimiento de 6 meses (A) porque dicho hallazgo tiene una probabilidad > 2% de ser cáncer de mama. La recomendación de una RM mamaria de cribado anual (C) es igualmente inadecuada. Aunque el hallazgo puede dar lugar a una biopsia de mama guiada por RM (D), debe hacerse un intento inicial de pedir a la paciente que vuelva para realizarle una ecografía enfocada o una mamografía con fines de planificación de la biopsia. Esta imagen adicional de segunda exploración puede identificar un posible correlato del hallazgo de la RM, y la biopsia de mama con guía estereotáctica o ecográfica resultante suele ser una modalidad más tolerable. La repetición de la RM de mama no será útil en este caso y no es un uso sensato de los recursos.

Referencias: Lee CI, Lehman CD, Bassett LW. *Rotations in Radiology: Breast Imaging*. Oxford University Publishing; 2018:287–289.

Ikeda DM, Miyake KK. *Breast Imaging: The Requisites*. 3rd ed. Elsevier; 2017:306–309.

36 **La respuesta es B.** Esto es un hematoma. Las imágenes muestran el aspecto clásico del hematoma en la mamografía y la ecografía. Esto, junto con los antecedentes adecuados, se clasifica como BI-RADS 2. Si existe alguna duda de que se trate de un hematoma, la evaluación debe ser BI-RADS 4 con recomendación de biopsia.

Referencia: Sickles EA, D'Orsi CJ, Bassett LW, et al. ACR BI-RADS® mammography. In: *ACR BI-RADS® Atlas, Breast Imaging Reporting and Data System*. American College of Radiology; 2013:151.

37 **La respuesta es C.** La HDA se considera una lesión de alto riesgo, ya que estas lesiones se consideran dentro del espectro de enfermedades que pueden convertirse en malignidad intraductal. Se cree que las mujeres con diagnóstico de HDA tienen entre cinco y seis veces más riesgo de desarrollar cáncer de mama en 10 años que la población sin dicha afección. Además, cuando se diagnostica HDA en la biopsia con aguja gruesa, incluso con un dispositivo de vacío de calibre 9, se debe recomendar la resección, ya que los estudios han mostrado que aproximadamente uno de cada cinco casos de HDA diagnosticados en la biopsia con aguja gruesa muestran CDIS o malignidad invasora en la resección final.

Referencias: Eby PR, Oschner JE, DeMartini WB, et al. Frequency and upgrade rates of atypical ductal hyperplasia diagnosed at stereotactic vacuum-assisted core biopsy: 9 versus 11 gauge. *AJR Am J Roentgenol*. 2009;192(1):229–234.

Ikeda DM, Miyake KK. *Breast Imaging: The Requisites*. 3rd ed. Elsevier; 2017:236–243.

38 **La respuesta es C.** Las características que sugieren malignidad en la RM de mama incluyen:

- Realce brillante
- Margen espiculado e irregular
- Realce del borde (se debe tener cuidado con la esteatonecrosis y el quiste inflamado, que también pueden presentar este realce)
- Realce heterogéneo
- Realce lineal, lineal-ramificado o segmentario
- Realce en anillo arracimado o agrupado

Referencia: Ikeda DM, Miyake KK. *Breast Imaging: The Requisites*. 3rd ed. Elsevier; 2017:270–273.

39 **La respuesta es A.** Las imágenes ecográficas muestran una masa irregular con márgenes espiculados que se corresponde con la asimetría focal observada en la mamografía. Esto requiere una biopsia, y lo más fácil para el radiólogo y la paciente sería realizarla bajo guía ecográfica. Se realizó una biopsia de la masa y el resultado anatomopatológico fue un CDI.

Los hallazgos preocupan por una posible malignidad; por lo tanto, una mamografía diagnóstica anual o la evaluación a los 6 meses son inadecuados. La RM puede ser beneficiosa después de efectuar la biopsia en caso de sospecha de enfermedad multicéntrica, pero es más adecuado llevar a cabo primero la ecografía y la biopsia subsecuente.

Referencias: Ikeda DM, Miyake KK. *Breast Imaging: The Requisites.* 3rd ed. Elsevier; 2017:140–156.

Stavros AT. *Breast Ultrasound.* Lippincott Williams & Wilkins; 2004:620–626, 838–845.

40 **La respuesta es C.** Proyección tangencial. Aunque las calcificaciones cutáneas son un hallazgo frecuente en las mamografías y, por lo general, se distinguen fácilmente por sus centros radiotransparentes, en ocasiones, el diagnóstico puede resultar difícil. Cuando no son claras, las proyecciones tangenciales pueden confirmar el diagnóstico de calcificaciones dérmicas. Para ello, el técnico suele colocar una rejilla en la zona de las calcificaciones de la mama, poner un marcador BB sobre ellas y tomar una imagen con el marcador BB en la tangente.

Referencias: Andolina VF, Lille SL. *Mammographic Imaging, A Practical Guide.* Lippincott Williams & Wilkins; 2010:196–205.

Ikeda DM, Miyake KK. *Breast Imaging: The Requisites.* 3rd ed. Elsevier; 2017:84–86.

41 **La respuesta es D.** La filariosis es una infección parasitaria sistémica poco frecuente en los países occidentales, pero endémica en los trópicos y partes de África. Es causada por el parásito *Wuchereria bancrofti.* Con la infiltración, el parásito puede causar obstrucción linfática en los tejidos subcutáneos, lo que causa edema mamario. A medida que el parásito muere, se calcifica y puede ser visible en la mamografía en forma de calcificaciones alargadas, serpentiformes y no ductales (*véanse* las siguientes imágenes).

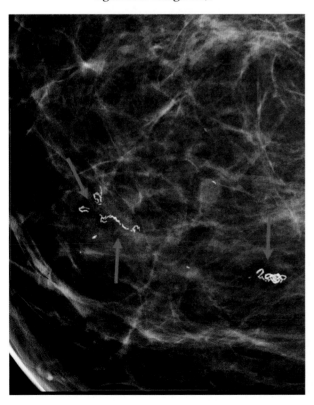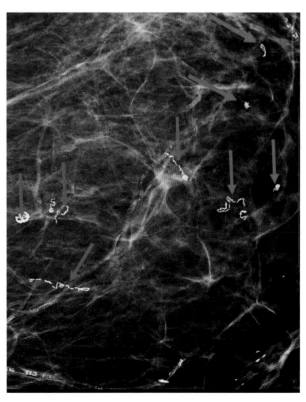

Las causas habituales de las infecciones mamarias son *Staphylococcus aureus* y algunas especies de *Streptococcus*. El engrosamiento de la piel y el engrosamiento trabecular subyacente pueden observarse en la mamografía en las infecciones por *Staphylococcus aureus* y algunas especies de *Streptococcus*. Los abscesos focales también pueden identificarse como una masa tanto en la mamografía como en la ecografía.

En la mamografía, la insuficiencia cardíaca congestiva puede aparecer como un aumento bilateral, y a veces unilateral, de las mamas con engrosamiento cutáneo y trabecular asociado. A menudo también se visualizan venas distendidas.

En ocasiones, la linfadenopatía axilar puede causar una obstrucción linfática. En la mamografía, puede presentarse como un engrosamiento cutáneo y trabecular difuso con congestión general de la mama y agrandamiento de los ganglios linfáticos densos en la axila inferior del lado afectado.

Referencias: Mashankar A, Khopkar K, Parihar A, et al. Breast filariasis. *Indian J Radiol Imaging*. 2005;15:203–204.

Thakur M, Lhamo Y. Breast filariasis. *J Surg Case Rep*. 2014;2014(1):rjt128.

42 **La respuesta es A.** Se han descrito tasas de falsos negativos más elevadas (hasta el 21%) para el CLI que para otros cánceres invasores en la mamografía, ya que el CLI suele ser difícil de diagnosticar mamográficamente.

B. El CLI se manifiesta con mayor frecuencia (44%-65% de los casos) como una masa, generalmente con márgenes espiculados o mal definidos.

C. Se ha comprobado que la RM afecta el tratamiento clínico en el 50% de las pacientes con CLI, lo que conduce a cambios en el tratamiento quirúrgico en el 28% de los casos.

D. Los CLI se asocian a una mayor tasa de multiplicidad y bilateralidad que los CDI frecuentes.

Referencias: Ikeda DM, Miyake KK. *Breast Imaging: The Requisites*. 3rd ed. Elsevier; 2017:141–143.

Lopez K, Bassett LW. Invasive lobular carcinoma of the breast: spectrum of mammographic, US, and MR imaging findings. *RadioGraphics*. 2009;29:165–176.

43 **La respuesta es B.** El *esteatocistoma múltiple* es una enfermedad hereditaria autosómica dominante caracterizada por la presencia de numerosas masas radiotransparentes circunscritas, extensas y bilaterales típicas de los quistes aceitosos en la mamografía. Los quistes aceitosos del esteatocistoma múltiple son de localización intradérmica, a diferencia de los quistes aceitosos postraumáticos, que son de localización intraparenquimatosa. Los quistes aceitosos del esteatocistoma múltiple pueden ser palpables.

Referencia: Ikeda DM, Miyake KK. *Breast Imaging: The Requisites*. 3rd ed. Elsevier; 2017:157–159.

44 **La respuesta es B.** La RM muestra que la mama derecha es más pequeña que la izquierda, con una amplia zona difusa de realce no tumoral, lo que sugiere un CLI. Cuando el CLI es grande, la mama afectada puede parecer que disminuye de tamaño en la mamografía o la RM; esto se ha denominado *mama encogida*. La mama encogida es un hallazgo imagenológico, no clínico, del CLI. Clínicamente, el tamaño de la mama no es diferente; sin embargo, la paciente puede presentar síntomas clínicos, como engrosamiento de la piel o un tumor palpable.

Referencias: Klein JS, Brant WE, Helms CA, Vinson EN. *Brant and Helms' Fundamentals of Diagnostic Radiology*. Vol 2. 5th ed. Wolters Kluwer; 2019:516, 519.

Ikeda DM, Miyake KK. *Breast Imaging: The Requisites*. 3rd ed. Elsevier; 2017:295.

Molleran V, Mahoney MC. *Breast MRI: Expert Consult*. Elsevier Saunders; 2014:49–50.

45 **La respuesta es C.** El CMI se considera una lesión en estadio T4. La presentación más frecuente es el engrosamiento de la piel. La gran mayoría de las pacientes con CMI se presentan con engrosamiento cutáneo. El CMI representa el 1% de los cánceres de mama.

Referencias: Ikeda DM, Miyake KK. *Breast Imaging: The Requisites*. 3rd ed. Elsevier; 2017:417–418.

Molleran V, Mahoney MC. *Breast MRI: Expert Consult*. Elsevier Saunders; 2014:115–116.

46 **La respuesta es D.** El mejor paso siguiente en el tratamiento es la extirpación quirúrgica del sitio de la biopsia con aguja gruesa. El tratamiento de los papilomas intraductales ha sido controvertido, ya que algunos abogan por la extirpación de todos los papilomas intraductales, mientras que otros solo extirpan los que presentan atipia. Las lesiones con atipia encontradas en la biopsia con aguja gruesa deben extirparse porque la tasa de cáncer coexistente es alta (22%-67%). Los papilomas intraductales sin atipia pueden tratarse de forma conservadora.

Referencias: Ahmadiyeh N, Stoleru MA, Raza S, Lester SC, Golshan M. Management of intraductal papillomas of the breast: an analysis of 129 cases and their outcome. *Ann Surg Oncol.* 2009;16:2264–2269.

Swapp R, Glazebrook KN, Jones KN, et al. Management of benign intraductal solitary papilloma diagnosed on core needle biopsy. *Ann Surg Oncol.* 2013;20:1900–1905.

47 **La respuesta es D.** Una de las funciones de la RM de mama es el seguimiento de los resultados de la quimioterapia neoadyuvante. En un principio se usaba la exploración clínica para seguir la respuesta del tumor, pero varios estudios han demostrado que la RM es la mejor opción para controlar la respuesta a la quimioterapia.

Referencia: Molleran V, Mahoney MC. *Breast MRI: Expert Consult.* Elsevier Saunders; 2014:118–119.

48 **La respuesta es C.** La recidiva local tras el tratamiento con conservación de la mama es del 1% al 2%. La mayoría de los casos de recidiva se producen entre 4 y 6 años después del tratamiento. La RM ofrece una ventaja sobre otros métodos a la hora de evaluar la recurrencia. En la RM, puede observarse un realce fisiológico en la zona quirúrgica hasta los 18 o 24 meses.

Referencias: Klein JS, Brant WE, Helms CA, Vinson EN. *Brant and Helms' Fundamentals of Diagnostic Radiology.* Vol 2. 5th ed. Wolters Kluwer; 2019:579.

Macura KF, Ouwerkerk R, Jacobs MA, et al. Patterns of enhancement on breast MR images: interpretation and imaging pitfalls. *RadioGraphics.* 2006;26:1719–1734.

49a **La respuesta es B.** El síndrome de Poland es una anomalía congénita infrecuente. Las pacientes con este síndrome nacen con hipoplasia o aplasia de la musculatura mamaria y pectoral y a menudo presentan hipoplasia del miembro superior ipsilateral. El colgajo TRAM sería una respuesta incorrecta, ya que un colgajo de este tipo aparecería como una mama difusamente grasa en comparación con el lado contralateral. Por lo general, no se realizan mastectomías, y la mamoplastia reductiva aparece como un aumento simétrico de la densidad a lo largo de los bordes inferiores de ambas mamas.

49b **La respuesta es C.** El *síndrome de Poland* es una hipoplasia unilateral congénita o una ausencia del músculo pectoral mayor. El patrón de herencia de este síndrome es autosómico recesivo.

Referencias: Ikeda DM, Miyake KK. *Breast Imaging: The Requisites.* 3rd ed. Elsevier; 2017:434–435.

Seyfer AE, Fox JP, Hamilton CG. Poland syndrome: evaluation and treatment of the chest wall in 63 patients. *Plast Reconstr Surg.* 2010;126(3):902–911.

Shah BA, Fundaro GM, Mandava S. *Breast Imaging Review: A Quick Guide to Essential Diagnoses.* 2nd ed. Springer; 2015:83–84.

49c **La respuesta es D.** El *síndrome de Poland* es una hipoplasia unilateral congénita o una ausencia del músculo pectoral mayor.

Este síndrome se asocia a una mayor incidencia de:

- Cáncer de mama
- Leucemia
- Linfomas no hodgkinianos
- Cáncer de pulmón

Referencia: Shah BA, Fundaro GM, Mandava S. *Breast Imaging Review: A Quick Guide to Essential Diagnoses.* 2nd ed. Springer; 2015:83–84.

50 **La respuesta es B.** El estudio cinético del realce no tumoral en la parte central de la mama derecha muestra una cinética de realce inicial rápida y persistente retardada, también conocida como *curva de tipo I.* En este gráfico de realce, el eje de ordenadas es el cambio porcentual de realce y el eje de abscisas indica el tiempo en segundos. El realce temprano/inicial es < 2 min. Al cabo de 2 min, la curva cinética se encuentra en su fase retardada. Se realizan varias exploraciones poscontraste en fases tempranas (1-2 min) y retardadas (2-5 min) para conocer el comportamiento de realce de una masa o un área de realce a lo largo del tiempo. A continuación, puede utilizarse *software* de posprocesamiento de DAO para crear series de sustracción y proporcionar información cinética. La curva cinética proporcionada muestra un cambio rápido en la pendiente de aumento del realce no tumoral (realce rápido inicial). Por lo tanto, las opciones A y E son incorrectas. El componente retardado de la curva de realce es persistente, lo que significa que el cambio porcentual de realce sigue aumentando con el tiempo, aunque con una pendiente menor que en la fase inicial. Por lo tanto, las opciones C y D son incorrectas. Una curva cinética de meseta retardada es un patrón de realce que se estabiliza y no muestra un cambio porcentual de realce en la fase retardada. Este tipo de curva se conoce como *curva de tipo II*. La curva cinética de lavado retardado muestra una disminución continua del realce en la fase retardada. Este tipo de curva de lavado retardado es una curva de tipo III; se describe clásicamente en asociación con el cáncer de mama.

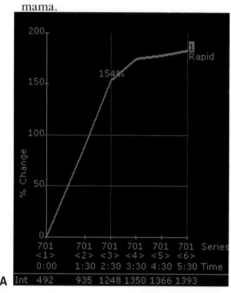

Tipo I

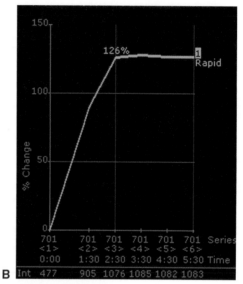

Tipo II

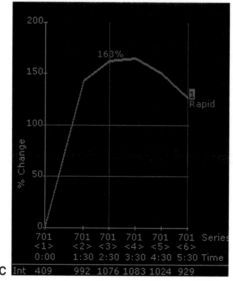

Tipo III

Referencias: Ikeda DM, Miyake KK. *Breast Imaging: The Requisites*. 3rd ed. Elsevier; 2017:273–275.

Molleran V, Mahoney MC. *Breast MRI: Expert Consult*. Elsevier Saunders; 2014:25–26.

Shah BA, Fundaro GM, Mandava S. *Breast Imaging Review: A Quick Guide to Essential Diagnoses*. 2nd ed. Springer; 2015:239, 242.

51 **La respuesta es C.** El CDI de mama no especificado es el tipo de cáncer de mama invasor más habitual en las pacientes embarazadas y puérperas. Se han notificado algunos otros cánceres, pero son mucho menos frecuentes.

Referencias: Ahn BY, Kim HH, Moon WK, et al. Pregnancy and lactation-associated breast cancer: mammographic and sonographic findings. *J Ultrasound Med*. 2003;22:491–497.

Ikeda DM, Miyake KK. *Breast Imaging: The Requisites*. 3rd ed. Elsevier; 2017:402.

Sabate JM, Clotet M, Torrubia S, et al. Radiographic evaluation of breast disorders related to pregnancy and lactation. *RadioGraphics*. 2007;27:S101–S124.

52 **La respuesta es D.** La RM de mama muestra una masa en el cuadrante superior externo izquierdo a profundidad posterior y una masa localizada en el cuadrante inferior interno izquierdo a profundidad media, lo que es compatible con enfermedad multicéntrica. La *enfermedad multicéntrica* se refiere a tener más de una lesión en más de un cuadrante de la mama. La *enfermedad multifocal* se refiere a presentar más de una lesión en un solo cuadrante de la mama. Debido a que las masas miden de 3 a 4 cm en lados opuestos de la mama, esta paciente probablemente sería tratada con una mastectomía. Las contraindicaciones de la radioterapia en toda la mama son:

- Embarazo
- Radioterapia previa en la mama
- Enfermedad multicéntrica o difusa
- Enfermedad del tejido conjuntivo
- Mal resultado estético (contraindicación relativa)

Referencia: Ikeda DM, Miyake KK. *Breast Imaging: The Requisites*. 3rd ed. Elsevier; 2017:325.

53a **La respuesta es B.**

53b **La respuesta es B.** Los galactoceles por lo general se observan en mujeres lactantes o poslactantes. El *galactocele* es una acumulación focal de leche materna. En la mamografía, aparece como una masa de baja o igual densidad con un aspecto patognomónico de líquido graso en la imagen de haz horizontal (vista lateral/medial o medial/lateral). En la ecografía, la apariencia puede variar en función del contenido de componentes líquidos y sólidos de la leche. El aspecto patognomónico en la ecografía es un nivel de residuos y líquido con la grasa elevándose en la parte superior del galactocele y la leche/líquido estratificándose en declive en la parte inferior. Los galactoceles suelen resolverse espontáneamente en semanas o meses. La aspiración suele ser terapéutica.

Referencias: Ikeda DM, Miyake KK. *Breast Imaging: The Requisites*. 3rd ed. Elsevier; 2017:406–407.

Shah BA, Fundaro GM, Mandava S. *Breast Imaging Review: A Quick Guide to Essential Diagnoses*. 2nd ed. Springer; 2015:26–28.

53c **La respuesta es A.** El *galactocele* es una acumulación focal de leche materna que suele observarse en una mujer lactante o poslactante. En la mamografía, se presenta como una masa de densidad baja o igual con un nivel líquido-grasa que se aprecia mejor en una mamografía de vista lateral. En la ecografía, se observan residuos de líquido con la grasa subiendo a la parte superior del galactocele y la leche/líquido estratificándose en declive en la parte inferior. Los galactoceles suelen resolverse espontáneamente en semanas o meses, pero pueden aspirarse para aliviar los síntomas.

Referencias: Ikeda DM, Miyake KK. *Breast Imaging: The Requisites*. 3rd ed. Elsevier; 2017:406–407.

Shah BA, Fundaro GM, Mandava S. *Breast Imaging Review: A Quick Guide to Essential Diagnoses*. 2nd ed. Springer; 2015:26–28.

54 **La respuesta es A.** El *quiste mamario simple* es una acumulación de líquido con un revestimiento epitelial. Es el tumor mamario más frecuente en las mujeres. Los quistes simples suelen tener un aspecto redondeado, ovalado o lobulillar en la mamografía, pero no pueden distinguirse de una masa sólida sin recurrir a la ecografía. En la ecografía, un *quiste simple* es, por definición, una masa anecoica con paredes imperceptibles, una pared posterior afilada, transmisión permeable y transmisión posterior reforzada del sonido. El quiste simple puede dejarse solo o aspirarse para aliviar los síntomas.

Referencias: Ikeda DM, Miyake KK. *Breast Imaging: The Requisites*. 3rd ed. Elsevier; 2017:193–194.

Shah BA, Fundaro GM, Mandava S. *Breast Imaging Review: A Quick Guide to Essential Diagnoses*. 2nd ed. Springer; 2015:81–82.

55 **La respuesta es D.** Varios estudios publicados han informado el aspecto mamográfico del cáncer de mama asociado al embarazo, y el hallazgo mamográfico más frecuente es una masa con o sin calcificaciones, seguida de calcificaciones solas o asociadas a otros hallazgos como distorsión de la estructura o aumento difuso de la densidad mamaria.

Referencia: Sabate JM, Clotet M, Torrubia S, et al. Radiographic evaluation of breast disorders related to pregnancy and lactation. *RadioGraphics*. 2007;27:S101–S124.

56 **La respuesta es D.** La fibrosis focal, también conocida como *mastopatía fibrosa* o *tumor fibroso*, suele aparecer en mujeres en la premenopausia. Cuando se produce fibrosis focal en una mujer en la posmenopausia, es probable que esté en tratamiento de reposición hormonal. Cuando es palpable, la fibrosis focal se manifiesta clínicamente como un tumor firme. Las características mamográficas son variables y pueden presentarse como una masa mal definida o bien circunscrita, asimetría o distorsión de la estructura. En la ecografía suele observarse una masa hipoecoica, aunque también puede haber ecogenicidad heterogénea.

Referencia: Berg WA, Birdwell R, Gombos EC, et al. *Diagnostic Imaging: Breast*. Amirsys; 2006:IV:2-46–IV:2-49.

57 **La respuesta es C.** Las calcificaciones en los ganglios linfáticos axilares pueden deberse a muchas razones. El diagnóstico diferencial incluye enfermedades granulomatosas y la enfermedad metastásica del cáncer de mama o de ovario. La aparición de nuevas calcificaciones en los ganglios linfáticos axilares debe someterse a biopsia para descartar enfermedad metastásica por cáncer de mama o de ovario.

Referencias: Ikeda DM, Miyake KK. *Breast Imaging: The Requisites*. 3rd ed. Elsevier; 2017:422.

Shah BA, Fundaro GM, Mandava S. *Breast Imaging Review: A Quick Guide to Essential Diagnoses*. 2nd ed. Springer; 2015:143–144.

58 **La respuesta es C.** La RM de mama muestra un tumor mamario irregular con márgenes espiculados. Si una masa presenta características malignas claras en la evaluación morfológica, debe hacerse una biopsia de la masa independientemente de que tenga una curva cinética benigna.

Referencias: Ikeda DM, Miyake KK. *Breast Imaging: The Requisites*. 3rd ed. Elsevier; 2017:325.

Molleran V, Mahoney MC. *Breast MRI: Expert Consult*. Elsevier Saunders; 2014:107–108.

59 **La respuesta es B.** Las imágenes ecográficas muestran un tumor quístico, superficial, ovalado y complicado con realce acústico posterior junto con una estructura hipoecoica que se extiende desde la masa hasta la piel y que es característica de un quiste sebáceo (que surge de una glándula sebácea) o de un quiste de inclusión epidérmico (folículo piloso obstruido). Clínicamente y por imagen, los quistes sebáceos y los quistes de inclusión epidérmicos son indistinguibles entre sí y no suelen requerir tratamiento. La resección puede estar justificada si persiste el dolor o hay agrandamiento. No hay potencial maligno en los quistes sebáceos, y es extremadamente inusual en los quistes de inclusión epidérmicos. Por lo tanto, una categoría BI-RADS 2 es la clasificación adecuada tras la evaluación diagnóstica.

Referencias: Ikeda DM, Miyake KK. *Breast Imaging: The Requisites*. 3rd ed. Elsevier; 2017:164, 166.

Shah BA, Fundaro GM, Mandava S. *Breast Imaging Review: A Quick Guide to Essential Diagnoses*. 2nd ed. Springer; 2015:190–191.

60 La respuesta es B.

Causas del edema mamario bilateral	Causas del edema mamario unilateral
• Insuficiencia cardíaca congestiva	• Mastitis
• Anasarca	• *Staphylococcus aureus* (habitual)
• Insuficiencia renal	• Tuberculosis (infrecuente)
• Linfadenopatía	• Sífilis (infrecuente)
• Síndrome de la vena cava superior	• Enfermedad hidatídica (infrecuente)
• Hepatopatía	• Molusco contagioso
	• Absceso secundario a una mastitis
	• Absceso subareolar recurrente
	• Cáncer inflamatorio
	• Traumatismos
	• Necrosis por warfarina
	• Obstrucción ganglionar unilateral
	• Radioterapia

Referencia: Ikeda DM, Miyake KK. *Breast Imaging: The Requisites*. 3rd ed. Elsevier; 2017:414–420.

61 La respuesta es B.
Se ha producido un intervalo de disminución del tamaño de ambas mamas en la mamografía de cribado actual en comparación con la mamografía de cribado de hace 2 años. En la parte inferior de la mama se observan zonas en remolino de distorsión de la estructura bilateralmente en las proyecciones MLO y centralmente en las vistas CC. Hay una masa radiotransparente ovalada en la parte inferior interna de la mama derecha que representa un quiste aceitoso o esteatonecrosis. Los hallazgos son compatibles con la mamoplastia reductiva bilateral.

Otros hallazgos mamográficos característicos que se observan son:

• Elevación del pezón con más piel inferior que superior
• Redistribución del tejido fibroglandular del cuadrante superior externo al cuadrante inferior interno

Los quistes aceitosos y la esteatonecrosis pueden ser un hallazgo asociado observado en la mamoplastia reductiva.

Referencias: Ikeda DM, Miyake KK. *Breast Imaging: The Requisites*. 3rd ed. Elsevier; 2017:390–394.

Shah BA, Fundaro GM, Mandava S. *Breast Imaging Review: A Quick Guide to Essential Diagnoses*. 2nd ed. Springer; 2015:50–51.

62 La respuesta es A.
La captación isotópica en parches unilateral o bilateral corresponde frecuentemente a tejido fibroglandular activo o a actividad hormonal. Por lo tanto, es preferible realizar el estudio entre el día 2 y el día 12 del ciclo menstrual de la paciente, si es posible. Si hay una captación difusa en parches, la prueba puede considerarse indeterminada.

Referencias: Brem R, Fishman M, Rapelyea J. Detection of ductal carcinoma in situ with mammography, breast specific gamma imaging and magnetic resonance imaging: a comparative study. *Acad Radiol*. 2007;14:945–950.

Brem R, Ioffe M, Rapelyea J, et al. Invasive lobular carcinoma: detection with mammography, sonography, MRI, and breast-specific gamma imaging. *AJR Am J Roentgenol*. 2009;192:379–383.

63 **La respuesta es C.** Las imágenes mostradas corresponden a implantes mamarios bilaterales subpectorales de solución salina. Hay un implante de solución salina subpectoral normal en la mama izquierda. Cuando uno de estos implantes se rompe, la solución salina se dispersa en el tejido mamario y la cubierta del implante se contrae contra la pared torácica. El pliegue radial ocurre en la cubierta del implante y es un hallazgo normal en los implantes mamarios de silicona. Los pliegues radiales aparecen en la RM como líneas oscuras que se extienden hasta la periferia del implante. El encapsulamiento de la prótesis se produce cuando el tejido cicatricial normal forma una cápsula alrededor del implante y lo tensa o comprime. La contractura capsular puede ocurrir durante varios meses a años y dar lugar a cambios en la forma de la mama, sensación de dureza o mastalgia.

Referencias: Ikeda DM, Miyake KK. *Breast Imaging: The Requisites*. 3rd ed. Elsevier; 2017:368–373.

Shah BA, Fundaro GM, Mandava S. *Breast Imaging Review: A Quick Guide to Essential Diagnoses*. 2nd ed. Springer; 2015:239–240.

64 **La respuesta es 1-B, 2-A, 3-D.**

Localización de los ganglios linfáticos que drenan la mama	
Nivel	**Localización**
I	Infralateral al borde lateral del músculo pectoral menor
II	Detrás del músculo pectoral menor
III	Entre los músculos pectoral menor y subclavio (ligamento de Halsted)

Referencia: Ikeda DM, Miyake KK. *Breast Imaging: The Requisites*. 3rd ed. Elsevier; 2017:326–327.

65a **La respuesta es C.** La *enfermedad de Mondor* es una tromboflebitis focal de una vena superficial de la mama. Puede presentarse clínicamente como un tumor palpable en forma de cordón con dolor, sensibilidad y eritema asociados. La enfermedad de Mondor es una afección inusual que puede relacionarse con traumatismos, cirugía mamaria y actividad física extrema. No necesita tratamiento, ya que es autolimitada y el hallazgo palpable se resuelve en 2 a 12 semanas. Los cuidados de apoyo son el tratamiento adecuado.

En la mamografía, la enfermedad de Mondor puede ser negativa o rara vez mostrar una estructura tubular larga correspondiente a la vena trombosada.

En la ecografía, aparece como una estructura superficial tubular no compresible con o sin flujo Doppler a color dependiendo del grado de recanalización.

Referencia: Ikeda DM, Miyake KK. *Breast Imaging: The Requisites*. 3rd ed. Elsevier; 2017:427–428.

65b **La respuesta es C.** La *enfermedad de Mondor* es una afección benigna poco frecuente caracterizada por la tromboflebitis de las venas subcutáneas de la pared torácica anterolateral. Un cordón sensible palpable en la mama correspondiente a una densidad tubular superficial en la mamografía y a un vaso subcutáneo en la ecografía, con o sin ausencia de flujo vascular Doppler, confirma el diagnóstico de enfermedad de Mondor de la mama. El conocimiento de la presentación clínica, la fisiopatología y los hallazgos radiológicos de la enfermedad permite hacer un diagnóstico preciso y evita el riesgo de confundir este hallazgo con un conducto dilatado o un CMI.

Referencia: Ikeda DM, Miyake KK. *Breast Imaging: The Requisites*. 3rd ed. Elsevier; 2017:427–428.

66 **La respuesta es D.** Los hallazgos de la mamografía revelan una masa ovalada en la zona de la alteración palpable en la región retroareolar de la mama derecha. Esta masa es de densidad grasa con calcificaciones distróficas asociadas. En la ecografía se observa una masa ovalada de ecogenicidad heterogénea que no muestra vascularidad interna. Con base en los hallazgos de la mamografía, la ecografía y los antecedentes de tumorectomía, estos hallazgos son compatibles con un área de esteatonecrosis.

Referencias: Ikeda DM, Miyake KK. *Breast Imaging: The Requisites*. 3rd ed. Elsevier; 2017:145.

Shah BA, Fundaro GM, Mandava S. *Breast Imaging Review: A Quick Guide to Essential Diagnoses*. 2nd ed. Springer; 2015:110–112.

Taboada JL, Stephens TW, Krishnamurthy S, et al. The many faces of fat necrosis in the breast. *AJR Am J Roentgenol*. 2009;192:815–825.

67a **La respuesta es A.** Las imágenes mostradas corresponden a un ganglio linfático intramamario benigno. No se justifica ningún otro tratamiento. Los ganglios linfáticos intramamarios de aspecto benigno pueden verse hasta en un 5% de las mamografías de cribado. Típicamente, se observa en la mamografía una masa circunscrita de menos de 1 cm de aspecto arriñonado y una muesca hiliar radiotransparente en el cuadrante superior externo, aunque con menor frecuencia puede localizarse en otros cuadrantes. En la ecografía, el ganglio linfático intramamario aparece como una masa bien circunscrita con lobulaciones leves, una corteza hipoecoica y un hilio central ecogénico con vasos de alimentación centrales. Cuando los ganglios linfáticos intramamarios aumentan de tamaño, se produce un engrosamiento cortical generalizado o focal (> 3 mm de grosor cortical), o el ganglio se redondea con pérdida del hilio graso normal. Se debe considerar la realización de una biopsia con aguja gruesa ante la sospecha de afectación metastásica en un ganglio linfático intramamario.

Referencias: Ikeda DM, Miyake KK. *Breast Imaging: The Requisites*. 3rd ed. Elsevier; 2017:199, 157, 160.

Shah BA, Fundaro GM, Mandava S. *Breast Imaging Review: A Quick Guide to Essential Diagnoses*. 2nd ed. Springer; 2015:120–122.

67b **La respuesta es A.** La localización más habitual de un ganglio linfático intramamario es el cuadrante superior externo y a lo largo de los vasos sanguíneos. Cerca del 90% de los ganglios linfáticos intramamarios están presentes en dicho cuadrante. Estos ganglios son pequeños (≤ 5 mm) y constituyen masas circunscritas ovaladas o arriñonadas que presentan un hilio graso central. En la RM, los ganglios linfáticos intramamarios tienen una señal T2 uniforme en su corteza y realzan ávida y rápidamente; tienen un realce inicial rápido y una meseta o curva cinética de lavado en la fase retardada.

Referencias: Berg WA, Birdwell R, Gombos EC. *Diagnostic Imaging Breast*. Amirsys; 2008:IV:1–IV:8.

Ikeda DM, Miyake KK. *Breast Imaging: The Requisites*. 3rd ed. Elsevier; 2017:374–383.

68 **La respuesta es D.** Hasta 9 meses después de la tumorectomía y la radioterapia, hay un fuerte realce en la zona de la cirugía. De 10 a 18 meses después de la tumorectomía y la radioterapia, el realce disminuye lentamente, sin realce considerable en el 94% de los casos.

Referencia: Ikeda DM, Miyake KK. *Breast Imaging: The Requisites*. 3rd ed. Elsevier; 2017:332–336.

69 **La respuesta es B.** Los criterios para invocar la «regla de la multiplicidad» y asignar una categoría BI-RADS 2 en la mamografía de cribado son los siguientes:

- Al menos tres masas presentes (al menos una en cada mama).
- Márgenes circunscritos (más del 75% claramente visible).
- No puede haber márgenes indistintos o espiculados.
- Sin calcificaciones sospechosas.
- En general, las masas deben parecer similares en forma, tamaño y densidad.
- No deben ser palpables.

La presencia de múltiples hallazgos bilaterales similares sugieren una causa benigna. Debe haber al menos tres masas en total y al menos una en cada mama. Esto excluye los hallazgos palpables.

Referencias: Lee CI, Lehman CD, Bassett LW. *Rotations in Radiology: Breast Imaging*. Oxford University Publishing; 2018:172–175.

Kopans DB. *Breast Imaging*. 3rd ed. Lippincott Williams & Wilkins; 2007:487.

70 **La respuesta es C.** La imagen de la mamografía revela una masa radiotransparente (densidad grasa) con una cápsula fibrosa evidente dentro del músculo pectoral mayor derecho que corresponde a la anomalía palpable de la paciente indicada por el marcador cutáneo triangular. Las imágenes ecográficas revelan una masa ovalada circunscrita que es casi isoecoica o ligeramente hiperecoica a la grasa subcutánea. Con base en los hallazgos de los estudios de imagen y en las opciones de respuesta, lo más probable es que se trate de un lipoma.

Referencias: Berg WA, Birdwell R, Gombos EC, et al. *Diagnostic Imaging: Breast*. Amirsys; 2006:IV:2-56–IV:2-57.

Ikeda DM, Miyake KK. *Breast Imaging: The Requisites*. 3rd ed. Elsevier; 2017:157, 162.

71 **La respuesta es B.** Los cánceres de mama pueden estadificarse mediante la clasificación TNM del American Joint Cancer Committee (AJCC). El plan de tratamiento se basa en dicha clasificación, el diagnóstico por imagen, los hallazgos físicos, los deseos de la paciente y la toma de decisiones compartida entre la paciente y el equipo tratante. La National Comprehensive Cancer Network de los Estados Unidos dispone de un algoritmo de decisión clínica sobre el espectro completo de cuidados.

Clasificación TNM del cáncer de mama

Estadio	Tumor	Términos descriptivos Ganglio (*node*)	Metástasis
0	Tis	N0	M0
IA	T1[a]	N0	M0
IB	T0	N1mi	M0
	T1[a]	N1mi	M0
IIA	T0	N1[b]	M0
	T1[a]	N1[b]	M0
	T2	N0	M0
IIB	T2	N1	M0
	T3	N0	M0
IIIA	T0	N2	M0
	T1[a]	N2	M0
	T2	N2	M0
	T3	N1	M0
	T3	N2	M0
IIIB	T4	N0	M0
	T4	N1	M0
	T4	N2	M0
IIIC	Cualquier T	N3	M0
IV	Cualquier T	Cualquier N	M1

[a]Incluye T1mi (microinvasión).
[b]Los tumores T0 y T1 con micrometástasis ganglionares únicamente se excluyen del estadio IIA y se clasifican como enfermedad en estadio IB.

Términos descriptivos de «T» en la estadificación TNM del cáncer de mama

Término	Definición
TX	No se puede evaluar el tumor primario
T0	Sin evidencia de tumor primario
Tis	Carcinoma *in situ* (CDIS, CLIS, enfermedad de Paget del pezón no asociada a carcinoma invasor o carcinoma *in situ* en el parénquima mamario subyacente)
T1	Tumor ≤ 20 mm
T1mi	Tumor ≤ 1 mm
T1a	Tumor > 1 mm pero ≤ 5 mm
T1b	Tumor > 5 mm pero ≤ 10 mm
T1c	Tumor > 10 mm pero ≤ 20 mm
T2	Tumor > 20 mm pero ≤ 50 mm
T3	Tumor > 50 mm
T4	Tumor de cualquier tamaño con extensión directa a la pared torácica o la piel (ulceración o nódulos cutáneos)[a]
T4a	Extensión a la pared torácica[b]
T4b	Ulceración, nódulos satélite ipsilaterales o edema de la piel (incluida la piel de naranja)[c]
T4c	T4a y T4b
T4d	Carcinoma inflamatorio

CDIS: carcinoma ductal *in situ*; CLIS: carcinoma lobulillar *in situ*.
[a]La invasión de la dermis por sí sola no cumple los requisitos.
[b]La adherencia o la invasión del músculo pectoral por sí sola no cumple los requisitos.
[c]No cumple los criterios para el cáncer de mama invasor.

Términos descriptivos de «N» en la estadificación TNM del cáncer de mama

Término	Definición
NX	No se pueden evaluar los ganglios linfáticos regionales
N0	Sin metástasis en los ganglios linfáticos regionales
N1	Metástasis en los ganglios linfáticos axilares ipsilaterales móviles de los niveles I-II
N2	Metástasis en los ganglios linfáticos axilares ipsilaterales de los niveles I-II que estén clínicamente «fijos» o en los ganglios mamarios internos ipsilaterales detectados clínicamente[a] en ausencia de metástasis en los ganglios linfáticos axilares clínicamente evidentes
N2a	Metástasis en los ganglios linfáticos axilares ipsilaterales de los niveles I y II fijos entre sí o a otras estructuras
N2b	Metástasis solo en los ganglios mamarios internos ipsilaterales detectados clínicamente[a] en ausencia de metástasis en los ganglios linfáticos axilares de los niveles I-II clínicamente evidentes
N3	Metástasis en los ganglios linfáticos infraclaviculares ipsilaterales (nivel III) con o sin afectación de los ganglios axilares de los niveles I-II, en los ganglios mamarios internos ipsilaterales detectados clínicamente[a] con metástasis en los ganglios axilares de los niveles I-II clínicamente evidentes, o en los ganglios supraclaviculares ipsilaterales con o sin afectación de los ganglios axilares o mamarios internos
N3a	Metástasis en los ganglios linfáticos infraclaviculares ipsilaterales
N3b	Metástasis en los ganglios linfáticos axilares ipsilaterales y mamarios internos
N3c	Metástasis en los ganglios linfáticos supraclaviculares ipsilaterales

[a]Detectada en estudios de imagen (excluida la linfogammagrafía) y confirmada mediante biopsia por aspiración con aguja fina, biopsia con aguja gruesa o exploración clínica, con características altamente sospechosas de malignidad.

Términos descriptivos de «M» en la estadificación TNM del cáncer de mama	
Término	**Definición**
M0	Sin evidencia clínica o radiográfica de metástasis a distancia
cM0 (i+)	Sin evidencia clínica o radiográfica de metástasis a distancia, pero focos de células tumorales detectados molecular o microscópicamente en sangre circulante, médula ósea u otro tejido ganglionar no regional que no supere los 0.2 mm en una paciente sin síntomas ni signos de metástasis
M1	Metástasis detectables a distancia determinadas por medios clínicos y radiográficos clásicos o que son > 0.2 mm comprobado histológicamente

Un tumor maligno de 2.5 cm en su eje mayor con metástasis en un ganglio linfático axilar ipsilateral de nivel 1 móvil de nivel 2 y sin evidencia clínica o radiográfica de metástasis a distancia tiene un estadio TNM de T2, N1 y M0.

Referencias: Ikeda DM, Miyake KK. *Breast Imaging: The Requisites*. 3rd ed. Elsevier; 2017:322–324.

Lee SC, Jain PA, Jethwa SC, et al. Radiologist's role in breast cancer staging: providing key information for clinicians. *RadioGraphics*. 2014;34(2):330–342.

72 **La respuesta es D.** La pared torácica está compuesta por las costillas, los músculos intercostales y el serrato anterior. Un tumor de cualquier tamaño que muestre extensión directa a la pared torácica es una lesión de categoría T4 según el sistema de estadificación TNM del AJCC para el cáncer de mama. Aunque la afectación del músculo pectoral mayor o menor es un hallazgo importante que debe incluirse en el informe de RM, por sí solo es insuficiente para determinar la invasión de la pared torácica y, por lo tanto, no altera el estadio clínico del cáncer de mama. La afectación del músculo pectoral puede observarse como un realce del músculo con pérdida del plano graso intermedio entre una neoplasia y el músculo; sin embargo, la obliteración del plano graso posterior por sí sola no indica definitivamente una afectación muscular.

Referencias: Lee SC, Jain PA, Jethwa SC, et al. Radiologist's role in breast cancer staging: providing key information for clinicians. *RadioGraphics*. 2014;34(2):330–342.

Morris EA, Liberman L. *Breast MRI: Diagnosis and Intervention*. Springer; 2005:205.

73 **La respuesta es C.** Se trata de «seudocalcificaciones» debidas a la presencia de óxido de zinc en ciertas pomadas y las lociones de calamina. La mamografía debe repetirse después de que la paciente se limpie las mamas.

Referencia: de Paredes ES. *Atlas of Mammography (Electronic Resource)*. 3rd ed. Lippincott Williams & Wilkins; 2007:238–240.

74a **La respuesta es A.** Hay una asimetría creciente en el cuadrante superior externo, la cual debe evaluarse con imágenes adicionales y ecografía.

74b **La respuesta es B.** Aunque no se observa nada específico en la ecografía, se está desarrollando una asimetría que va en aumento en la mamografía. Hay que determinar la causa. La forma más sencilla de hacerlo es con una biopsia con aguja bajo guía estereotáctica o ecográfica. También puede realizarse una biopsia por escisión, pero es más invasiva.

74c **La respuesta es B.** La HESA es una entidad benigna. La resección local amplia está indicada si el tumor aumenta de tamaño, si la paciente está preocupada por un tumor sintomático o si las características de las imágenes son atípicas. La recidiva local es frecuente si la resección no es completa.

Referencia: Ikeda DM, Miyake KK. *Breast Imaging: The Requisites*. 3rd ed. Elsevier; 2017:156–157.

75 **La respuesta es D.** En el lugar del marcador palpable hay una calcificación en el borde característica de un quiste aceitoso o de esteatonecrosis en la mamografía. Desde el punto de vista ecográfico, los quistes aceitosos pueden tener un aspecto variable, desde masas anecoicas (como quistes simples) hasta masas con ecos internos y sombra acústica posterior. Los quistes aceitosos son causados por un traumatismo contuso o una intervención quirúrgica y aparecen oscuros y grasos en la mamografía antes de calcificarse. El fibroadenoma, el quiste complicado y el carcinoma mucinoso aparecen densos en la mamografía.

Referencia: Ikeda DM, Miyake KK. *Breast Imaging: The Requisites*. 3rd ed. Elsevier; 2017:92, 94.

76 **La respuesta es C.** Las calcificaciones de fosfato cálcico se observan fácilmente en la tinción de H&E. El oxalato cálcico no se visualiza con la tinción de H&E y requiere una luz polarizada especial para mostrar las calcificaciones. Si aún quedan calcificaciones dentro de los bloques de parafina, la radiografía de los bloques las mostrará. La resección de ese bloque en particular mostrará las calcificaciones.

Referencia: Ikeda DM, Miyake KK. *Breast Imaging: The Requisites*. 3rd ed. Elsevier; 2017:252–253.

77 **La respuesta es A.** El grupo de quistes apocrinos es un racimo de pequeños focos anecoicos, de 1 a 7 mm individualmente, con tabiques finos. No hay componentes sólidos. Estos quistes tienen un aspecto típico en la ecografía. No es necesaria ninguna otra intervención o tratamiento. Se encuentran en la porción lobulillar de la unidad ductal lobulillar terminal. Se puede ver leche de calcio en los microquistes. Puede hacerse un seguimiento a corto plazo si los quistes no se pueden ver bien o si presentan alguna complicación. Se biopsian si hay un componente sólido.

Referencia: Berg WA, Birdwell R, Gombos EC, et al. *Diagnostic Imaging: Breast*. Amirsys; 2006:IV:1.

78 **La respuesta es D.** Cuando la retracción del pezón es nueva, las causas pueden ser una mastitis periductal, una ectasia ductal o una neoplasia maligna. Los cánceres que suelen aparecer en la región retroareolar son los CDI o los CLI. Ambos cánceres, si están cerca del pezón, pueden hacer que este se retraiga. El primer paso en el tratamiento de la retracción del pezón es la mamografía diagnóstica, que incluye proyecciones con compresión y aumento focalizados en la región subareolar.

Referencias: Ikeda DM, Miyake KK. *Breast Imaging: The Requisites*. 3rd ed. Elsevier; 2017:413–414.

Nicholson BT, Harvey JA, Cohen MA. Nipple-areolar complex: normal anatomy and benign and malignant processes. *RadioGraphics*. 2009;29(2):509–523.

79 **La respuesta es A.** El hallazgo anterior se debe a una lesión por el cinturón de seguridad. Esto puede observarse en cualquier tipo de lesión en la mama, causada ya sea por un traumatismo contuso o uno penetrante. Sin antecedentes de traumatismo, las densidades en desarrollo serán sospechosas y pueden requerir biopsia. Se observa una asimetría en el lado izquierdo cuando el traumatismo lo sufre la persona en el lado del conductor y en el derecho cuando lo sufre la persona en el lado del pasajero.

Referencia: Berg WA, Birdwell R, Gombos EC, et al. *Diagnostic Imaging: Breast*. Amirsys; 2006:IV:5-20–IV:5-21.

80a **La respuesta es D.** El tumor filoides tiene un espectro que va de benigno a limítrofe y maligno. La presentación típica es grande y de crecimiento rápido (más del 20% de aumento de diámetro en 6 meses). Por lo general, no presenta calcificaciones. La mediana de la edad de presentación es de 45 a 49 años, con un riesgo de recurrencia del 21%, principalmente en los primeros 2 años tras la resección. La radioterapia reduce el riesgo de recurrencia y la resección quirúrgica suele ser curativa.

Referencias: Ikeda DM, Miyake KK. *Breast Imaging: The Requisites*. 3rd ed. Elsevier; 2017:199.

Shah BA, Fundaro GM, Mandava S. *Breast Imaging Review: A Quick Guide to Essential Diagnoses*. 2nd ed. Springer; 2015:182–183.

80b **La respuesta es A.** Los tumores filoides son grandes masas circunscritas de crecimiento rápido sin calcificaciones asociadas. El 10% de estos tumores son malignos. Tienden a recidivar en el lugar de la biopsia, por lo que deben extirparse en su totalidad mediante intervención quirúrgica. Por lo tanto, todos los tumores filoides deben extirparse.

Referencias: Ikeda DM, Miyake KK. *Breast Imaging: The Requisites*. 3rd ed. Elsevier; 2017:199, 203.

Shah BA, Fundaro GM, Mandava S. *Breast Imaging Review: A Quick Guide to Essential Diagnoses*. 2nd ed. Springer; 2015:182–183.

81 **La respuesta es A.** Las características del CLI son las siguientes:

Representa menos del 10% de todos los cánceres de mama invasores.

Crece en hileras unicelulares.

Es el tumor más difícil de ver mamográficamente (a menudo se ve en una sola proyección).

Tiene una mayor tasa de bilateralidad y multifocalidad que el CDI.

Las calcificaciones no son una de sus características.

Referencia: Ikeda DM, Miyake KK. *Breast Imaging: The Requisites*. 3rd ed. Elsevier; 2017:141–143.

82 **La respuesta es A.** La presencia de «partículas calcificadas» en los ganglios linfáticos axilares puede deberse a un cáncer metastásico calcificante y a una tuberculosis granulomatosa de tipo infeccioso. Otras sustancias, como la silicona migrada por la rotura de implantes y las partículas de oro procedentes del tratamiento de la artritis reumatoide, pueden simular calcificaciones en los ganglios linfáticos. Por lo general, la anamnesis puede ayudar a establecer el diagnóstico. Las microcalcificaciones en los ganglios linfáticos, más que las calcificaciones pleomorfas, pueden sugerir una mastitis tuberculosa, pero se requiere una biopsia para descartar un cáncer de mama metastásico. Las calcificaciones ganglionares pueden tratarse de ganglios linfáticos que han sido tratados por linfoma.

Referencia: Ikeda DM, Miyake KK. *Breast Imaging: The Requisites*. 3rd ed. Elsevier; 2017:422–425.

83 **La respuesta es B.** La mamografía de cribado muestra un aumento bilateral de los ganglios linfáticos axilares en una paciente con un linfoma conocido. Según la 5.ª edición del *American College of Radiology BI-RADS Atlas*, la adenopatía axilar debe describirse en el informe; sin embargo, la clasificación debe ser BI-RADS 2 en las pacientes con diagnóstico conocido de linfoma, así como otras neoplasias malignas no consideradas cánceres de mama, como metástasis, leucemias y sarcomas.

Referencias: D'Orsi C, Sickles EA, Mendelson EB, et al. ACR BI-RADS® atlas mammography. In: *ACR BI-RADS® Atlas, Breast Imaging Reporting and Data System*. American College of Radiology; 2013:143, 163.

Ikeda DM, Miyake KK. *Breast Imaging: The Requisites*. 3rd ed. Elsevier; 2017:422–425.

84 **La respuesta es A.** La *quimioterapia neoadyuvante* es la quimioterapia sistémica con o sin tratamiento hormonal del cáncer de mama antes de realizar la cirugía mamaria definitiva. Su objetivo principal es lograr que haya márgenes limpios en la cirugía mediante la eliminación de la invasión de la piel y la pared torácica. El tamaño del tumor se determina con mayor precisión mediante RM. La mamografía no es muy precisa para determinar el tamaño preoperatorio del tumor y es especialmente inexacta en el caso del CLI.

Referencia: Ikeda DM, Miyake KK. *Breast Imaging: The Requisites*. 3rd ed. Elsevier; 2017:326.

85a **La respuesta es C.** La mamografía muestra un aumento difuso del engrosamiento trabecular y cutáneo de la mama izquierda, que se debió a una compresión extrínseca en la obstrucción de la vena subclavia izquierda por un tumor mediastínico.

85b **La respuesta es D.** La mamografía muestra un aumento difuso del engrosamiento trabecular y cutáneo. Los principales diagnósticos diferenciales de estos hallazgos son el carcinoma inflamatorio y la mastitis. Los síntomas clínicos son la clave del diagnóstico. Debe realizarse una biopsia cutánea en sacabocados para descartar un CMI. Los agentes causales más frecuentes de la mastitis son *Staphylococcus aureus* y los estreptococos.

Referencias: Berg WA, Birdwell R, Gombos EC, et al. *Diagnostic Imaging: Breast.* Amirsys; 2006:V:6-10–V:6-13.

Ikeda DM, Miyake KK. *Breast Imaging: The Requisites.* 3rd ed. Elsevier; 2017:414–420.

86 **La respuesta es C.** La piel se considera engrosada cuando tiene un grosor > 2 mm. El engrosamiento de la piel puede tener muchas causas. Puede ser focal o difuso y unilateral o bilateral. Puede producirse por invasión tumoral, tumor en los ganglios linfáticos dérmicos o congestión linfática por obstrucción del drenaje linfático. El diagnóstico diferencial incluye tumores malignos, infecciones, inflamaciones inespecíficas, procesos cutáneos primarios como la psoriasis, enfermedades sistémicas como la esclerodermia, la dermatomiositis y causas de obstrucción vascular como la insuficiencia cardíaca congestiva, el síndrome de la vena cava superior y la anasarca.

Referencias: Ikeda DM, Miyake KK. *Breast Imaging: The Requisites.* 3rd ed. Elsevier; 2017:188–191.

Kopans DB. *Breast Imaging.* 3rd ed. Lippincott Williams & Wilkins; 2007.

87a **La respuesta es D.** Se trata de la TDM, también llamada *mamografía tridimensional.* La TDM es una tecnología que adquiere una serie de proyecciones de baja dosis de la mama comprimida en diferentes ángulos y produce cortes finos, lo que permite a los radiólogos recorrer cortes de 1 mm. La DAO no es una modalidad de imagen. Se trata de un proceso informático diseñado para analizar las imágenes mamográficas en busca de zonas sospechosas. La *mamografía espectral con contraste* se refiere a la obtención de imágenes con un medio de contraste yodado empleando un equipo de imágenes mamográficas. No se aprecia contraste en las imágenes proporcionadas. La IMM es un estudio de medicina nuclear que utiliza ^{99m}Tc-sestamibi para detectar el cáncer de mama.

87b **La respuesta es D.** Los estudios han constatado una mayor precisión tanto en el cribado como en el diagnóstico con la TDM. Se han notificado reducciones de las tasas de falsos positivos que oscilan entre el 6% y el 67%, con un ligero aumento de las tasas de detección del cáncer. Los estudios también han mostrado una mayor sensibilidad y especificidad para la detección del cáncer de mama con el uso de la TDM combinada. Los estudios de la TDM han mostrado una mejor visibilidad y caracterización de las lesiones, en parte gracias al menor oscurecimiento causado por la superposición del tejido mamario. En particular, la distorsión de la estructura y los márgenes de la lesión se hacen más evidentes en la TDM. Las calcificaciones se caracterizan mejor con las proyecciones con aumento focalizado que con la TDM. Cuando la TDM se combina con la MDCC, la dosis de radiación de la paciente se multiplica aproximadamente por dos en comparación con la dosis de la MDCC sola.

87c **La respuesta es D.** El diagnóstico diferencial de la distorsión de la estructura por mamografía incluye neoplasia maligna, lesión esclerosante compleja, adenosis esclerosante, traumatismo y cicatriz posquirúrgica. El papiloma y la hiperplasia ductal habitual son hallazgos benignos, los cuales no causan distorsión de la estructura. Por lo tanto, debe recomendarse una resección quirúrgica.

87d **La respuesta es B.** Las lesiones esclerosantes complejas o las cicatrices radiales no son verdaderas cicatrices, sino entidades idiopáticas no relacionadas con una cirugía o traumatismos previos. Entre las posibles causas propuestas se encuentran la reacción inflamatoria localizada y la isquemia crónica con infarto lento posterior. La prevalencia notificada de cicatrices radiales es de 0.1 a 2.0 por cada 1000 mamografías de cribado y del 1.7% al 14% de las piezas de autopsia. Su mayor importancia clínica radica en una asociación con la HDA y el carcinoma que se observa hasta en el 50% de los casos. La biopsia por escisión debe realizarse cuando los hallazgos imagenológicos sean compatibles con la cicatriz radial. La biopsia con aguja gruesa, la aspiración con aguja fina y la biopsia por congelación no se recomiendan de forma sistemática para establecer el diagnóstico definitivo porque el diagnóstico anatomopatológico preciso de estas lesiones es difícil.

Referencias: Peppard HR, Nicholson BE, Rochman CM, et al. Digital breast tomosynthesis in the diagnostic setting: indications and clinical applications. *RadioGraphics*. 2015;35(4):975–990.

Roth RG, Maidment ADA, Weinstein SP, et al. Digital breast tomosynthesis: lessons learned from early clinical implementation. *RadioGraphics*. 2014;34(4):E89–E102.

Sickles EA, D'Orsi CJ, Bassett LW, et al. ACR BI-RADS® mammography. In: *ACR BI-RADS® Atlas, Breast Imaging Reporting and Data System*. American College of Radiology; 2013:81–95.

88 **La respuesta es D.** La mamografía diagnóstica muestra un marcador metálico triangular colocado sobre el cuadrante superior interno de la mama izquierda que indica el lugar del tumor palpable, que corresponde a una asimetría. La ecografía dirigida a la posición de la 1 de las manecillas del reloj muestra una masa circunscrita de ecogenicidad mixta. Los hallazgos son compatibles con un hematoma. Si la anamnesis y los hallazgos son característicos de un hematoma y no se necesita seguimiento, la categoría más adecuada es la BI-RADS 2.

Según la 5.ª edición del *American College of Radiology BI-RADS Atlas*, un hematoma debe recibir una valoración de categoría BI-RADS 2. Sin embargo, en caso de incertidumbre, se debe asignar una evaluación BI-RADS 4 con la recomendación de una biopsia, seguida de un texto adicional en el que se indique que la biopsia se aplazará durante 1 mes, momento en el que, si el hematoma se resuelve o se reduce de tamaño, se puede cancelar la biopsia.

Referencia: D'Orsi C, Sickles EA, Mendelson EB, et al. ACR BI-RADS® atlas mammography. In: *ACR BI-RADS® Atlas, Breast Imaging Reporting and Data System*. American College of Radiology; 2013:151.

89a **La respuesta es B.** La enfermedad de Paget se caracteriza por la infiltración de la epidermis del pezón por células malignas denominadas *células de Paget*. Más del 95% de los casos se asocian a un cáncer de mama subyacente adicional en forma de CDIS o cáncer de mama invasor; en ausencia de un tumor palpable, entre el 66% y el 93% se deben a un CDIS, y con un tumor palpable, la gran mayoría se deben a un CDI. El CDIS es más frecuentemente de alto grado, comedonecrosis o de tipo sólido.

La RM que se muestra a continuación es de una paciente con sospecha clínica de enfermedad de Paget en la mama derecha. En consonancia con los hallazgos clínicos, hay realce asimétrico del complejo aréola-pezón derecho, engrosamiento de la piel y realce no tumoral retroareolar subyacente, que salió como CDIS en la biopsia guiada por RM.

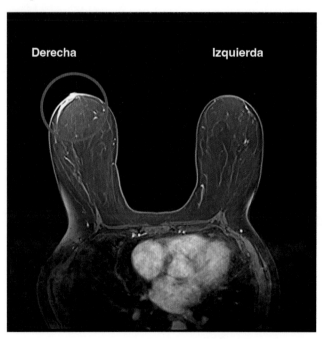

Referencias: Berg WA, Birdwell RL, eds. *Diagnostic Breast Imaging: Breast*. Amirsys; 2008:IV:3-10–IV:3-13 and IV:2-134–IV:2-137.

Lim HS, Jeong SJ, Lee JS, et al. Paget disease of the breast: mammographic, US, and MR imaging findings with pathologic correlation. *RadioGraphics*. 2011;31:1973–1987.

89b La respuesta es C. La enfermedad de Paget de la mama es un carcinoma *in situ* poco frecuente que afecta el complejo aréola-pezón y que se asocia a un carcinoma *in situ* o invasor subyacente adicional en el 95% de los casos. Esta neoplasia maligna se caracteriza por la infiltración de la epidermis del pezón por células de adenocarcinoma, que se extienden a la superficie del pezón a través de los conductos galactóforos. Las manifestaciones clínicas de la enfermedad de Paget son características y deben llevar a considerar el diagnóstico. Entre ellas se encuentran la excoriación y el prurito, que suelen asociarse a una respuesta inflamatoria local.

Referencias: Berg WA, Birdwell RL, eds. *Diagnostic Breast Imaging: Breast*. Amirsys; 2008:IV:3-10–IV:3-13 and IV:2-134–IV:2-137.

Lim HS, Jeong SJ, Lee JS, et al. Paget disease of the breast: mammographic, US, and MR imaging findings with pathologic correlation. *RadioGraphics*. 2011;31:1973–1987.

89c La respuesta es A. Se trata de una paciente con enfermedad de Paget del pezón en estadio avanzado y tardío, caracterizada por excoriación extrema, eritema, inflamación, retracción del pezón y secreción sanguinolenta del pezón, y centrada en el complejo aréola-pezón. El CMI se caracteriza por eritema generalizado y calor en la mama con hoyuelos en la piel (piel de naranja), en lugar de ulceración y cambios eccematoides. La mastitis también suele cursar con eritema y calor; sin embargo, responde al tratamiento antibiótico en 1 o 2 semanas. El CDI es una proliferación infiltrante y maligna de células neoplásicas que surgen en el tejido mamario y no en la epidermis del pezón. En el cuadro siguiente se enumeran las características diferenciadoras clave entre la enfermedad de Paget del pezón y el CMI, que es uno de los principales diagnósticos diferenciales.

	Enfermedad de Paget	Cáncer de mama inflamatorio
LOCALIZACIÓN	Suele limitarse al complejo aréola-pezón	Suele afectar toda la mama
MANIFESTACIONES CLÍNICAS	Eritema o cambios eccematoides Retracción del pezón	Eritema o calor y edema Piel de naranja
PATOLOGÍA	Neoplasia maligna asociada subyacente (95%-98%) CDIS de alto grado (75%)	Infiltración difusa sin tumor aislado CDI-NE poco diferenciado
DIAGNÓSTICO	Biopsia de pezón (se prefiere la biopsia en cuña a la biopsia por afeitado o en sacabocados)	La biopsia cutánea revela émbolos tumorales en los ganglios linfáticos dérmicos

CDI-NE: carcinoma ductal invasor no especificado; CDIS: carcinoma ductal *in situ*.

Referencias: Berg WA, Birdwell RL, eds. *Diagnostic Breast Imaging: Breast*. Amirsys; 2008:IV:3-10–IV:3-13 and IV:2-134–IV:3-137.

Lim HS, Jeong SJ, Lee JS, et al. Paget disease of the breast: mammographic, US, and MR imaging findings with pathologic correlation. *RadioGraphics*. 2011;31:1973–1987.

90 La respuesta es A. Estadio 0. El CDIS es la proliferación de células tumorales que surgen dentro del epitelio ductal de la unidad ductal lobulillar terminal con conservación de la membrana basal. Se trata de una entidad heterogénea que engloba lesiones de bajo grado, que pueden no ser clínicamente importantes, y lesiones de alto grado, que pueden albergar focos de enfermedad invasora. Se clasifica según el patrón estructural (comedón, sólido, cribiforme, papilar, micropapilar) y el grado tumoral (bajo, intermedio o alto).

Referencia: Wang LC, Sullivan M, Du H, et al. US appearance of ductal carcinoma in situ. *RadioGraphics*. 2013;33(1):213–228.

91 La respuesta es D. Las lesiones fibroepiteliales engloban un grupo heterogéneo de tumores, cuyos dos prototipos principales son el fibroadenoma y el tumor filoides. Aunque los fibroadenomas son lesiones benignas, los tumores filoides pueden ser benignos, limítrofes o malignos. A pesar de las características histológicas coinciden-tes en la biopsia con aguja gruesa, estas lesiones presentan diferencias considerables en su comportamiento clínico. Las lesiones que presentan características histológicas coincidentes con el tumor filoides se consideran lesiones fibroepiteliales celulares. Cuando en la biopsia con aguja gruesa se encuentra una lesión fibroepitelial celular difícil de clasificar como fibroadenoma, se recomienda la resección para evitar la subestimación de un tumor filoides. Se recomendó la extirpación quirúrgica de esta lesión, y la histopatología quirúrgica concluyó que se trata de un tumor filoides de bajo grado.

Referencias: Yang X, Kandil D, Cosar EF, Khan A. Fibroepithelial tumors of the breast: pathologic and immunohistochemical and molecular mechanisms. *Arch Pathol Lab Med*. 2014;138:25–36.

Yasir S, Gamez R, Jenkins S, et al. Significant histological features differentiating cellular fibroade-noma from phyllodes tumor on core needle biopsies. *Am J Clin Pathol*. 2014;142(3):362–369.

92a **La respuesta es C.** La estructura de estas calcificaciones es predominantemente re-donda y su distribución es lineal.

92b **La respuesta es A.** Aunque la descripción morfológica de las calcificaciones predo-minantemente redondas a menudo resulta en un proceso probablemente benigno, es importante observar la distribución de las calcificaciones. En este caso, las calcifi-caciones tienen una distribución lineal. Una vez más, es importante recordar que, en el diagnóstico por imagen de la mama, el término descriptivo más sospechoso deter-mina el curso de acción. La distribución lineal de las calcificaciones es un elemento descriptivo sospechoso y debe recomendarse la biopsia. Aunque las calcificaciones estén cerca del pezón, pueden biopsiarse con seguridad mediante técnica estereotác-tica y debe intentarse evitar la resección quirúrgica. En este caso, la anatomía patoló-gica mostró un CDIS de grado intermedio.

Referencia: D'Orsi C, Sickles EA, Mendelson EB, et al. ACR BI-RADS® mammography. In: *ACR BI-RADS® Atlas, Breast Imaging Reporting and Data System*. American College of Radiology; 2013:37–80.

93 **La respuesta es A.** La mejor respuesta es fibroadenoma. Se trata de una masa ova-lada y circunscrita con cinética persistente, como indica el azul del mapa de color. Además, hay tabiques sin realce que sugieren este tipo de neoplasia. Se confirmó mediante biopsia que esta masa representaba un fibroadenoma.

94a **La respuesta es B.** La categoría BI-RADS es 2.

94b **La respuesta es C.** Inyecciones de grasa. La naturaleza difusa de las calcificaciones es compatible con un proceso benigno, por lo que el CDIS no puede ser la respuesta correcta y por tal motivo la mamografía es un BI-RADS 2. Aunque los traumatismos ocasionados por el cinturón de seguridad pueden causar calcificaciones, la distri-bución es poco habitual en este caso. Los granulomas por silicona suelen aparecer como masas muy hiperdensas, por lo general más grandes que las calcificaciones que se ven aquí. El otro hallazgo distintivo son los numerosos quistes aceitosos ob-servados en ambas mamas.

Referencias: Margolis NE, Morley C, Lotfi P, et al. Update on imaging of the postsurgical breast. *Ra-dioGraphics*. 2016;36(3):642–660.

D'Orsi C, Sickles EA, Mendelson EB, et al. ACR BI-RADS® mammography. In: *ACR BI-RADS® Atlas, Breast Imaging Reporting and Data System*. American College of Radiology; 2013:37–80.

95 **La respuesta es C.** El realce no tumoral en anillo arracimado describe un patrón de realce interno en la RM de mama con anillos finos de realce en racimo alrededor de los conductos. El realce puede observarse en el estroma periductal y puede in-dicar un hallazgo sospechoso como el CDIS. *Realce no tumoral agrupado (véase la* imagen) es un término que describe el patrón de realce interno en empedrado de formas y tamaños variables con áreas ocasionalmente confluentes. Puede tener aspecto de uvas si se trata de zonas focales o de cuentas como perlas en un collar. El realce del borde y el realce no tumoral puntiforme no son términos descriptivos del BI-RADS para el realce no tumoral.

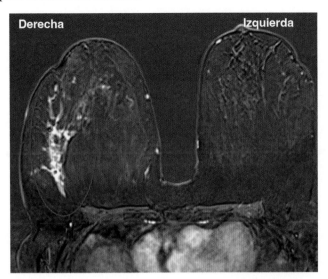

Referencia: Morris EA, Comstock CE, Lee CH, et al. ACR BI-RADS® magnetic resonance imaging. In: *ACR BI-RADS® Atlas, Breast Imaging Reporting and Data System.* American College of Radiology; 2013:69–71.

96a **La respuesta es C.** Se trata de una masa compleja palpable, sólida y quística, con vascularización. Debe realizarse una biopsia.

96b **La respuesta es B.** La fístula láctea es una complicación poco frecuente de la biopsia percutánea, pero más a menudo es una complicación de los procedimientos quirúrgicos. Aunque se trata de una complicación indeseable y la mayoría de los tumores palpables en las pacientes lactantes son benignos, el riesgo de fístula láctea no debe impedir al radiólogo hacer una biopsia percutánea de los hallazgos con rasgos sospechosos, como en este caso. Se descubrió que esta masa representaba un adenoma de la lactancia, un tumor que contiene túbulos distendidos con un revestimiento epitelial. La ecografía muestra una masa hipoecoica ovalada circunscrita que contiene bandas ecogénicas que representan las bandas fibróticas observadas en el estudio anatomopatológico. Estos adenomas pueden agrandarse rápidamente durante el embarazo y retroceder tras el cese de la lactancia.

Referencias: Ikeda DM, Miyake KK. *Breast Imaging: The Requisites.* 3rd ed. Elsevier; 2017:405–406.

Mahoney MC, Ingram AD. Breast emergencies: types, imaging features, and management. *AJR Am J Roentgenol.* 2014;202(4):W390–W399.

97 **La respuesta es A.** Hay una masa espiculada con distorsión de la estructura asociada en la mama izquierda en la posición de las 12 horas de las manecillas del reloj (*véanse* las imágenes A y B en la pregunta). Los márgenes de la masa son claramente espiculados; por lo tanto, la paciente podría proceder a una ecografía como siguiente paso más adecuado (respuesta A) de las respuestas proporcionadas. Aunque la masa es sospechosa y la paciente será sometida a una biopsia, debe realizarse una ecografía antes de esta para evaluar si hay un correlato ecográfico. La paciente no debe volver a la mamografía de cribado dentro de 1 año, ya que hay un hallazgo sospechoso en la mama izquierda. Las proyecciones con aumento ayudarían a evaluar posibles calcificaciones, las cuales no están presentes en este caso.

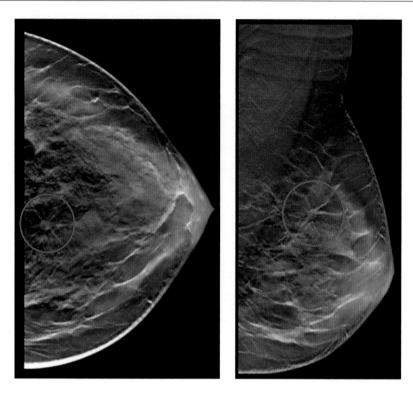

Referencia: Ikeda DM, Miyake KK. *Breast Imaging: The Requisites.* 3rd ed. Elsevier; 2017:132–136.

98 **La respuesta es B.** Se trata de un caso de cambios posquirúrgicos en la mama izquierda con esteatonecrosis. En la RM, la esteatonecrosis puede tener un aspecto variable. La apariencia más frecuente en la RM es la de un quiste lipídico con una masa redonda u ovalada con señal hipointensa ponderada en T1 en imágenes con saturación de grasa. El realce del borde de la masa suele producirse en distintos grados. La clave del diagnóstico es la evaluación de las características de la señal interna y el realce isointenso de la masa con esteatonecrosis ante la señal con saturación de grasa en la mama. Las imágenes ponderadas en T1 sin saturación de grasa son especialmente útiles para distinguir la esteatonecrosis del tumor necrótico.

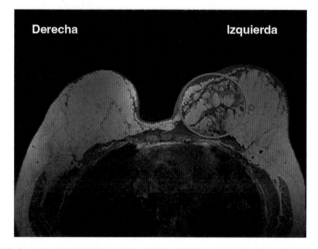

Hay una señal de grasa interna (hiperintensidad en T1) en la zona de realce del borde y cambios posquirúrgicos en esta imagen axial sin saturación de grasa ponderada en T1, lo que indica esteatonecrosis.

Referencia: Daly CP, Jaeger B, Sill DS. Variable appearances of fat necrosis on breast MRI. *AJR Am J Roentgenol.* 2008;191:1374–1380.

99 **La respuesta es C.** Se trata de una masa irregular altamente sospechosa en la mama izquierda en una paciente asintomática que se presentó para una RM de cribado. Es asimétrica y unilateral; por lo tanto, el realce no glandular y la vuelta a la RM de cribado de alto riesgo son incorrectos. Se trata de una lesión BI-RADS 4; en consecuencia, volver al cribado dentro de 1 año o el seguimiento a corto plazo no son opciones adecuadas (A y B son incorrectas). Debe realizarse una ecografía de segunda exploración para obtener un correlato ecográfico. Si se encuentra dicho correlato, puede realizarse una biopsia guiada por ecografía. Si no hay correlato ecográfico, debe hacerse una biopsia guiada por RM. La paciente es asintomática; por lo tanto, no debe ser tratada como si tuviera mastitis (la opción D es incorrecta).

Referencia: Ikeda DM, Miyake KK. *Breast Imaging: The Requisites*. 3rd ed. Elsevier; 2017:57, 270–279.

100a **La respuesta es B.** La paciente tiene cáncer de mama derecho conocido. Hay una masa irregular sospechosa en la profundidad posterior de la mama izquierda. Aunque la paciente tiene un cáncer de mama conocido, la masa sospechosa en la mama izquierda debe ser evaluada mediante ecografía de segunda exploración en busca de un posible correlato. Si no hay correlato ecográfico, debe hacerse una biopsia guiada por RM. Con base en los hallazgos de la RM, se trata de una lesión BI-RADS 4: anomalía sospechosa que requiere biopsia. La categoría BI-RADS 0 rara vez debe indicarse en los informes de RM. La terminología adecuada para un caso con BI-RADS 0 en la RM sería «sospecha de ganglio linfático intramamario en la RM; requiere ecografía de segunda exploración para su confirmación».

Referencia: Morris EA, Comstock CE, Lee CH, et al. ACR BI-RADS® magnetic resonance imaging. In: *ACR BI-RADS® Atlas, Breast Imaging Reporting and Data System*. American College of Radiology; 2013.

100b **La respuesta es B.** El *ACRIN 6667* fue un ensayo que analizó la evaluación por RM de la mama contralateral en busca de cáncer oculto en mujeres con un diagnóstico reciente de cáncer de mama. En este ensayo, la RM detectó cáncer de mama clínica y mamográficamente oculto en la mama contralateral en 30 de las 969 mujeres que participaron en el estudio (3.1%). Otros ensayos han mostrado resultados similares. Según el American College of Radiology, las indicaciones de la RM incluyen el cribado de la mama contralateral en pacientes con una nueva neoplasia maligna de mama. La RM puede detectar una neoplasia maligna oculta en la mama contralateral en al menos el 3% al 5% de las pacientes con esta enfermedad.

Referencia: Lehman CD, Gatsonis C, Kuhl CK, et al. MRI evaluation of the contralateral breast in women with recently diagnosed breast cancer. *N Engl J Med*. 2007;356:1295–1303.

101 **La respuesta es D.** La gammagrafía de mama o la IMM son estudios de gammagrafía mamaria de medicina nuclear que utilizan una gammacámara de campo de visión pequeño de uno o dos cabezales y ^{99m}Tc-sestamibi (respuesta D). El concepto se basa en el aumento de la captación mitocondrial en las células cancerosas por el sestamibi, secundario a la mayor vascularidad de los tumores mamarios. La visualización no se ve afectada por la densidad mamaria (la respuesta B es incorrecta). Una de las preocupaciones de la gammagrafía de mama es la elevada dosis de radiación, que es superior a la de una mamografía. La mamografía por emisión de positrones requiere un tomógrafo PET y la inyección de ^{18}F-FDG.

Referencias: Brem RF, Floerke AC, Rapelyea JA, et al. Breast-specific gamma imaging as an adjunct imaging modality for the diagnosis of breast cancer. *Radiology*. 2008;247(3):651–657.

Rechtman LR, Lenihan MJ, Lieberman JH, et al. Breast-specific gamma imaging for the detection of breast cancer in dense versus nondense breasts. *AJR Am J Roentgenol*. 2014;202(2):293–298.

102 **La respuesta es C.** Se trata de un caso de distorsión de la estructura, que persiste en las proyecciones con compresión mediante TDM. Se trata de un hallazgo mamográfico sospechoso con una categoría BI-RADS 4 y debe realizarse una biopsia. La ecografía es el siguiente paso más adecuado para evaluar una correlación ecográfica. Sin embargo, dada la ausencia de correlación en el caso, el hallazgo mamográfico sigue siendo sospechoso y debe solicitarse una biopsia guiada por TDM. La RM de mama debe limitarse a la resolución de problemas.

Referencias: Ikeda DM, Miyake KK. *Breast Imaging: The Requisites*. 3rd ed. Elsevier; 2017:57, 132–136.

Morris EA, Comstock CE, Lee CH, et al. ACR BI-RADS® mammography. In: *ACR BI-RADS® Atlas, Breast Imaging Reporting and Data System*. American College of Radiology; 2013:79–80.

103 La respuesta es C.

- El *realce no tumoral en anillo arracimado* consiste en un patrón de anillos de realce en racimo que representan el realce del estroma periductal. Se trata de un hallazgo sospechoso y la biopsia está justificada.
- El *realce no tumoral homogéneo* es un realce uniforme y confluente en el área de interés.
- El *realce no tumoral lineal*, como su nombre lo indica, consiste en un realce de forma lineal y es un hallazgo sospechoso que justifica hacer una biopsia.
- El *realce no tumoral agrupado* tiene la apariencia de «empedrado» de varias formas y tamaños en el área de interés. Se trata de un hallazgo sospechoso y la recomendación para hacer una biopsia está justificada.
- Estos términos descriptivos son patrones de realce interno y pueden aplicarse a cualquier distribución lineal, focal, segmentaria, regional, etcétera.

Referencia: Morris EA, Comstock CE, Lee CH, et al. ACR BI-RADS® magnetic resonance imaging. In: *ACR BI-RADS® Atlas, Breast Imaging Reporting and Data System*. American College of Radiology; 2013:65, 67–71.

104 La respuesta es D. Se trata de calcificaciones lineales finas y lineales finas ramificadas. Su aspecto sugiere el llenado de la luz de un conducto o conductos afectados irregularmente por un cáncer de mama. Entre las calcificaciones sospechosas, las lineales finas y las lineales finas ramificadas tienen el valor predictivo positivo (VPP) más elevado (70%). Por lo tanto, estas calcificaciones deben clasificarse en la categoría BI-RADS 4C (intervalo de VPP $> 50\%$ a $< 95\%$).

Referencia: Morris EA, Comstock CE, Lee CH, et al. ACR BI-RADS® mammography. In: *ACR BI-RADS® Atlas, Breast Imaging Reporting and Data System*. American College of Radiology; 2013:68–69.

105 La respuesta es B.

- Los hallazgos son compatibles con un quiste inflamatorio complicado. La lesión muestra características morfológicas benignas como una masa circunscrita, redonda, hiperintensa en T2 e hipointensa en T1 con un fino borde de realce periférico. Un absceso podría tener un aspecto similar pero con más cambios inflamatorios circundantes.
- El factor diferenciador para las opciones restantes (CDI, fibroadenoma y ganglio linfático intramamario) es que estas entidades muestran realce interno.
- También es probable que el CDI presente características morfológicas más sospechosas, como una forma irregular y márgenes espiculados.
- Un fibroadenoma típico tendría características morfológicas benignas similares a la de este caso, pero mostraría un realce interno homogéneo. El hallazgo clásico en la RM para el fibroadenoma son los tabiques internos finos y sin realce, aunque no están presentes en la mayoría de estas lesiones.
- El hallazgo clave de un ganglio linfático intramamario, además de un realce homogéneo, es un hilio graso excéntrico o central.

Referencias: Molleran V, Mahoney MC. *Breast MRI: Expert Consult*. Elsevier Saunders; 2014:62–65, 67–68, 75–76, 83.

Morris EA, Comstock CE, Lee CH, et al. ACR BI-RADS® magnetic resonance imaging. In: *ACR BI-RADS® Atlas, Breast Imaging Reporting and Data System*. American College of Radiology; 2013:77–78.

106 **La respuesta es C.** Un quiste simple en un hombre debe considerarse sospechoso y se le debe asignar un BI-RADS 4. En general, los hombres no presentan desarrollo lobulillar y, por lo tanto, la enfermedad quística benigna no suele observarse en estos casos. Al igual que en las mujeres, una masa sólida y quística compleja (como la de la imagen) debe motivar una biopsia. La masa sólida o las proyecciones papilares que surgen a lo largo de la pared de un quiste son características del carcinoma papilar (confirmado en la anatomía patológica). Las opciones A y B son incorrectas, ya que en los hombres debe realizarse una biopsia de una masa quística y, aunque no se proporcionan imágenes a color, una de las partes no presenta capas que sugieran residuos en la región inferior. La opción D es incorrecta, ya que debe muestrearse la parte sólida de la masa. El muestreo de la porción quística puede colapsar el tumor, dificultando su visualización durante el muestreo.

Referencias: Lattin G, Jesinger R, Mattu R, et al. From the radiologic pathology archives: disease of the male breast: radiologic-pathologic correlation. *RadioGraphics*. 2013;33(2):461–490.

Nguyen C, Kettler M, Swirsky M, et al. Male breast disease: pictorial review with radiologic-pathologic correlation. *RadioGraphics*. 2013;33(3):763–780.

107 **La respuesta es B.** Nivel 2. Los ganglios linfáticos axilares se dividen en tres subcategorías que tienen implicaciones pronósticas cuando hay afectación metastásica. Los ganglios linfáticos laterales al músculo pectoral menor se consideran de nivel 1; los posteriores a este músculo, de nivel 2; y los mediales, de nivel 3. Cuanto mayor sea el nivel de los ganglios linfáticos afectados, peor será el pronóstico. No hay ganglios linfáticos axilares de nivel 4.

Referencia: Chang JM, Leung JWT, Moy L, Ha SM, Moon WK. Axillary nodal evaluation in breast cancer: state of the art. *Radiology*. 2020;295(3):500–515.

108 **La respuesta es D.** Ecografía de segunda exploración con biopsia. Las imágenes en T1 muestran cortes axiales sin supresión de grasa con una gran masa visible en la mama derecha con engrosamiento difuso de la piel. Aunque no se pudo completar la exploración, hay suficiente información en esta secuencia que indica hallazgos altamente sospechosos de malignidad mamaria. El siguiente paso más adecuado es la ecografía y la biopsia para obtener un diagnóstico tisular. En una paciente con hallazgos altamente sospechosos de malignidad mamaria, no es adecuado volver a realizar un cribado ni un seguimiento. La repetición de la RM de mama puede causar un retraso en el diagnóstico y es menos importante que la obtención de tejido y el inicio del tratamiento. Además, la paciente puede seguir teniendo dificultades para tolerar el estudio.

Referencia: D'Orsi CJ, Sickles EA, Mendelson EB, Morris EA, et al. *ACR BI-RADS® Atlas, Breast Imaging Reporting and Data System*. American College of Radiology; 2013.

109 **La respuesta es B.** Realce no tumoral en anillo arracimado lineal. Utilizando la terminología del BI-RADS, la distribución del realce anómalo en la mama derecha es lineal más que focal. La presencia de anillos de realce en racimo indica una afectación ductal. Esto se considera un hallazgo sospechoso y la biopsia está justificada. La opción D es incorrecta porque la opción B describe mejor este hallazgo y las características de realce sospechosas asociadas.

Referencia: D'Orsi CJ, Sickles EA, Mendelson EB, et al. *ACR BI-RADS® Atlas, Breast Imaging Reporting and Data System*. American College of Radiology; 2013.

110 **La respuesta es D.** Hamartoma. La masa confirmada en la parte inferior de la mama contiene grasa intrínseca y presenta una seudocápsula. La ecografía dirigida del tumor comprueba que hay una masa de ecogenicidad mixta. De las opciones proporcionadas, el hamartoma es el diagnóstico más probable. Los papilomas intraductales no contienen grasa intrínseca. Tanto la mastopatía diabética como el CDI suelen presentarse como masas irregulares.

Referencia: Erdem G, Karakas HM, Isik B, Firat AK. Advanced MRI findings in patients with breast hamartomas. *Diagn Interv Radiol.* 2011;17:33–37.

111 **La respuesta es A.** Ganglios linfáticos intramamarios. La masa en la mama derecha se localiza medialmente e invade la musculatura pectoral. El drenaje linfático de la mama medial afecta más a menudo la cadena mamaria interna. Por lo tanto, es necesaria una exploración minuciosa para detectar linfadenopatías intramamarias. La masa se encuentra alejada de la dermis y del pezón, por lo que la afectación maligna es poco probable. La presencia de señal de grasa intrínseca es irrelevante en esta masa irregular altamente sospechosa.

Referencia: Estourgie SH, Nieweg OE, Olmos RA, Rutgers EJ, Kroon BB. Lymphatic drainage patterns from the breast. *Ann Surg.* 2004;239(2):232–237.

112 **La respuesta es C.** TC de tórax. Hay indicios de un nódulo subpleural en la porción anterior del pulmón derecho (*véase* el *círculo rojo* en la imagen). Es necesario realizar una TC de tórax específica para confirmar el hallazgo. No hay hallazgos sospechosos en la mama en esta imagen que justifiquen hacer una ecografía dirigida. El corazón tiene un aspecto normal, por lo que la ecocardiografía no está indicada. La mamografía con contraste no sería útil en el caso de un nódulo pleural.

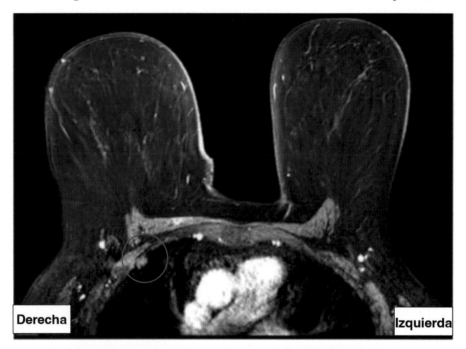

Referencia: Gao Y, Ibidapo O, Toth HK, Moy L. Delineating extramammary findings at breast MR imaging. *RadioGraphics.* 2017;37(1):10–31.

113 **La respuesta es A.** Ecografía dirigida y biopsia guiada por ecografía. Hay una masa sospechosa con realce en la porción medial de la mama derecha. Dado el tamaño de esta masa, sería de esperar que se viera en la ecografía. Las biopsias guiadas por ecografía son preferibles a las guiadas por RM y por técnicas estereotácticas porque son mejor toleradas por las pacientes y tienen un costo menor. La PET/TC no sería el siguiente mejor paso, ya que primero es necesario el diagnóstico tisular para confirmar la malignidad.

Referencia: Mann RM, Cho N, Moy L. Breast MRI: state of the art. *Radiology*. 2019;292(3):520–536.

114 **La respuesta es C.** Se observa un estudio de IMM realizado con un radiomarcador de ^{99m}Tc-sestamibi que se une a las mitocondrias celulares. En la interpretación de los estudios de IMM, de forma similar a la RM de mama, se informa sistemáticamente la presencia de BPU como mínima, leve, moderada o marcada. Las imágenes presentadas muestran una leve BPU.

Referencias: Hruska CB, Scott CG, Conners AL, et al. Background parenchymal uptake on molecular breast imaging as a breast cancer risk factor: a case-control study. *Breast Cancer Res*. 2016;18(1):42. doi:10.1186/s13058-016-0704-6

Hruska CB, Geske JR, Conners AL, et al. Background parenchymal uptake on molecular breast imaging and breast cancer risk: a cohort study. *AJR Am J Roentgenol*. 2021;216(5):1193–1204.

115 **La respuesta es B.**

A. Esto es incorrecto. Primero habría que realizar una ecografía diagnóstica para establecer si hay un correlato ecográfico para dirigir la biopsia.

B. Esto es correcto. Las imágenes muestran un estudio IMM hecho con un radiomarcador de ^{99m}Tc-sestamibi. La captación focal del radiomarcador en la mama derecha es un hallazgo sospechoso para el que debe realizarse un diagnóstico por imagen de segunda exploración con mamografía y ecografía. En este caso, se identificó una distorsión de la estructura en la mamografía sin un hallazgo ecográfico correlacionado. Se llevó a cabo una biopsia guiada por TDM que confirmó un CLI.

C. Esto es incorrecto como el siguiente mejor paso. Si no se identifica un correlato en la mamografía y la ecografía diagnósticas, sería adecuado evaluar el hallazgo más a fondo con una RM de mama.

D. Esto es incorrecto. El hallazgo de la IMM es sospechoso y no debe retrasarse la realización de más pruebas con muestras de tejido.

E. Esto es incorrecto. El hallazgo de la IMM es sospechoso y no debe retrasarse la realización de más pruebas con muestras de tejido.

Referencias: Hruska CB, Geske JR, Conners AL, et al. Background parenchymal uptake on molecular breast imaging and breast cancer risk: a cohort study. *AJR Am J Roentgenol*. 2021;216(5):1193–1204.

Dibble EH, Hunt KN, Ehman EC, O'Connor MK. Molecular breast imaging in clinical practice. *AJR Am J Roentgenol*. 2020;215(2):277–284.

116 **La respuesta es C.** Aunque hay una rotura intracapsular adyacente del implante de silicona derecho, el hallazgo medial indicado no concuerda con la señal de silicona en las imágenes proporcionadas. También hay hiperintensidad heterogénea en T2 y edema generalizado asimétrico de la mama derecha. Por lo tanto, el hallazgo es sospechoso y parece tener márgenes irregulares. El siguiente paso adecuado sería hacer una mamografía y una ecografía diagnósticas para lograr una evaluación más completa y determinar el método óptimo de biopsia (probablemente guiada por ecografía dado el tamaño del hallazgo). La RM de mama con contraste no sería el siguiente mejor paso, ya que se trata de un estudio costoso y seguiría siendo necesario realizar una mamografía con ecografía para orientar la planificación de la biopsia y evaluar la extensión de la enfermedad.

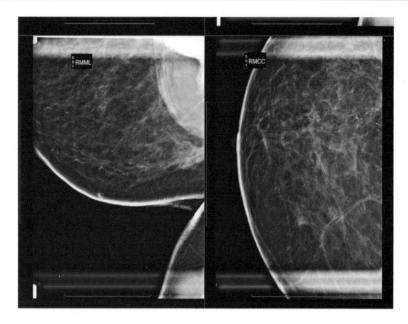

Mamografías diagnósticas incluidas para confirmar calcificaciones pleomorfas correlacionadas que se extienden linealmente desde la masa dominante (no incluidas en su totalidad en la mamografía, pero observadas en la RM mamaria previa y en la ecografía posterior).

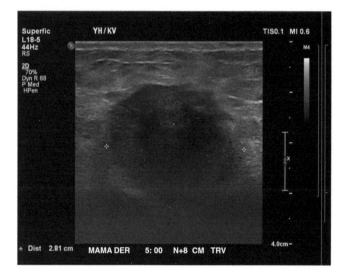

Ecografía incluida para demostrar el correlato ecográfico sospechoso del hallazgo de la RM, que era un CDI comprobado mediante biopsia.

Referencia: Sickles, EA, D'Orsi CJ, Bassett LW, et al., ACR BI-RADS® mammography. In: *ACR BI-RADS® Atlas, Breast Imaging Reporting and Data System*. American College of Radiology; 2013.

117 **La respuesta es C.** Hilio graso borrado. Los hallazgos morfológicos anómalos, como el engrosamiento excéntrico de la corteza y la desaparición o ausencia del hilio graso, son especialmente sospechosos. El tamaño de los ganglios linfáticos, a menos que estén considerablemente agrandados o sean asimétricos, es una indicación menos fiable de enfermedad metastásica subyacente. Resultado anatomopatológico: tumor neuroendocrino metastásico.

Referencia: Hussien AR, El-Quadi M, Oconnell A. Value of ultrasound in evaluation of abnormal axillary lymph node. *Am J Sonogr.* 2021;4:3.

118 **La respuesta es C.** Proceso fisiológico. La secreción sanguinolenta del pezón puede ser fisiológica y estar relacionada con el remodelado epitelial y el aumento de la vascularidad que dejan la mama vulnerable a los microtraumatismos, especialmente en el tercer trimestre, cuando los cambios fisiológicos son más pronunciados y afectan más de un conducto. Este fenómeno a veces se conoce como *síndrome de la tubería oxidada.*

La secreción sanguinolenta espontánea por el pezón puede deberse a causas benignas y malignas. La opción A es incorrecta porque los fibroadenomas no causan secreción sanguinolenta del pezón. La opción B es incorrecta porque la causa más frecuente de secreción sanguinolenta espontánea por el pezón de un *conducto único* es el papiloma intraductal.

Referencias: Kieturakis A, Wahab RA, Vijapura C, Mahoney MC. Current recommendations for breast imaging of the pregnant and lactating patient. *AJR Am J Roentgenol.* 2021;216(6):1462–1475.

Silva JR, Carvalho R, Maia C, Osório M, Barbosa M. Rusty pipe syndrome, a cause of bloody nipple discharge: case report. *Breastfeed Med.* 2014;9:411–412.

Faridi MMA, Dewan P, Batra P. Rusty pipe syndrome: counselling a key intervention. *Breastfeed Rev.* 2013;21:27–30.

Sabate JM, Clotet M, Torrubia S, et al. Radiologic evaluation of breast disorders related to pregnancy and lactation. *RadioGraphics.* 2007;27(suppl 1):S101–S124.

119 **La respuesta es B.** *Enfermedad multicéntrica* es un término que se utiliza cuando hay dos o más cánceres de mama en diferentes cuadrantes mamarios. *Enfermedad multifocal* se usa cuando hay dos o más cánceres de mama en el mismo cuadrante mamario. Por lo general, el cáncer de mama multicéntrico se trata con mastectomía y la enfermedad mamaria multifocal con cirugía con conservación de la mama. Sin embargo, no existen reglas rígidas y rápidas cuando se trata de la extirpación quirúrgica de lesiones mamarias múltiples, ya que deben tenerse en cuenta el juicio clínico y la experiencia.

Referencia: Ikeda DM, Miyake KK. *Breast Imaging: The Requisites.* 3rd ed. Elsevier; 2017:325.

120 **La respuesta es C.** BI-RADS 4. La evaluación global de la categoría BI-RADS debe basarse en el hallazgo o los hallazgos más preocupantes presentes en cada mama. En este caso de RM, se encontró una segunda masa sospechosa en el cuadrante inferior interno de la mama izquierda en profundidad anterior. En esta situación, se requiere una evaluación por imagen adicional: una ecografía diagnóstica dirigida de segunda exploración de la mama izquierda. Si la masa se ve en la ecografía, está justificada una biopsia con aguja gruesa guiada por ecografía. Si no se observa en la ecografía, estaría justificada una biopsia con aguja gruesa guiada por RM. Por lo tanto, en una mama con un cáncer conocido que tenga un hallazgo sospechoso adicional que justifique la biopsia, la clasificación final de la categoría BI-RADS debe ser 4, no 6. Esto es congruente con la siguiente jerarquía de anomalías:

Jerarquía de las anomalías

Categoría BI-RADS	Grado de anomalía
1	MENOR
2	
3	
6	
0	
4	
5	MAYOR

Referencia: D'Orsi C, Sickles EA, Mendelson EB, et al. ACR BI-RADS® breast MRI. In: *ACR BI-RADS® Atlas, Breast Imaging Reporting and Data System.* American College of Radiology; 2013:159.

PREGUNTAS

1 A una mujer de 50 años de edad con un tumor mamario se le programa un estudio de localización con aguja guiada por ecografía. Según la siguiente imagen, ¿qué letra indica la punta de la aguja?

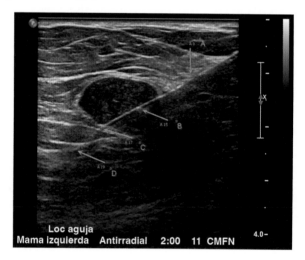

A. A
B. B
C. C
D. D

2 Cuando se intenta realizar una biopsia con guía estereotáctica de calcificaciones muy próximas a la pared torácica con una paciente en decúbito prono, ¿cuál de las siguientes acciones sería recomendable?

A. Cancelar la biopsia estereotáctica y recomendar una resonancia magnética (RM) de mama
B. Utilizar toallas para comprimir la mama de lado a lado a fin de empujar la parte delantera hacia fuera
C. Redirigir el objetivo para acercarse lo más posible
D. Colocar el brazo y el hombro de la paciente a través del orificio de la mesa estereotáctica

3 Al efectuar una biopsia guiada por ecografía en una paciente con una lesión próxima a la pared torácica, ¿cuál de las siguientes es la mejor opción?

A. Aproximarse de forma angulada para que la aguja quede paralela a la pared torácica

B. Explicar a la paciente el riesgo probable de neumotórax

C. En su lugar, programar a la paciente para una localización con aguja

D. Dirigirse a la periferia de la lesión

4 Se debe llevar a cabo un análisis citológico del líquido extraído durante una aspiración de quiste guiada por ecografía si el líquido se observa:

A. Azul

B. Verde

C. Sanguinolento

D. Amarillo

E. Transparente

5 ¿Cuál es la diferencia estándar en grados entre las dos imágenes estereotácticas obtenidas durante la biopsia por punción con guía estereotáctica?

A. 15°

B. 30°

C. 50°

D. 60°

6 ¿Para qué sirve utilizar una aguja raquídea para la anestesia durante una biopsia estereotáctica asistida por vacío?

A. Para crear un conducto para la aguja para biopsia

B. Para formar el habón

C. Para inyectar más allá de la zona que se está sometiendo a biopsia debido al espacio muerto de la parte de la aguja distal a la muesca de la muestra

D. Para reducir el ardor asociado a la inyección de lidocaína

7 Antes de iniciar una biopsia de mama guiada por ecografía, se descubre que la paciente toma ácido acetilsalicílico (AAS). ¿Cuál es el siguiente paso en el tratamiento?

A. Aconsejar a la paciente sobre el aumento del riesgo de hematoma o hemorragia

B. Cancelar la biopsia y recomendar una evaluación en 6 meses

C. Suspender el AAS durante 7 días y luego hacer la biopsia

D. Interrumpir el AAS durante 5 días y luego hacer la biopsia

8 Al efectuar una biopsia estereotáctica con aguja gruesa, la radiografía de la pieza permite ver las calcificaciones en cuestión; sin embargo, el informe anatomopatológico refiere que no se observan calcificaciones. ¿Cuál es el siguiente paso más adecuado?

A. Repetir la biopsia estereotáctica con aguja gruesa

B. Hacer una mamografía de seguimiento a los 6 meses

C. Realizar la resección quirúrgica del lugar de la biopsia

D. Tomar radiografías de los bloques anatomopatológicos y comprobar con luz polarizada la presencia de oxalato cálcico

9   Una mujer de 47 años de edad va a someterse a una localización guiada por mamografía de la mama izquierda. La zona diana que debe localizarse es el marcador del lugar de la biopsia (marcado con un *círculo rojo* en las imágenes que se muestran a continuación), correspondiente a un carcinoma ductal *in situ* (CDIS) confirmado mediante biopsia. ¿Cuál sería el mejor abordaje para realizar la localización?

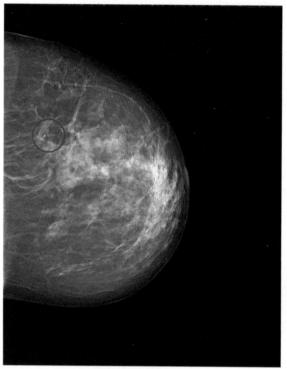
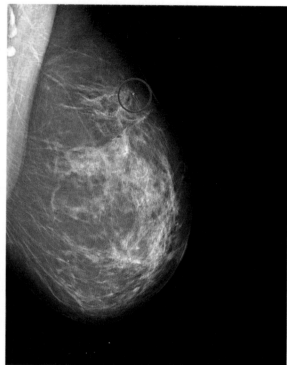

Proyección craneocaudal izquierda

Proyección oblicua mediolateral izquierda

A. Abordaje inferior
B. Abordaje anterior
C. Abordaje medial
D. Abordaje superior
E. Abordaje lateral

10a   Una mujer de 42 años de edad se presenta para una mamografía de cribado. Hay microcalcificaciones en el cuadrante superior externo de la mama izquierda a profundidad media, las cuales son nuevas respecto a un estudio anterior. No hay antecedentes familiares de cáncer de mama. ¿Cuál es el siguiente paso más adecuado?

A. Exploración clínica de las mamas para detectar cualquier tumor subyacente
B. Biopsia con guía estereotáctica
C. Derivación a cirugía para efectuar una biopsia por escisión
D. Obtención de imágenes mamográficas adicionales
E. Seguimiento a corto plazo durante 6 meses para evaluar la estabilidad

10b ¿Cuál es la categoría más adecuada del *Sistema de datos e informes de imágenes mamarias* (BI-RADS, *Breast Imaging Reporting and Data System*)?

A. BI-RADS 0
B. BI-RADS 1
C. BI-RADS 2
D. BI-RADS 3
E. BI-RADS 4

10c Tras la mamografía diagnóstica, se observaron calcificaciones que se extendían 6 cm. ¿Cuál es el siguiente paso más adecuado?

A. Derivar a cirugía para llevar a cabo una tumorectomía
B. Remitir a cirugía para hacer una mastectomía de mama izquierda
C. Remitir a cirugía para realizar una mastectomía de mama izquierda y una mastectomía preventiva de mama derecha
D. Efectuar una biopsia con guía estereotáctica

11 Se muestra la tomografía computarizada (TC) de una paciente después de una tumorectomía. ¿Cuál es la complicación más frecuente de la cirugía mamaria que se muestra en la imagen?

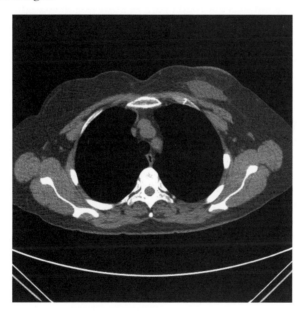

A. Absceso/infección
B. Hemorragia
C. Linfedema
D. Necrosis
E. Seroma

12 ¿Cuál de las siguientes pacientes puede recibir radioterapia?

A. Paciente con enfermedad multicéntrica o difusa
B. Paciente embarazada
C. Paciente que ha recibido radioterapia previa
D. Paciente con enfermedad del tejido conjuntivo
E. Paciente con linfadenopatía axilar

13 Una paciente se presenta antes de una tumorectomía planificada para la localización con aguja de una región de 3 cm de calcificaciones con biopsia previa y de malignidad conocida en la mama izquierda. ¿Cuál es la mejor forma de proceder?

A. Colocar una aguja en el centro de las calcificaciones

B. Colocar una aguja en uno de los bordes de las calcificaciones y proporcionar medidas e instrucciones al cirujano sobre qué tejido cercano debe extirpar

C. Colocar dos agujas, con la técnica del enmarcado (*bracketing*), en cada borde de las calcificaciones

D. Cancelar la intervención y llamar al cirujano; esta extensión de la enfermedad es demasiado grande como para efectuar una tumorectomía y debería plantearse una mastectomía

14 De las siguientes opciones, ¿qué dispositivo de aguja para biopsia por punción se considera más eficaz para su uso durante la biopsia estereotáctica de microcalcificaciones de mama?

A. Calibre 14 o inferior cargado por resorte

B. Calibre 14 o inferior asistido por vacío

C. Calibre 11 o superior cargado por resorte

D. Calibre 11 o superior asistido por vacío

15 ¿Cuál es la indicación más adecuada para realizar una galactografía?

A. Secreción espontánea y no espontánea de un solo conducto del pezón, ya sea sanguinolenta, lechosa o transparente

B. Secreción espontánea de un solo conducto del pezón, ya sea sanguinolenta, lechosa o transparente

C. Secreción espontánea y no espontánea de un solo conducto del pezón, ya sea sanguinolenta, serosa o transparente

D. Secreción espontánea de un solo conducto del pezón, ya sea sanguinolenta, serosa o transparente

E. Secreción espontánea de un solo conducto del pezón, ya sea sanguinolenta, serosa o lechosa

16 Se está realizando la localización mamográfica con aguja de un carcinoma ductal invasor confirmado mediante biopsia con el sistema de aguja de gancho. La distancia de la punta de la aguja a la masa es de 3 cm. Con base en la imagen, ¿cuál es el siguiente paso más adecuado?

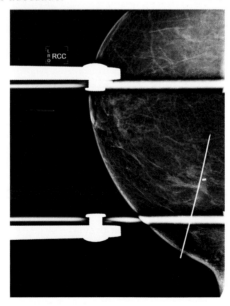

A. Pasar a la paciente al quirófano; concluir la intervención

B. Volver a la proyección mediolateral (ML) para hacer una recolocación

C. Retraer ligeramente la aguja y tomar otra imagen

D. Colocar la aguja y tomar otra imagen

17 ¿Qué opción de las que aparecen a continuación muestra con mayor precisión los pasos para realizar un procedimiento mamográfico de localización con aguja utilizando un sistema de aguja de gancho?

A. Posicionar la rejilla sobre la lesión
Obtener las coordenadas de la lesión
Tomar una vista ortogonal
Insertar la aguja y la guía
Retirar la aguja

B. Posicionar la rejilla sobre la lesión
Obtener las coordenadas de la lesión
Insertar la aguja
Tomar una vista ortogonal
La punta de la aguja está inmediatamente superficial a la lesión
Insertar la aguja y retirar la guía

C. Posicionar la rejilla sobre la lesión
Obtener las coordenadas de la lesión
Insertar la aguja y la guía
Tomar una vista ortogonal
Retirar la aguja

D. Posicionar la rejilla sobre la lesión
Obtener las coordenadas de la lesión
Insertar la aguja
Tomar una vista ortogonal
La punta de la aguja está más allá de la lesión
Insertar la guía y retirar la aguja

18 La imagen que se muestra a continuación es una ecografía de la axila de una paciente con cáncer de mama confirmado mediante biopsia. Se realizó una biopsia con aguja gruesa. El estudio anatomopatológico muestra un ganglio linfático reactivo benigno. ¿A cuál de los siguientes procedimientos se someterá la paciente junto con la tumorectomía?

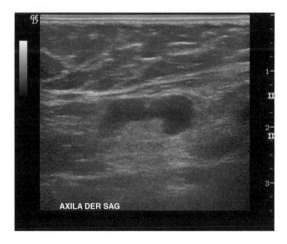

A. Biopsia cutánea en sacabocados
B. Repetición de la biopsia con aguja gruesa antes de la cirugía
C. Biopsia del ganglio linfático centinela
D. Vaciamiento axilar

19 En relación con la biopsia de mama con guía estereotáctica, ¿cuál de las siguientes afirmaciones es correcta?

A. Se requiere un margen de ataque negativo para realizar la biopsia
B. No es necesaria la mamografía posterior al procedimiento
C. La complicación más frecuente es la infección
D. Se realiza una radiografía de la pieza para evaluar si el muestreo es adecuado
E. El abordaje óptimo con la aguja es el lateral

20 ¿Cuál de las siguientes opciones es una contraindicación para la radioterapia en toda la mama?

A. Adenopatía axilar
B. Enfermedad del tejido conjuntivo
C. Enfermedad microscópica residual
D. Menor edad

21 La dosis máxima de lidocaína al 1% con epinefrina utilizada para la anestesia local profunda es:

A. 4.5 mg/kg de peso corporal, sin exceder los 300 mg
B. 7 mg/kg de peso corporal, sin superar los 500 mg
C. 10 mg/kg de peso corporal, sin exceder los 500 mg
D. 10 mg/kg de peso corporal, sin superar los 1000 mg

22 El informe anatomopatológico de una biopsia con aguja gruesa de la siguiente lesión mostró una hiperplasia epitelial florida. ¿Cuál es la recomendación más adecuada?

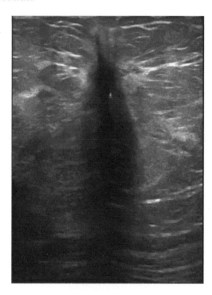 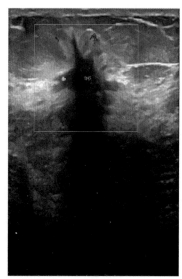

A. Efectuar una biopsia por escisión
B. Realizar una gammagrafía de mama (GM)
C. Hacer una RM de mama
D. Realizar una ecografía diagnóstica de seguimiento dentro de 6 meses

23 ¿Cuál de las siguientes afirmaciones sobre la biopsia percutánea es correcta?

A. No es necesario hacer la correlación entre la anatomía patológica y los estudios de imagen para las asimetrías
B. Siempre se recomienda la resección quirúrgica para la hiperplasia ductal atípica (HDA) y la hiperplasia lobulillar atípica (HLA)
C. Pueden producirse seudoaneurismas en la mama tras una biopsia con aguja gruesa
D. Por lo general, los marcadores no migran tras la realización de la biopsia con guía estereotáctica

24 Durante la galactografía, ¿cuánto material de contraste se inyecta en el conducto?

    A. < 0.3 mL

    B. De 0.3 a 1.0 mL

    C. De 2 a 4 mL

    D. De 3 a 6 mL

25 Una mujer de 39 años de edad tiene programada una RM de mama con contraste para una evaluación de cribado de alto riesgo. Se somete a pruebas de laboratorio de la función renal debido a sus antecedentes de diabetes mellitus. Sus resultados de laboratorio son una depuración de creatinina de 1.8 mg/dL y una tasa de filtración glomerular (TFG) calculada de 28 mL/min/1.73 m². No se dispone de datos de laboratorio anteriores para su revisión. ¿Cuál de los siguientes es el siguiente paso más adecuado en la evaluación de esta paciente?

    A. Consultar con el médico remitente y abordar la relación riesgo-beneficio. Si la evaluación es indispensable, utilizar la dosis de contraste más baja posible

    B. Proceder a la RM de mama sin uso de medio de contraste a base de gadolinio

    C. Proceder a la RM de mama con una dosis estándar de medio de contraste de gadolinio

    D. Cancelar la RM de mama

26a Una mujer de 47 años de edad con antecedentes de secreción por el pezón es derivada por el cirujano de mama para una galactografía. ¿Cuál de las siguientes opciones es correcta?

    A. La galactografía está indicada en caso de secreción espontánea del pezón por un solo conducto

    B. La galactografía se emplea para biopsiar un tumor intraductal

    C. La secreción sospechosa incluye la secreción espontánea unilateral verde o blanca

    D. La dosis estándar de contraste utilizada para la galactografía es de 5 mL

26b Las siguientes imágenes están disponibles en la galactografía de esta paciente. ¿Cuál es el siguiente paso en el tratamiento de esta mujer?

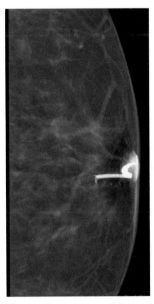 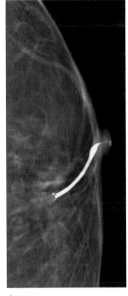

Proyección craneocaudal con aumento

Aumento con microscopio óptico

    A. Biopsia de mama con aguja gruesa guiada por ecografía

    B. RM mamaria de diagnóstico

    C. Repetición de la galactografía debido a un artefacto

    D. Biopsia de mama por escisión

27 Una mujer de 43 años de edad, sin alergias conocidas ni antecedentes médicos, se sometió por la mañana a una biopsia estereotáctica con aguja gruesa de la mama derecha sin complicaciones. Tras la biopsia por punción, se consiguió la hemostasia y la paciente fue enviada a casa. La paciente vuelve al servicio de radiología quejándose de dolor en la mama derecha en el lugar de la biopsia. No hay supuración, hemorragia inesperada ni tumor palpable en dicha localización. ¿Cuál de los siguientes es el tratamiento inicial más adecuado para la mastalgia de la paciente?

A. Recetar paracetamol con codeína para que la paciente lo tome según la necesidad

B. Recetar paracetamol con hidrocodona para que la paciente lo tome según la necesidad

C. Aconsejar a la paciente que tome paracetamol inicialmente y después cada 6 h según la necesidad, hasta 4 g/día

D. Aconsejar a la paciente que tome AAS inicialmente y luego cada 4 a 6 h según la necesidad, hasta 3 g/día

28 ¿Cuál de las siguientes situaciones puede dificultar la biopsia con guía estereotáctica, requiriendo una recolocación especial de la paciente o volviéndola técnicamente imposible?

A. Paciente con grosor mamario de 3 cm en la proyección craneocaudal (CC) y de 3.5 cm en la proyección oblicua mediolateral

B. Grupo de microcalcificaciones pleomorfas en la parte central de la mama

C. Microcalcificaciones en la región de la cola axilar de la mama

D. Región segmentaria de 3 cm de calcificaciones lineales ramificadas en el cuadrante superior interno a una profundidad media

29 A una paciente embarazada de 31 años de edad se le descubre durante el primer trimestre un cáncer de mama. El tratamiento para su enfermedad es:

A. Ninguno hasta después del parto

B. Radioterapia inmediata

C. Quimioterapia inmediata

D. Resección quirúrgica inmediata

30 ¿Cuál de los siguientes resultados anatomopatológicos se consideraría más probablemente discordante con los hallazgos de imagen de una masa espiculada irregular?

A. Cicatriz por tumorectomía

B. Cicatriz radial

C. Carcinoma tubular

D. Hiperplasia estromal seudoangiomatosa (HESA)

31 Al realizar una biopsia guiada por ecografía en una paciente con lesiones cercanas a la pared torácica, ¿cuál es una opción para reducir el riesgo de que la aguja atraviese la pared torácica y el pulmón?

A. Apuntar a la periferia

B. Girar a la paciente y aproximarse de forma angulada, alineando la aguja paralela a la pared torácica

C. Reprogramar a la paciente para la localización con aguja

D. Inyectar lidocaína adicional a lo largo de la parte superior de la lesión

32 Resultados anatomopatológicos de una biopsia con aguja gruesa guiada por ecografía de una masa circunscrita hipoecoica que vuelve como fibrosis estromal. ¿Cuál es la recomendación para este resultado anatomopatológico?

A. Realizar una mamografía dentro de 6 meses

B. Hacer una RM

C. Repetir la biopsia con aguja gruesa

D. Efectuar la resección quirúrgica

33 El *margen de ataque* se refiere a:

A. La longitud a la que se activa la aguja

B. La longitud de la muesca de la muestra

C. La longitud desde la posición de la punta de la aguja después del disparo hasta el soporte del detector o de la mama

D. La longitud desde la mitad de la muesca de la muestra hasta la punta de la aguja

34 Las imágenes de muestra de un par estereotáctico de $-15°$ y $+15°$ tras la activación para una lesión diana (*círculo amarillo*) muestran la aguja (*forma azul*) y la abertura de la sonda (*cuadro blanco*) en estas posiciones. ¿Qué tipo de error se ha producido con relación a la aguja?

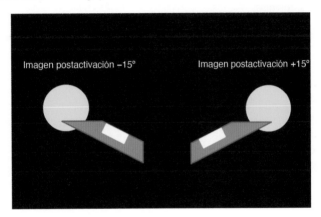

A. $+z$/error de profundidad

B. $-z$/error de profundidad

C. $+y$/error vertical

D. $-y$/error vertical

E. $+x$/error horizontal

F. $-x$/error horizontal

35 Las imágenes de muestra de un par estereotáctico de $-15°$ y $+15°$ tras la activación para una lesión diana (*círculo amarillo*) muestran la aguja (*forma azul*) y la abertura de la sonda (*cuadro blanco*) en estas posiciones con un error de la aguja. ¿En qué posiciones de las manecillas del reloj debe aumentarse la toma para garantizar un muestreo adecuado de la lesión?

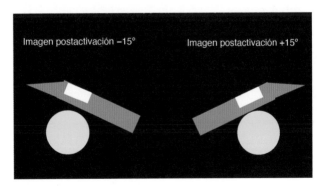

A. De las 12 a las 6 pasando por las 9

B. De las 12 a las 6 pasando por las 3

C. De las 9 a las 3 pasando por las 6

D. De las 9 a las 3 pasando por las 12

36 A una mujer de 59 años de edad se le realiza una biopsia estereotáctica por micro-calcificaciones en racimos (*círculos* y *cuadros blancos*) en la mama derecha. Se toman imágenes emparejadas previas a la activación de la aguja en relación con las calcificaciones (imágenes A y B). ¿En qué dirección (eje) debe ajustarse la aguja para permitir un muestreo adecuado de las calcificaciones?

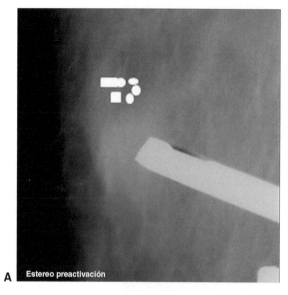

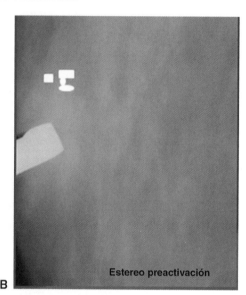

A. *w*
B. *x*
C. *y*
D. *z*

37 Al realizar una biopsia percutánea asistida por vacío y guiada por ecografía, durante la toma de muestras, la punta de la aguja debe estar en la siguiente posición:

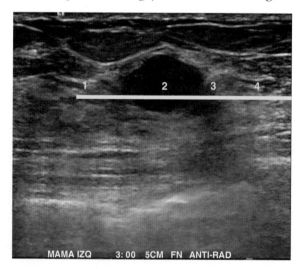

A. 1
B. 2
C. 3
D. 4

38 La masa de esta imagen recibió recomendación para biopsia por punción guiada por ecografía. Durante la toma de tejidos, ¿a través de cuál de las zonas marcadas debe pasar la aguja para obtener la mejor pieza?

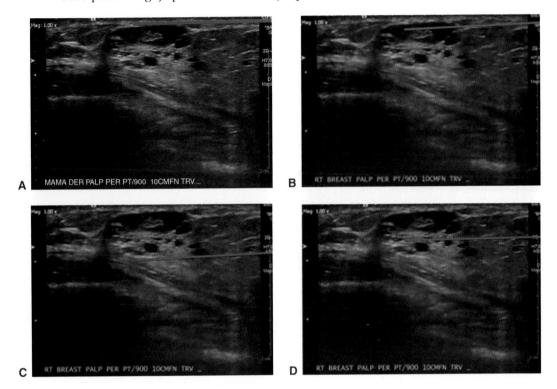

A. A
B. B
C. C
D. D

39 Se le pide que realice una biopsia de mama derecha guiada por RM. El obturador se coloca inmediatamente posterior a la región de interés (mostrada abajo y marcada con un *círculo rojo*). Para maximizar el éxito de la toma de muestras, ¿en qué posiciones de las manecillas del reloj debe girarse el dispositivo para biopsia?

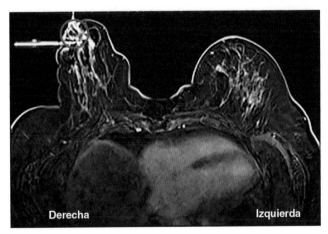

A. De las 4 a las 8
B. De las 7 a las 11
C. De las 10 a las 2
D. De la 1 a las 5

40 Una paciente fue sometida previamente a una biopsia con guía estereotáctica por calcificaciones con resultados anatomopatológicos informados como CDIS. A continuación se muestran imágenes de mamografías tomadas después del procedimiento. Con base en estas imágenes, cuando se despliega un marcador/reflector de localización sin aguja o una semilla radioactiva para la localización preoperatoria, ¿en qué posición debe colocarse el marcador/reflector o la semilla radioactiva?

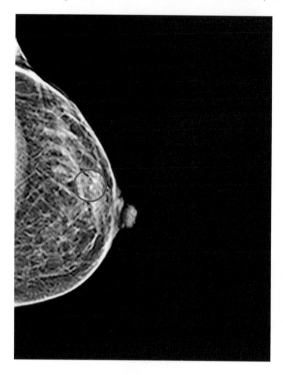 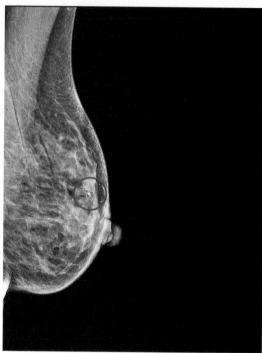

A. 1 cm superior al clip
B. 1 cm inferior al clip
C. A nivel del clip
D. 1 cm medial al clip
E. 1 cm lateral al clip

41 Cuando se realiza una biopsia guiada por RM, la punta del obturador se localiza:

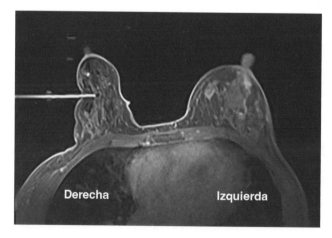

A. En la punta de la aguja para biopsia
B. En el extremo proximal de la cámara de biopsia
C. En el extremo distal de la cámara de biopsia
D. En el centro de la cámara de biopsia

42 Cuando se lleva a cabo una biopsia con aguja gruesa guiada por ecografía con un dispositivo con resorte, el abordaje y el ángulo correctos de la aguja se documentan como la posición:

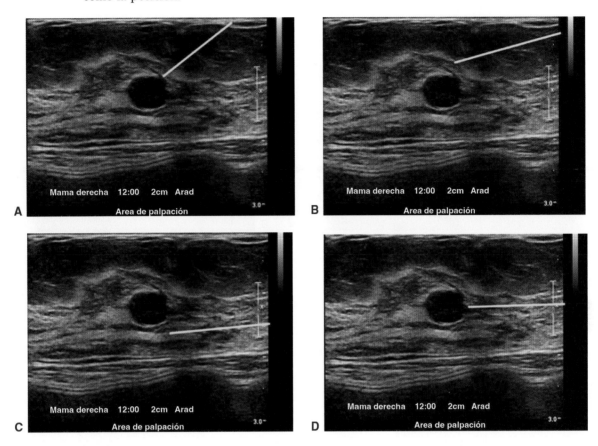

A. A
B. B
C. C
D. D

43a Cuando se administra anestesia local para una biopsia percutánea de mama, ¿qué debe aplicarse para la inyección cutánea?

A. Lidocaína al 1% amortiguada con bicarbonato de sodio (1:9)
B. Lidocaína amortiguada con epinefrina (1:100 000)
C. Lidocaína amortiguada con epinefrina (1:10 000)
D. Lidocaína al 1% amortiguada con bicarbonato de sodio (1:1)

43b Cuando se administra anestesia local para una biopsia percutánea de mama, ¿qué debe utilizarse para la inyección en el parénquima mamario?

A. Lidocaína al 1% amortiguada con bicarbonato de sodio (1:9)
B. Lidocaína amortiguada con epinefrina (1:100 000)
C. Lidocaína amortiguada con epinefrina (1:10 000)
D. Lidocaína al 1% amortiguada con bicarbonato de sodio (1:1)

44 Una paciente de 43 años de edad presenta un nódulo doloroso palpable en la mama derecha con eritema cutáneo asociado. La ecografía muestra una colección de líquido complicada de 5 cm. ¿Cuál es el siguiente paso más adecuado en el tratamiento?

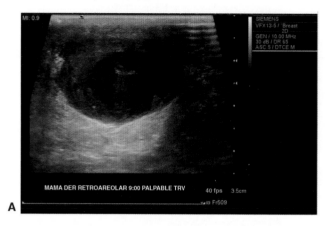

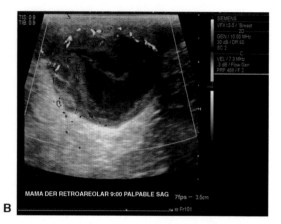

A. Derivación a cirugía para incisión y drenaje

B. Biopsia con aguja gruesa guiada por ecografía

C. Tratamiento clínico con analgésicos

D. Aspiración guiada por ecografía y tratamiento antibiótico

45 A continuación se muestra un aspirado de líquido tras la aspiración de un quiste mamario guiada por ecografía. ¿Cuál de las siguientes opciones es la correcta?

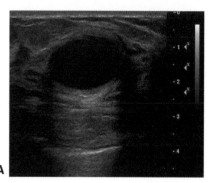

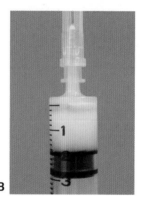

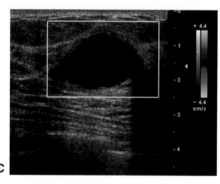

Mama derecha 10:00, a 5 cm del pezón

Mama derecha 10:00, a 5 cm del pezón

A. Enviar el líquido para estudio citológico

B. Enviar el líquido para cultivo y sensibilidad

C. Enviar el líquido para tinción de Gram

D. Desechar el líquido

46

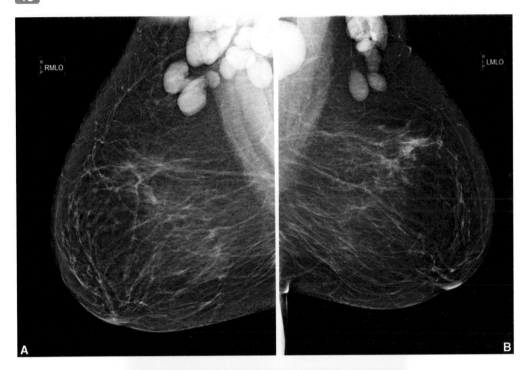

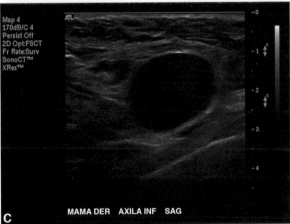

En la mamografía de cribado, no se encuentra una explicación conocida para la linfadenopatía axilar bilateral de la paciente. La ecografía diagnóstica muestra múltiples ganglios linfáticos axilares bilaterales anómalos. Cuando se realiza una biopsia con guía ecográfica de un ganglio linfático axilar, ¿cuál de las siguientes soluciones sería la más adecuada para conservar la pieza de biopsia si se sospecha de linfoma?

A. Agua

B. Formalina

C. Peróxido de sodio

D. Solución RPMI 1640

RESPUESTAS Y EXPLICACIONES

1 **La respuesta es D.** La aguja utilizada en este caso fue una aguja rígida de 5 cm y alambre en «J». El sistema de aguja de gancho es el más empleado. Ambos sistemas de agujas tendrían un aspecto similar durante el proceso de localización. La diferencia entre ambos es que, con el de aguja de gancho, la aguja se retira, dejando solo la guía en la paciente para la cirugía. La ventaja es que la paciente no tiene una aguja en la mama mientras espera la operación. Con el sistema de aguja rígida y alambre en «J», como en este caso, tanto la aguja como la guía permanecen en la paciente. La ventaja de este sistema es que es menos probable que la guía y la aguja se salgan accidentalmente de su lugar dentro del objetivo o se salgan completamente de la mama mientras la paciente espera la intervención quirúrgica. En este caso, A es el vástago de la aguja, B es el clip marcador de la biopsia, C es la punta de la aguja y D es la punta de la guía. La aguja se hace avanzar completamente a través de la lesión y, a continuación, la guía se hace avanzar a través de la aguja para asegurarse de que el cirujano extirpa completamente toda la lesión.

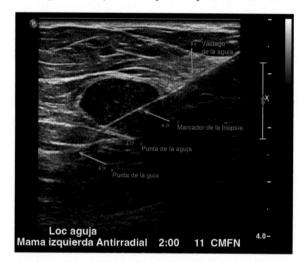

Referencias: Klein JS, Brant WE, Helms CA, Vinson EN. *Brant and Helms' Fundamentals of Diagnostic Radiology*. Vol 2. 5th ed. Wolters Kluwer; 2019:611–612.

Lee CI, Lehman CD, Bassett LW. *Rotations in Radiology: Breast Imaging*. Oxford University Publishing; 2018:246–250.

2 **La respuesta es D.** Al colocar el brazo y el hombro de la paciente a través del orificio de la mesa, se exponen más tejidos mamarios profundos.

Referencia: Kopans DB. *Breast Imaging*. 3rd ed. Lippincott Williams & Wilkins; 2007:966.

3 **La respuesta es A.** Aproximarse de forma angulada para que la aguja quede paralela a la pared torácica. Hay que tener cuidado al realizar biopsias de mama guiadas por ecografía en las pacientes con lesiones profundas, especialmente dada su posición supina, para evitar dirigir la aguja hacia el mediastino o el pulmón. Girar a la paciente y aproximarse en ángulo, así como separar la lesión de la pared torácica, reducen el riesgo. Apuntar a la periferia no garantiza que la aguja no haga contacto con la pared torácica y, de hecho, puede aumentar el error de muestreo. No basta con obtener el consentimiento informado de la paciente con respecto al riesgo de neumotórax; el abordaje debe ajustarse para reducir al mínimo este riesgo. Si la biopsia no puede hacerse de forma segura con guía ecográfica, el abordaje estereotáctico puede ser una opción viable, ya que la lesión puede mantenerse fuera de la pared torácica.

Referencia: Kopans DB. *Breast Imaging*. 3rd ed. Lippincott Williams & Wilkins; 2007:942–944.

4 **La respuesta es C.** El líquido aspirado se envía para análisis citológico solo si hay una masa intraquística o si el líquido es sanguinolento. El líquido quístico mamario benigno se presenta en diversos colores, como amarillo turbio, blanco o color crema, marrón, gris, azul, transparente o verde. El rojo brillante indica la perforación del vaso durante el procedimiento. Las pacientes con aspirados no sanguinolentos, no purulentos y sin anomalías residuales en las imágenes tras la aspiración pueden recibir la recomendación de reanudar el cribado del cáncer de mama adecuado a la edad.

Referencias: Klein JS, Brant WE, Helms CA, Vinson EN. *Brant and Helms' Fundamentals of Diagnostic Radiology.* Vol 2. 5th ed. Wolters Kluwer; 2019:607.

Lee CI, Lehman CD, Bassett LW. *Rotations in Radiology: Breast Imaging.* Oxford University Publishing; 2018:424.

Ikeda DM, Miyake KK. *Breast Imaging: The Requisites.* 3rd ed. Elsevier Mosby; 2017:222.

5 **La respuesta es B.** Las imágenes estereotácticas se obtienen inclinando el tubo de rayos X 15° hacia un lado perpendicular al plano de la imagen y luego 15° hacia el otro lado, lo que da como resultado una diferencia de 30° entre ambas. Mediante el desplazamiento de paralaje, estas dos imágenes estereotácticas de 15° permiten calcular la profundidad de «z».

Referencias: Klein JS, Brant WE, Helms CA, Vinson EN. *Brant and Helms' Fundamentals of Diagnostic Radiology.* Vol 2. 5th ed. Wolters Kluwer; 2019:599.

Lee CI, Lehman CD, Bassett LW. *Rotations in Radiology: Breast Imaging.* Oxford University Publishing; 2018:433.

Ikeda DM, Miyake KK. *Breast Imaging: The Requisites.* 3rd ed. Elsevier Mosby; 2017:225.

6 **La respuesta es C.** Para inyectar más allá de la zona que se está sometiendo a biopsia debido al espacio muerto de la parte de la aguja distal a la muesca de la muestra El espacio muerto de la aguja para biopsia puede ser de hasta 1 cm; por lo tanto, se debe anestesiar al menos 1.5 cm más allá del lugar de la biopsia. Durante la biopsia estereotáctica, se puede inyectar desde la parte más profunda de la mama, junto a la parrilla difusora (Bucky), hasta la piel.

Referencias: Lee CI, Lehman CD, Bassett LW. *Rotations in Radiology: Breast Imaging.* Oxford University Publishing; 2018:436.

Flowers CI. Breast biopsy: anesthesia, bleeding prevention, representative sampling, and rad/path concordance. *Appl Radiol.* 2012;41:9–13.

7 **La respuesta es A.** Aconsejar a la paciente sobre el aumento del riesgo de hematoma o hemorragia. El AAS es un antiagregante plaquetario que suprime la función normal de las plaquetas. El riesgo de hemorragia es mayor, pero varios estudios confirman que las biopsias mamarias son seguras en las pacientes con tratamiento antiagregante plaquetario o anticoagulante, pero no en aquellas que toman el clopidogrel.

Referencias: Flowers CI. Breast biopsy: anesthesia, bleeding prevention, representative sampling, and rad/path concordance. *Appl Radiol.* 2012;41:9–13.

Atwell TD, Smith RL, Hesley GK, et al. Incidence of bleeding after 15,181 percutaneous biopsies and the role of aspirin. *AJR Am J Roentgenol.* 2010;194:784–789.

8 **La respuesta es D.** Tomar radiografías de los bloques anatomopatológicos y comprobar con luz polarizada la presencia de oxalato cálcico. Si el informe anatomopatológico es negativo, puede hacerse una radiografía en dos planos (anteroposterior y lateral) de los bloques de piezas. Es importante dar al anatomopatólogo detalles específicos sobre qué bloque contiene las calcificaciones y a qué profundidad se encuentran. Si hay cristales de oxalato cálcico, se ven mejor con luz polarizada.

Referencias: Lee CI, Lehman CD, Bassett LW. *Rotations in Radiology: Breast Imaging.* Oxford University Publishing; 2018:460–461.

Flowers CI. Breast biopsy: anesthesia, bleeding prevention, representative sampling, and rad/path concordance. *Appl Radiol.* 2012;41:9–13.

9 **La respuesta es D.** Abordaje superior. La localización preoperatoria de la aguja mediante mamografía bidimensional utiliza una unidad mamográfica vertical, una paleta de compresión con una abertura central rodeada de letras y números (una cuadrícula alfanumérica) e imágenes mamográficas bidimensionales para guiar la aguja hasta la zona de interés. El radiólogo revisa las imágenes ortogonales de la mamografía para determinar la distancia más corta al objetivo desde la superficie de la piel. Esto suele determinar el mejor abordaje para colocar la aguja, ya que hay menos cantidad de tejido mamario que la aguja necesita atravesar para colocar finalmente la guía en la zona del objetivo.

En el caso de esta paciente, la distancia más corta desde la piel hasta el marcador del lugar de la biopsia es desde la superficie superior de la piel de la mama. Por lo tanto, el mejor abordaje sería colocar la aguja desde la cara superior de la mama.

Referencia: Ikeda DM, Miyake KK. *Breast Imaging: The Requisites*. 3rd ed. Elsevier Mosby; 2017:246.

10a **La respuesta es D.** El siguiente paso adecuado consiste en obtener imágenes mamográficas adicionales, las de una evaluación diagnóstica, para caracterizar mejor las nuevas microcalcificaciones en la mama izquierda.

Referencias: Klein JS, Brant WE, Helms CA, Vinson EN. *Brant and Helms' Fundamentals of Diagnostic Radiology*. Vol 2. 5th ed. Wolters Kluwer; 2019:542–543.

Comstock CH, D'Orsi C, Bassett LW, et al. *Expert Panel on Women's Imaging—Breast. ACR Appropriateness Criteria® Breast Microcalcifications—Initial Diagnostic Workup*. American College of Radiology (ACR); 2009:12.

10b **La respuesta es A.** Incompleto, los resultados requieren imágenes adicionales. Antes de la biopsia debe realizarse una evaluación adicional con mamografía diagnóstica.

Referencias: Klein JS, Brant WE, Helms CA, Vinson EN. *Brant and Helms' Fundamentals of Diagnostic Radiology*. Vol 2. 5th ed. Wolters Kluwer; 2019:542–543.

Comstock CH, D'Orsi C, Bassett LW, et al. *Expert Panel on Women's Imaging—Breast. ACR Appropriateness Criteria® Breast Microcalcifications—Initial Diagnostic Workup*. American College of Radiology (ACR); 2009:12.

10c **La respuesta es D.** Realizar una biopsia con guía estereotáctica. La toma de muestras de tejido de la extensión más anterior y más posterior de las calcificaciones con biopsia estereotáctica es el siguiente paso más adecuado.

Referencias: Klein JS, Brant WE, Helms CA, Vinson EN. *Brant and Helms' Fundamentals of Diagnostic Radiology*. Vol 2. 5th ed. Wolters Kluwer; 2019:542–543.

Comstock CH, D'Orsi C, Bassett LW, et al. *Expert Panel on Women's Imaging—Breast. ACR Appropriateness Criteria® Breast Microcalcifications—Initial Diagnostic Workup*. American College of Radiology (ACR); 2009:12.

11 **La respuesta es E.** Seroma. En la mayoría de las pacientes con antecedentes de cáncer de mama, el diagnóstico por imagen muestra cambios torácicos derivados del tratamiento, complicaciones del tratamiento o recidiva tumoral o metástasis. El aspecto posquirúrgico por imagen de la pared torácica depende del método quirúrgico empleado (mastectomía radical, mastectomía radical modificada, cirugía con conservación de la mama o reconstrucción mamaria). La complicación más frecuente relacionada con la cirugía es el seroma. La radioterapia suele causar neumonitis por radiación, que se produce entre 4 y 12 semanas después de la finalización de la terapia y se limita característicamente al campo de irradiación. Las complicaciones relacionadas con la quimioterapia incluyen cardiotoxicidad, neumonitis e infección.

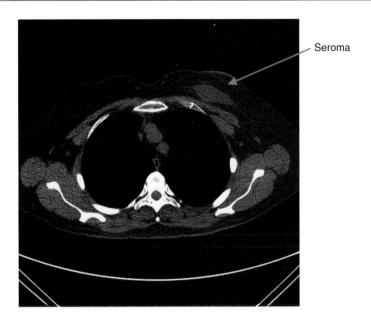

Seroma

Referencias: Ikeda DM, Miyake KK. *Breast Imaging: The Requisites*. 3rd ed. Elsevier Mosby; 2017:161–163.

Jung JI, Kim HH, Park SH, et al. Thoracic manifestations of breast cancer and its therapy. *Radiographics*. 2004;24(5):1269–1285.

12 **La respuesta es E.** Paciente con linfadenopatía axilar. Tras la cirugía con conservación de la mama, la radioterapia ayuda a controlar la enfermedad microscópica, con una tasa de supervivencia global comparable a la de la mastectomía. Las contraindicaciones para la radioterapia en toda la mama incluyen el embarazo, la radioterapia previa, la enfermedad multicéntrica o difusa, las enfermedades del tejido conjuntivo y los malos resultados estéticos. La linfadenopatía axilar no es una contraindicación.

Referencia: Ikeda DM, Miyake KK. *Breast Imaging: The Requisites*. 3rd ed. Elsevier Mosby; 2017:325, box 8-1.

13 **La respuesta es C.** La colocación de dos agujas con la técnica del enmarcado es útil en los casos de mayor extensión de calcificaciones no palpables, como este. Esto ayuda a orientar al cirujano con mayor precisión sin necesidad de hacer conjeturas sobre el alcance de la enfermedad. Esta técnica no garantizará márgenes quirúrgicos limpios, pero proporcionará al cirujano la mejor orientación entre todas las opciones. Es probable que la mastectomía no sea necesaria para una extensión de la enfermedad de 3 cm, por lo que la cancelación automática de la intervención sería inadecuada. A la hora de determinar la idoneidad de la terapia con conservación de la mama, deben tenerse en cuenta muchos factores, como el tamaño de la mama de la paciente, su estado de salud general y su disposición a recibir radioterapia.

Referencia: Liberman L, Kaplan J, Van Zee KJ, et al. Bracketing wires for preoperative breast needle localization. *AJR Am J Roentgenol*. 2001;177(3):565–572.

14 **La respuesta es D.** Aunque para la biopsia estereotáctica se pueden usar dispositivos para biopsia con resorte de calibre 14 y dispositivos para biopsia asistida por vacío de calibre 14, no son la opción más adecuada o eficaz, especialmente cuando el objetivo son microcalcificaciones. La tasa de falsos negativos y las tasas de nuevos diagnósticos más graves en la prueba anatomopatológica final son menores cuando se hace una biopsia con aguja gruesa asistida por vacío más grande.

Referencias: ACR Practice parameter for the performance of stereotactic/tomosynthesis-guided breast interventional procedures. https://www.acr.org/-/media/ACR/Files/Practice-Parameters/stereo-breast.pdf

Jackman RJ, Burbank F, Parker SH, et al. Stereotactic breast biopsy of nonpalpable lesions: determinants of ductal carcinoma in situ underestimation rates. *Radiology.* 2001;218:497–502.

Jackman RJ, Marzoni FA, Rosenberg J. False-negative diagnoses at stereotactic vacuum-assisted needle breast biopsy: long-term follow-up of 1,280 lesions and review of the literature. *AJR Am J Roentgenol.* 2009;192(2):341–351.

15 **La respuesta es D.** La *galactografía* es una técnica empleada para la evaluación diagnóstica de la secreción unilateral, espontánea de un solo conducto y sanguinolenta o transparente del pezón.

Referencias: Lee CI, Lehman CD, Bassett LW. *Rotations in Radiology: Breast Imaging.* Oxford University Publishing; 2018:426.

Shah BA, Fundaro GM, Mandava S. *Breast Imaging Review: A Quick Guide to Essential Diagnoses.* 2nd ed. Springer; 2015:235.

16 **La respuesta es C.** La vista ortogonal (en nuestro caso la proyección CC porque la aguja se introdujo desde un abordaje medial) permite ajustar la profundidad de la aguja (coordenada z). La punta de la aguja debe estar entre 1 y 1.5 cm más allá de la lesión para que esta permanezca a lo largo del vástago de la aguja. La opción A es incorrecta porque la aguja aún no se ha colocado y la profundidad aún no se ha ajustado. La opción B es incorrecta porque se han confirmado las coordenadas x e y, y la punta de la aguja atraviesa la lesión. Una vez confirmada la relación de la aguja con la lesión (coordenadas x e y), no hay motivo para volver a la primera proyección. La opción D es incorrecta porque la punta de la aguja está a 3 cm en dirección distal de la masa. La aguja debe retraerse al menos 1.5 cm con la punta distal a la masa. La respuesta C es correcta. La punta de la aguja se ajustó entre 1 y 1.5 cm distal a la masa, y posteriormente se colocó la guía (*véanse* las imágenes A y B).

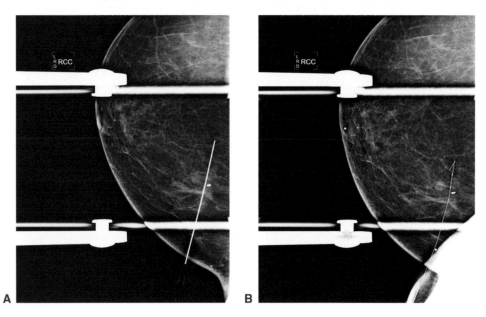

A   B

Referencias: Lee CI, Lehman CD, Bassett LW. *Rotations in Radiology: Breast Imaging.* Oxford University Publishing; 2018:466–467.

Kopans DB. *Breast Imaging.* 3rd ed. Lippincott Williams & Wilkins; 2007:924.

17 **La respuesta es D.** Elegir el abordaje tras revisar la mamografía diagnóstica.

- Explorar la mama comprimida con una cuadrícula alfanumérica e identificar las coordenadas de la lesión.
- Preparar la piel, administrar anestesia.
- Avanzar la aguja. Utilizar la luz de campo como guía (mantenga la sombra del cono de la aguja superpuesta al lugar de entrada de la piel).
- Hacer una radiografía para verificar que la aguja esté sobre el objetivo.

- Obtener una vista ortogonal con paleta estándar.
- Hacer una radiografía para verificar la posición de la aguja.
  - Si la aguja está en la lesión o más allá, puede ajustarse según la necesidad.
  - Si la aguja está superficial a la lesión, empezar de nuevo ya que la aguja puede haberse movido fuera de la línea de la lesión.
- Desplegar la aguja de gancho y retirar la aguja, usar un marcador BB para marcar la entrada de la piel y tomar la radiografía final.
  - La aguja debe estar a menos de 5 mm de la lesión y la punta a más de 1 cm. Debe ser posible en todas las pacientes.
  - Documentar la ubicación, la longitud de la aguja y la distancia de la punta a la piel.

Referencias: Lee CI, Lehman CD, Bassett LW. *Rotations in Radiology: Breast Imaging.* Oxford University Publishing; 2018:466–467.

Berg WA, Birdwell RL, eds. *Diagnostic Imaging: Breast.* Amirsys; 2008:V:2-14–V:2-15.

18 **La respuesta es C.** La biopsia del ganglio linfático centinela ha sustituido al vaciamiento axilar en pacientes con ganglios linfáticos axilares preoperatorios negativos. Esto ha reducido la morbilidad de las pacientes. Si se observa un ganglio linfático axilar anómalo en la ecografía, suele someterse preoperatoriamente a una biopsia con aguja gruesa o a una aspiración con aguja fina. Si el ganglio es metastásico, la paciente recibe un vaciamiento axilar. Si el ganglio es benigno, se programa la biopsia del ganglio centinela en el momento de la cirugía. Una biopsia percutánea benigna de un ganglio linfático axilar no descarta enfermedad axilar, y sigue siendo necesario hacer una biopsia del ganglio linfático centinela en el momento de la cirugía.

Referencia: Kopans DB. *Breast Imaging.* 3rd ed. Lippincott Williams & Wilkins; 2007:956–957.

19 **La respuesta es D.** La biopsia de mama con guía estereotáctica se realiza en caso de calcificaciones o de una masa o asimetría que no tenga un correlato ecográfico. A efectos de la planificación previa al procedimiento, el abordaje óptimo de la biopsia es aquel en el que el hallazgo está más cerca de la piel. Por ejemplo, si el hallazgo sospechoso se encuentra en la parte superior de la mama y está más cerca de la superficie superior de la piel, el abordaje óptimo con aguja sería superior con compresión CC utilizando una paleta fenestrada. Por lo tanto, la opción E es incorrecta; el abordaje estereotáctico óptimo no siempre es lateral, sino aquel en el que el hallazgo pueda alcanzarse atravesando la menor distancia de tejido mamario. La imagen de exploración confirma que el hallazgo está presente dentro de la parte fenestrada de la paleta de compresión. A continuación, se toman las imágenes del par estereotáctico a $+15°$ y $-15°$, que el sistema informático utiliza para calcular la profundidad (distancia z) del hallazgo con base en el fenómeno de paralaje. Además de calcular la profundidad de la lesión, el sistema también informará al operador el margen de ataque. El *margen de ataque* es la distancia calculada entre la punta de la aguja y el detector una vez activada la aguja. La respuesta A es incorrecta. Para realizar el procedimiento, es deseable un margen de ataque positivo (en lugar de negativo). Un margen de ataque positivo indica que habrá suficiente tejido mamario para acomodar la aguja sin atravesar la totalidad de la mama ni dañar el detector. Un grosor de compresión inferior a 3 cm puede no tener suficiente tejido mamario para alojar con seguridad la aguja para biopsia. Tras la biopsia con guía estereotáctica, se obtiene una radiografía de las piezas para determinar si el hallazgo sospechoso se ha muestreado adecuadamente. Se utiliza sobre todo para las calcificaciones. Sin embargo, también se puede usar para una masa o una asimetría en la que se pueden ver trozos de densidad focal en las piezas. Por lo tanto, la respuesta D es correcta. Si no se ha tomado una muestra adecuada del hallazgo, se puede continuar con el muestreo, pero enfocado al hallazgo residual. Si el hallazgo se ha muestreado adecuadamente, se coloca un marcador radiopaco para biopsia. Se toma una imagen para asegurar que el clip se ha desplegado y se retira la aguja manteniendo la compresión para asegurar la hemostasia. La respuesta B es incorrecta. Está indicada una mamografía posterior al procedimiento para comprobar si hay hallazgos residuales sospechosos y la posición del marcador para biopsia, que ocasionalmente puede alejarse del lugar de la biopsia cuando se retira a la paciente de la compresión. La respuesta C es incorrecta. La infección es una complicación poco frecuente de la biopsia de mama con guía estereotáctica.

Referencias: Lee CI, Lehman CD, Bassett LW. *Rotations in Radiology: Breast Imaging*. Oxford University Publishing; 2018:433–436.

Cardenosa G. *Breast Imaging Companion*. 4th ed. Lippincott Williams & Wilkins; 2017:507–509.

20 **La respuesta es B.** Las contraindicaciones relativas para la radioterapia incluyen la radioterapia previa, el embarazo, la enfermedad del tejido conjuntivo y la enfermedad multicéntrica o difusa. La adenopatía axilar no es una contraindicación. La radioterapia en toda la mama consigue controlar la enfermedad microscópica residual.

Referencia: Ikeda DM, Miyake KK. *Breast Imaging: The Requisites*. 3rd ed. Elsevier Mosby; 2017:325.

21 **La respuesta es B.** Un anestésico local habitual para las biopsias de mama es la lidocaína al 1% en una proporción de 10:1. La lidocaína sin epinefrina se administra en la piel y el tejido subcutáneo. En el tejido más profundo se administra lidocaína con epinefrina en proporción 1:100 000 para aumentar la hemostasia y prolongar el efecto anestésico. La dosis máxima de lidocaína al 1% con epinefrina es de 7 mg/kg de peso corporal, sin superar los 500 mg. La dosis máxima de lidocaína al 1% sin epinefrina es de 4.5 mg/kg, sin superar los 300 mg.

Referencias: Brem RF, Schoonjans JM. Local anesthesia in stereotactic, vacuum-assisted breast biopsy. *Breast J*. 2001;7:72–73.

Ikeda DM, Miyake KK. *Breast Imaging: The Requisites*. 3rd ed. Elsevier Mosby; 2017:219.

22 **La respuesta es A.** Los hallazgos anatomopatológicos y de imagen no son concordantes, por lo que un seguimiento ecográfico a los 6 meses no es una recomendación adecuada. La RM de mama o la GM no están indicadas en este momento. Independientemente de los hallazgos de la RM o la GM, se requiere una biopsia por escisión para diagnosticar definitivamente esta masa. Si la masa es un cáncer, podría recurrirse a la RM de mama o la GM para planificar el tratamiento.

Referencias: Lee CI, Lehman CD, Bassett LW. *Rotations in Radiology: Breast Imaging*. Oxford University Publishing; 2018:460–461.

Geller BM, Ichikawa LE, Buist DS, et al.; Breast Cancer Surveillance Consortium. Improving the concordance of mammography assessment and management recommendations. *Radiology*. 2006;241:67–75.

23 **La respuesta es C.** Pueden producirse seudoaneurismas en la mama tras una biopsia con aguja gruesa. Las complicaciones tras la biopsia con aguja gruesa incluyen hematoma, infección, neumotórax y seudoaneurisma. La correlación radiología-anatomopatología debe realizarse siempre en todas las lesiones para establecer la concordancia. La resección quirúrgica se hace siempre en caso de HDA. La HLA es un marcador de alto riesgo de cáncer de mama, y sigue habiendo controversia sobre si debe extirparse. Los marcadores pueden migrar considerablemente, a veces incluso a otros cuadrantes de la mama.

Referencias: Ikeda DM, Miyake KK. *Breast Imaging: The Requisites*. 3rd ed. Elsevier Mosby; 2017:219.

Irfan K, Brem R. Surgical and mammographic follow up of papillary lesions and atypical lobular hyperplasia diagnosed with stereotactic vacuum-assisted biopsy. *Breast J*. 2002;8:230–233.

24 **La respuesta es B.** Se inyectan de 0.3 a 1.0 mL. Rara vez el volumen total de contraste supera 1 mL.

Referencias: Lee CI, Lehman CD, Bassett LW. *Rotations in Radiology: Breast Imaging*. Oxford University Publishing; 2018:426.

Berg WA, Birdwell RL, Gombos EC, et al. *Diagnostic Imaging Breast*. Amirsys; 2006:Section V2, 4–5.

25 **La respuesta es A.** La *fibrosis sistémica nefrógena* (FSN) es una enfermedad sistémica inusual pero grave que se caracteriza por la fibrosis de la piel y otros tejidos del cuerpo. El primer informe sobre la FSN se publicó en 1997, y cada vez hay más pruebas de que esta afección está asociada a la insuficiencia renal y a la administración de grandes cantidades de gadolinio.

La Food and Drug Administration de los Estados Unidos ha determinado que el riesgo para las pacientes con enfermedad renal crónica es mayor cuando la TFG estimada es < 30 mL/min/1.73 m². Sin embargo, es necesario abordar la relación riesgo-beneficio de la paciente con los médicos remitentes para determinar si la evaluación es esencial. Si se requiere la administración de contraste intravenoso de gadolinio, se recomienda usar la menor dosis posible para obtener un estudio diagnóstico.

La opción B es incorrecta porque, sin el uso de contraste intravenoso de gadolinio, la exploración por RM no es un estudio diagnóstico para la detección del cáncer de mama.

La opción C es incorrecta porque la paciente tiene una función renal alterada y, por lo tanto, administrar una dosis estándar de contraste de gadolinio sería inadecuado.

La opción D es incorrecta porque el valor de la TFG no es una contraindicación absoluta. Aunque no se recomienda la administración de contraste intravenoso de gadolinio, el estudio puede realizarse en los casos en los que los beneficios superen el riesgo de desarrollar FSN.

Referencias: American College of Radiology. Nephrogenic systemic fibrosis. In: *ACR Manual on Contrast Media*. America College of Radiology; 2010:53.

Juluru K, Vogul-Claussen J, Macura KJ, et al. MR imaging in patients at risk for developing nephrogenic systemic fibrosis: protocols, practices, and imaging techniques to maximize patient safety. *Radiographics*. 2009;29:9–22.

26a **La respuesta es A.** La *galactografía* es un procedimiento que puede ayudar a identificar la causa de una secreción unilateral del pezón, de un solo poro, espontánea, sanguinolenta o transparente. Si se identifica una anomalía, puede ser objeto de una biopsia por escisión. La respuesta B es incorrecta. La galactografía no se utiliza para obtener la biopsia de una masa intraductal. Más bien, puede servir para identificar y localizar una posible masa intraductal que pueda estar causando una secreción. La secreción sospechosa de un solo poro para la que está indicada la galactografía puede ser sanguinolenta, transparente/serosa o serosanguinolenta. Estos son los colores de la secreción que se han asociado al cáncer de mama. La secreción de color blanco o verde es de causa benigna, como fisiológica o fibroquística. Por lo tanto, la opción C es incorrecta. Para iniciar la galactografía, se identifica el poro de donde viene la secreción. Si no se puede volver a identificar el poro, el procedimiento no puede continuar. Si se identifica el conducto de la secreción, se coloca una punta de sonda de calibre pequeño (por lo general, de calibre 30) en el conducto con una presión suave. Con la sonda en el conducto, se administra una cantidad mínima de medio de contraste (0.2-0.3 mL). Asegúrese de que no haya burbujas de aire antes de la inyección. Por lo tanto, la opción D es incorrecta. Una dosis de 5 mL de contraste es demasiado y podría causar extravasación del conducto y molestias a la paciente. Una vez inyectado el contraste, se estabiliza la sonda y se obtienen mamografías en proyecciones CC y ML de la parte retroareolar de la mama posteriores al procedimiento y con aumento.

26b **La respuesta es D.** La paciente debe ser remitida de nuevo a un cirujano de mama. En estas imágenes, hay una terminación abrupta identificada en la posición de las 6 de las manecillas del reloj en dirección retroareolar. El diagnóstico diferencial principal es el papiloma o el CDIS. La localización de esta masa para una biopsia de mama por escisión en lugar de una resección quirúrgica a ciegas del conducto aumentará la probabilidad de eliminar la causa de la secreción. La masa intraductal puede ubicarse para una posterior biopsia por escisión, bien con un marcador para biopsia en el momento de la galactografía diagnóstica o con una repetición de la galactografía o una localización con aguja el día de la biopsia por escisión. La respuesta A es incorrecta. La biopsia de mama con aguja gruesa guiada por ecografía no está indicada en este caso. Las probabilidades de que esta masa represente un papiloma o un cáncer de mama son altas, y en ambos casos se remitiría a resección quirúrgica tras la biopsia con aguja gruesa. Por lo tanto, la derivación directa a la biopsia por escisión es mejor para la paciente. La opción B no está indicada. Ya se ha identificado una masa intraductal que probablemente contribuye a los síntomas de la paciente. No es necesaria la RM de mama para caracterizar mejor el hallazgo. Por último, la opción C es incorrecta. No es necesario repetir la galactografía. El defecto de llenado en el conducto en las imágenes proporcionadas no parece ser un artefacto debido a una burbuja de aire. Los artefactos por posibles burbujas de aire tienden a ser redondos, con contraste que los rodea y los atraviesa.

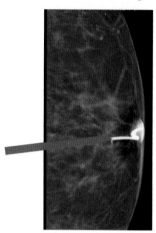 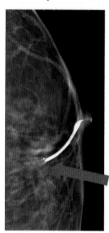

Proyección CC con aumento

Aumento con microscopio óptico

Referencias: Lee CI, Lehman CD, Bassett LW. *Rotations in Radiology: Breast Imaging.* Oxford University Publishing; 2018:429–430.

Slawson SH, Johnson BA. Ductography: how to and what if? *Radiographics.* 2001;21:133–150.

27 **La respuesta es C.** Aconsejar a la paciente que tome paracetamol inicialmente y después cada 6 h según la necesidad, hasta 4 g/día. La seguridad y la comodidad de la paciente son primordiales después de cada intervención mamaria. Parte de la recuperación de la paciente, especialmente tras una biopsia de mama, es el control del dolor. Si la paciente no tiene alergia al paracetamol y no tiene problemas hepáticos, el primer paso del control de la mastalgia es hacer que tome paracetamol inicialmente y después cada 6 h según la necesidad, hasta 4 g/día.

Las opciones A y B son incorrectas porque no constituyen el control inicial de la mastalgia. Puede recetarse paracetamol ya sea con codeína o con hidrocodona, pero rara vez se usan medicamentos tan fuertes.

La opción D es incorrecta porque el AAS o los antiinflamatorios no esteroideos suspendidos 7 días antes de la biopsia deben evitarse 3 días después de la biopsia para disminuir el riesgo de hemorragia.

Referencia: Ikeda DM, Miyake KK. *Breast Imaging: The Requisites.* 3rd ed. Elsevier Mosby; 2017:243.

28 **La respuesta es C.** Microcalcificaciones en la región de la cola axilar de la mama. Existen dos diseños básicos de unidades para biopsia de mama con guía estereotáctica: la mesa para posición en decúbito prono y la unidad con accesorio para posición vertical. Ambas unidades tienen ventajas y desventajas. Cuando se emplea una mesa para decúbito prono, la capacidad para visualizar lesiones muy posteriores y lesiones situadas en la profundidad de la cola axilar puede ser baja o dar lugar a una biopsia infructuosa o a la cancelación del procedimiento. Cuando se usa la unidad para biopsia estereotáctica con accesorio, las pacientes con lesiones localizadas profundamente en la cola axilar de la mama probablemente requerirán una posición especial, como un ligero balanceo de la mama hacia delante desde el decúbito lateral, que puede ayudar a situar la lesión en el campo de visión y mantener su posición durante la biopsia.

Referencias: Klein JS, Brant WE, Helms CA, Vinson EN. *Brant and Helms' Fundamentals of Diagnostic Radiology.* Vol 2. 5th ed. Wolters Kluwer; 2019:599–604.

Reynolds A. Stereotactic breast biopsy: a review. *Radiol Technol.* 2009;80(5):447M–462M.

29 **La respuesta es D.** Resección quirúrgica inmediata. Los procedimientos quirúrgicos como la cirugía con conservación de la mama, la mastectomía y el muestreo de los ganglios linfáticos axilares pueden realizarse cuando la paciente está embarazada. La radioterapia en la mama o la pared torácica se pospone hasta después del parto. La quimioterapia no se administra en el primer trimestre porque existe un riesgo importante de aborto espontáneo.

Referencia: Hahn K, Johnson PH, Gordon N, et al. Treatment of pregnant breast cancer patients and outcomes of children exposed to chemotherapy in utero. *Cancer.* 2006;107(6):1219–1226.

30 **La respuesta es D.** HESA. El aspecto mamográfico y ecográfico más frecuente de la HESA es una masa circunscrita que se asemeja a un fibroadenoma. La cicatriz posquirúrgica, la cicatriz radial y el carcinoma tubular suelen presentarse como una masa irregular. Por lo tanto, una masa espiculada irregular muy probablemente sea discordante con los resultados anatomopatológicos de la HESA.

Referencias: Ikeda DM, Miyake KK. *Breast Imaging: The Requisites.* 3rd ed. Elsevier Mosby; 2017:156–157.

Bassett LW, Jackson VP, Fu KL, Fu YS. *Diagnosis of Diseases of the Breast.* 2nd ed. Elsevier Saunders; 2005:438–439.

Goel NB, Knight TE, Pandey S, et al. Fibrous lesions of the breast: imaging-pathologic correlation. *Radiographics.* 2005;25:1547–1559.

31 **La respuesta es B.** Con la paciente en decúbito supino y la mama adelgazada en la pared torácica, la aguja para biopsia puede dirigirse hacia atrás, hacia la pared torácica anterior. La paciente debe rodarse y el abordaje debe ser lo más angulado posible para que la aguja pase paralela a la pared torácica en lugar de hacia ella. Apuntar a la periferia no garantiza que la aguja no haga contacto con la pared torácica y podría aumentar el error de muestreo. La lesión podría levantarse de la pared torácica inyectando anestésico local detrás de ella, no encima, para alejarla. Si la biopsia no puede hacerse de forma segura, puede utilizarse un sistema de biopsia con guía estereotáctica para mantener la lesión diana alejada de la pared torácica. Existen varias opciones para reducir el riesgo para la pared torácica antes de recomendar la resección quirúrgica.

Referencias: Klein JS, Brant WE, Helms CA, Vinson EN. *Brant and Helms' Fundamentals of Diagnostic Radiology.* Vol 2. 5th ed. Wolters Kluwer; 2019:603–604.

Lee CI, Lehman CD, Bassett LW. *Rotations in Radiology: Breast Imaging.* Oxford University Publishing; 2018:440–443.

Kopans DB. *Breast Imaging.* 3rd ed. Lippincott Williams & Wilkins; 2007:942–944.

32 **La respuesta es A.** La fibrosis del estroma es un resultado radiológico y anatomopatológico benigno y concordante con una masa circunscrita hipoecoica con características de imagen benignas. Es el resultado de la proliferación estromal que oblitera los acinos y los conductos mamarios, con la consiguiente producción de una zona de fibrosis focal. Sin embargo, existe un riesgo de cáncer al menos un 2% mayor con la fibrosis del estroma y, en consecuencia, la recomendación más adecuada es un seguimiento de 6 meses cuando se recibe el resultado anatomopatológico de fibrosis estromal con características imagenológicas benignas. Esta forma de fibrosis puede producirse durante la respuesta desmoplásica adyacente a una neoplasia maligna. Si existen características sospechosas en las imágenes y el resultado histológico es fibrosis del estroma, los resultados se considerarán discordantes y se recomendará la extirpación quirúrgica.

Referencias: Malik N, Lad S, Seely JM, Schweitzer ME. Underestimation of malignancy in biopsy-proven cases of stromal fibrosis. *Br J Radiol*. 2014;87:20140182.

Sklair-Levy M, Samuels TH, Catzavelos C, et al. Stromal fibrosis of the breast. *AJR Am J Roentgenol*. 2001;177:573–577.

33 **La respuesta es C.** El cálculo del margen de ataque es fundamental al realizar una biopsia con aguja gruesa para garantizar que la aguja no atraviese el otro lado de la mama y golpee el detector de imágenes o el dispositivo de apoyo mamario. El *margen de ataque* es la distancia desde la punta de la aguja en la posición postactivación hasta el receptor de imágenes o soporte mamario. Un margen de ataque positivo indica que existe un margen adecuado para activar con seguridad la aguja para biopsia con aguja gruesa. Un margen de ataque negativo indica que la aguja atravesará la superficie mamaria y golpeará el receptor de imágenes o dispositivo de apoyo mamario. El *ataque* es la distancia recorrida por la aguja desde la posición de montaje hasta la posición postactivación.

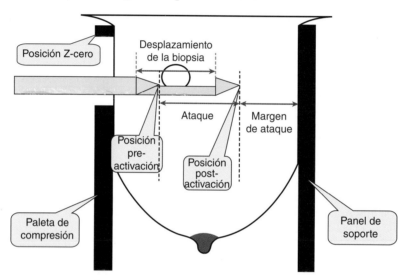

Referencias: Park JM, Yang L, Laroia A, Franken EA Jr, Fajardo LL. Core biopsy of the breast lesions: review of technical problems and solutions: a pictorial review. *Can Assoc Radiol J*. 2011;62(1):73–82.

Fischer U, Baum F. *Interventional Breast Imaging*. Thieme; 2010:47.

Mahoney MC, Newell MS. Breast intervention: how I do it. *Radiology*. 2013;268(1):12–24.

34 **La respuesta es B.** Este es un ejemplo de un error de profundidad $-z$, en el que la abertura de la sonda está por debajo del centro de la lesión tanto en la imagen de $-15°$ como en la de $+15°$. Para corregir este error, habría que aumentar la profundidad empujando la sonda o reorientando la lesión. El error de profundidad $+z$ se produce cuando la abertura de la sonda está más allá del centro de la lesión tanto en la imagen de $-15°$ como en la de $+15°$. El error vertical en y ocurre cuando la abertura de la sonda está por encima del centro de la lesión ($-y$) o por debajo del centro de la lesión ($+y$) tanto en la imagen de $-15°$ como en la de $+15°$. El error horizontal en x se presenta cuando la abertura de la sonda se encuentra a la derecha del centro de la lesión ($+x$) o a la izquierda del centro de la lesión ($-x$) en las imágenes de $-15°$ y $+15°$.

Referencias: Ikeda DM, Miyake KK. *Breast Imaging: The Requisites*. 3rd ed. Elsevier Mosby; 2017:225–232.

Mahoney MC, Newell MS. Breast intervention: how I do it. *Radiology*. 2013;268(1):12–24.

35 **La respuesta es C.** Se trata de un error de posicionamiento de la aguja de tipo $-y$/vertical. La abertura de la sonda está por encima del centro de la lesión en las imágenes de $-15°$ y $+15°$. El muestreo debe aumentar de la posición de las 9 a la de las 3 pasando por la de las 6 horas de las manecillas del reloj (imagen A). Si la abertura de la sonda estuviera por debajo del centro de la lesión (error de tipo $+y$/vertical) tanto en la imagen de $-15°$ como en la de $+15°$, se debería aumentar el muestreo de la posición de las 9 a la de las 3 pasando por la de las 12 horas de las manecillas del reloj. Si la abertura de la sonda estuviera a la derecha del centro de la lesión (error de tipo $+x$/horizontal) tanto en la imagen de $-15°$ como en la de $+15°$, se debería aumentar el muestreo de la posición de las 12 a la de las 6 pasando por la de las 9 horas de las manecillas del reloj. Si la abertura de la sonda estuviera a la izquierda del centro de la lesión (error de tipo $-x$/horizontal) tanto en la imagen de $-15°$ como en la de $+15°$, el muestreo debería aumentarse de la posición de las 12 a la de las 6 pasando por la de las 3 horas de las manecillas del reloj.

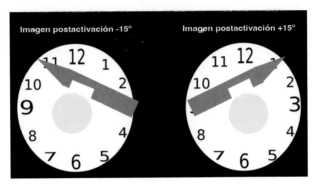

Referencias: Ikeda DM, Miyake KK. *Breast Imaging: The Requisites.* 3rd ed. Elsevier Mosby; 2017:225–232.

Mahoney MC, Newell MS. Breast intervention: how I do it. *Radiology.* 2013;268(1):12–24.

36 **La respuesta es C.** La localización estereotáctica se utiliza para las calcificaciones mamográficas, las masas, las asimetrías u otros hallazgos sospechosos sin correlato ecográfico. Requiere un sistema de coordenadas fijo con la mama fija con compresión. La mama se coloca en función de la proyección con la mejor visibilidad o la distancia más corta. Se genera una vista de exploración que proporciona la localización de la lesión en los ejes de las x y las y. A continuación, se obtienen imágenes estereotácticas a $15°$ de la línea media, tanto en sentido positivo como negativo. El eje de las z o la profundidad de la lesión se genera calculando el desplazamiento de paralaje del objetivo en las imágenes estereotácticas en comparación con la ubicación del objetivo en la imagen de exploración. La colocación precisa de la aguja se confirma mediante la obtención de imágenes estereotácticas emparejadas adicionales antes y después de su activación. Aunque algunos recomiendan dirigir la aguja por debajo de la lesión, en este caso la aguja previa a la activación está demasiado por debajo de las calcificaciones y fuera del eje de las y; por lo tanto, la respuesta C es correcta. w no es un eje direccional.

Referencias: Ikeda DM, Miyake KK. *Breast Imaging: The Requisites.* 3rd ed. Elsevier Mosby; 2017:225–232.

Mahoney MC, Newell MS. Breast intervention: how I do it. *Radiology.* 2013;268(1):12–24.

37 **La respuesta es A.** Cuando se utiliza un dispositivo asistido por vacío, la punta de la aguja debe atravesar el tumor para que la cámara esté centrada dentro de la masa durante el muestreo (opción A). Con el dispositivo de resorte, la aguja debe avanzar de modo que la punta se encuentre en el borde del objetivo (opción C). Si se utiliza un dispositivo de resorte, debe visualizarse una cantidad adecuada de tejido más allá de la lesión, a lo largo de la trayectoria de la aguja, para garantizar un muestreo seguro del tejido. La opción B es incorrecta, ya que representa una posición incorrecta para un dispositivo cargado por resorte o por vacío.

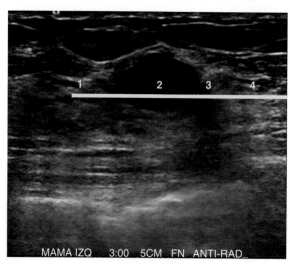

Referencias: Lee CI, Lehman CD, Bassett LW. *Rotations in Radiology: Breast Imaging*. Oxford University Publishing; 2018:444.

Mahoney MC, Newell MS. Breast intervention: how I do it. *Radiology*. 2013;268(1):12–24.

38 **La respuesta es D.** La opción D muestra el recorrido de la aguja para atravesar la porción sólida de esta masa quística y sólida compleja. Los tejidos de muestra de las opciones A y C son demasiado superficiales y demasiado profundos, respectivamente. La opción B se muestra a través de la porción quística de la masa. Durante la biopsia, se debe tener cuidado de tomar muestras de la parte sólida del tumor. Si la aguja atraviesa la porción quística, esta zona puede colapsarse, dificultando la visualización de la porción sólida.

Referencias: Lee CI, Lehman CD, Bassett LW. *Rotations in Radiology: Breast Imaging*. Oxford University Publishing; 2018:442–444.

Devang D, March D, Crisi G, Couglin B. Complex cystic breast masses: diagnostic approach and imaging-pathologic correlation. *Radiographics*. 2007;27(1):S53–S65.

39 **La respuesta es A.** La punta del obturador corresponde al centro de la cámara de biopsia. Si el obturador se coloca posterior a la zona de interés, el muestreo para biopsia debe enfocarse anteriormente hacia el pezón. Hay que tener en cuenta que la paciente está en decúbito prono durante el procedimiento de biopsia, por lo que la imagen (imagen A) es un reflejo exacto de la posición del obturador en la zona de interés (marcada con un *círculo amarillo*). La imagen de la pregunta está invertida para que sea más congruente con la lateralidad derecha/izquierda que se observa en las imágenes transversales axiales. En la imagen B se muestra cómo se introduce la aguja en la mama. Desde la perspectiva del radiólogo que realiza la biopsia, la cámara de biopsia que apunta hacia el techo se considera la posición de las 12 horas de las manecillas del reloj (que en este caso está alejada del área de interés). Para maximizar la biopsia del área de interés, la cámara debe estar entre las 4 y las 8 horas de las manecillas del reloj. Las opciones restantes se dirigen a muestras laterales (opción B), posteriores (opción C) y mediales (opción D), que están alejadas del área de interés.

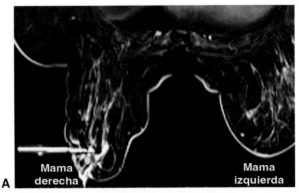

La imagen refleja la posición real de la paciente.

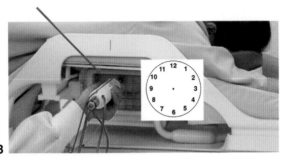

La cámara de biopsia por punción que se muestra en la imagen apunta hacia arriba, hacia la posición de las 12 horas de las manecillas del reloj.

Referencias: Lee CI, Lehman CD, Bassett LW. *Rotations in Radiology: Breast Imaging.* Oxford University Publishing; 2018:452.

Mahoney MC, Newell MS. Breast intervention: how I do it. *Radiology.* 2013;268(1):12–24.

40 **La respuesta es C.** A diferencia de las localizaciones con aguja, en las que la punta de la aguja se coloca inicialmente 1 cm más allá de la región de interés, el marcador sin aguja, el reflector o la semilla radioactiva deben colocarse lo más cerca posible del área de interés (en este caso, en el nivel adyacente al clip para biopsia). El marcador, el reflector o la semilla radioactiva se despliega a través de la aguja y no debe alejarse mucho de la punta de esta durante su colocación. Ocasionalmente, el dispositivo puede migrar en la mama. Se trata de una complicación durante el despliegue del dispositivo en cuestión y no cambia el método con el que se coloca.

Referencias: Klein JS, Brant WE, Helms CA, Vinson EN. *Brant and Helms' Fundamentals of Diagnostic Radiology.* Vol 2. 5th ed. Wolters Kluwer; 2019:610–613.

Lee CI, Lehman CD, Bassett LW. *Rotations in Radiology: Breast Imaging.* Oxford University Publishing; 2018:471–472.

Goudreau S, Joseph J, Seiler S. Preoperative radioactive seed localization for nonpalpable lesions: technique, pitfalls, and solutions. *Radiographics.* 2015;35(5):1319–1334.

41 **La respuesta es D.** La punta del obturador se corresponde con el centro de la toma de la muestra de biopsia.

Referencias: Lee CI, Lehman CD, Bassett LW. *Rotations in Radiology: Breast Imaging.* Oxford University Publishing; 2018:451–459.

Mahoney MC, Newell MS. Breast intervention: how I do it. *Radiology.* 2013;268(1):12–24.

42 **La respuesta es D.** La aguja debe mantenerse lo más paralela posible a la pared torácica y a la cara del transductor para garantizar que no se penetra en la pared torácica. Ocasionalmente, durante la aspiración con aguja fina, puede ser adecuado un abordaje más inclinado (no paralelo) (opción A). Las opciones B y C son incorrectas, ya que no muestrean correctamente la región de interés.

Referencia: Lee CI, Lehman CD, Bassett LW. *Rotations in Radiology: Breast Imaging*. Oxford University Publishing; 2018:442.

43a **La respuesta es A.**

43b **La respuesta es B.** La lidocaína al 1% se utiliza con frecuencia para la anestesia local. La anestesia superficial amortiguada con bicarbonato de sodio (proporción 1:9) disminuye la sensación de ardor. La anestesia profunda suele administrarse con epinefrina (1:100 000) para lograr la hemostasia (en ausencia de contraindicaciones). La lidocaína superficial no debe mezclarse con epinefrina, ya que existe riesgo de necrosis cutánea.

Referencias: Lee CI, Lehman CD, Bassett LW. *Rotations in Radiology: Breast Imaging*. Oxford University Publishing; 2018:440–441.

Mahoney MC, Newell MS. Breast intervention: how I do it. *Radiology*. 2013;268(1):12–24.

44 **La respuesta es D.** En una paciente con signos y síntomas clínicos de mastitis, en la que se observa una colección complicada de líquido en la ecografía, hay que considerar que se trata de un absceso mamario. La aspiración se considera tanto diagnóstica como terapéutica porque el aspirado puede enviarse para cultivo y antibiograma, y la descompresión del absceso acelera la cicatrización. El tratamiento antibiótico debe ser prescrito por o en interconsulta con el profesional remitente. Es poco probable que el tratamiento con analgesia sola sea eficaz dada la presencia de un absceso. La intervención guiada por ecografía es el abordaje de primera línea recomendado frente a la incisión y el drenaje; este último debe reservarse para los abscesos recurrentes resistentes al tratamiento antibiótico. Si la aspiración no produce líquido, la biopsia con aguja gruesa debe considerarse el siguiente paso adecuado, especialmente ante la sospecha de una masa necrótica parecida a un absceso.

Referencias: Bassett LW, Mahoney MC, Apple SK, D'Orsi C. *Breast Imaging Expert Radiology Series*. Elsevier Health Sciences; 2010:376.

Trop I, Dugas A, David J, et al. Breast abscesses: evidence-based algorithms for diagnosis, management, and follow-up. *Radiographics*. 2011;31(6):1683–1699.

45 **La respuesta es D.** Desechar el líquido. Las imágenes mostradas corresponden a un quiste simple. La aspiración de un quiste simple suele realizarse para lograr el alivio sintomático, en pacientes con dolor o sensibilidad asociados. La mayor parte del líquido de los quistes simples puede desecharse tras la aspiración. Los aspirados mucosos o sanguinolentos deben enviarse a citología. En una situación en la que exista preocupación clínica de infección (p. ej., un absceso), el aspirado debe enviarse para análisis microbiológico y cultivos.

Referencia: Lee CI, Lehman CD, Bassett LW. *Rotations in Radiology: Breast Imaging*. Oxford University Publishing; 2018:423–424.

46 **La respuesta es D.** Si no existe una causa subyacente conocida para la linfadeno-patía axilar bilateral, y sobre todo si se trata de un hallazgo nuevo, puede ser un signo de linfoma o leucemia. En esta situación, se justifica una evaluación de sospe-cha (categoría BI-RADS 4) con la recomendación de una biopsia con aguja gruesa guiada por ecografía o una aspiración con aguja fina. Lo ideal es conservar las pie-zas de la biopsia con aguja gruesa en solución salina o RPMI 1640 si se sospecha un linfoma para facilitar la clasificación celular activada por fluorescencia.

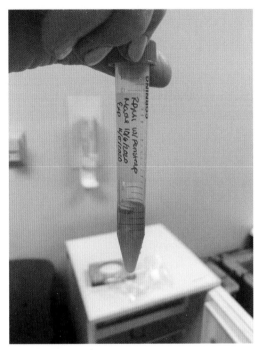

Solución RPMI 1640 en un frasco

Referencia: D'Orsi C, Sickles EA, Mendelson EB, et al. ACR BI-RADS® mammography. In: *ACR BI-RADS® Atlas, Breast Imaging Reporting and Data System.* American College of Radiology; 2013:163.

5 Física y seguridad de los estudios de imagen de la mama

PREGUNTAS

1 ¿Cuál es el objetivo principal de utilizar las rejillas mamográficas?

A. Aumentar el contraste
B. Disminuir la dispersión
C. Aumentar la dosis
D. Aumentar la nitidez de la imagen
E. Disminuir el movimiento

2 ¿A cuál de las siguientes opciones da lugar una compresión mamaria adecuada?

A. Aumento de la dosis de radiación
B. Aumento
C. Disminución de la radiación dispersada
D. Aumento del rango dinámico

3 ¿Qué combinación de objetivo del tubo de rayos X y filtro del haz de rayos X probablemente sea la más penetrante?

A. Objetivo de molibdeno/filtro de molibdeno
B. Objetivo de molibdeno/filtro de rodio
C. Objetivo de tungsteno/filtro de rodio
D. Objetivo de tungsteno/filtro de plata

4 En el caso de la mamografía, ¿cuál de las siguientes afirmaciones relativas a la radiación dispersada es correcta?

A. Aunque la compresión mamaria tiene muchas ventajas, aumenta el efecto de la dispersión, razón por la cual se utiliza una rejilla en la mamografía de contacto
B. Una de las desventajas de los bajos potenciales de tubo empleados para la mamografía es que el mayor número de fotones necesarios para una exposición produce una mayor dispersión
C. Gracias a la compresión mamaria, la dispersión no es un problema en la mamografía
D. La dispersión se intensifica durante la mamografía con aumento, lo que hace necesaria una rejilla para este estudio especial
E. Tanto la compresión de la mama como el uso de una rejilla contribuyen a reducir la dispersión hacia el detector de imágenes

5 ¿Cuál sería probablemente el grosor del tejido blando (en centímetros) que atenúa a la mitad el haz de rayos X?

A. 0.2 cm
B. 1.0 cm
C. 5.0 cm
D. 10.0 cm

6 ¿Qué kilovoltaje punta (kVp) del tubo probablemente se emplearía para obtener imágenes de una mama densa de 7 cm de grosor?

A. 20 kVp
B. 30 kVp
C. 40 kVp
D. 50 kVp

7 ¿Qué valor es menos probable en una mamografía con aumento?

A. Enfoque de 0.1 mm
B. Voltaje de 30 kVp
C. Corriente de 100 mA
D. Exposición de 3 s

8 Para un miliamperaje fijo a un kVp constante, ¿qué causará un aumento considerable del tiempo de exposición?

A. Un aumento considerable de la exposición de la mama a la radiación
B. Un cambio considerable en el nivel requerido para una correcta visualización si la ventana es la misma que para la primera exposición
C. Un aumento de la probabilidad de desenfoque por movimiento
D. Un aumento de la probabilidad de daños en el detector
E. Una mayor carga térmica en el tubo de rayos X

9 Las microcalcificaciones que pueden verse fácilmente en una mamografía probablemente no serían visibles en absoluto en una radiografía de tórax. La razón más importante es:

A. La amplia zona de cobertura de la radiografía de tórax
B. La ocultación de las microcalcificaciones por la columna vertebral
C. El gran descenso del coeficiente de atenuación del calcio en la radiografía de tórax
D. El gran descenso del coeficiente de atenuación de los tejidos blandos en la radiografía de tórax
E. El gran aumento del tiempo de exposición necesario para la radiografía de tórax

10 En la mamografía con aumento no se utiliza una rejilla. Esto se debe principalmente a que:

A. Las rejillas no se usan en absoluto en las mamografías
B. La rejilla sería visible en la imagen debido al uso del punto focal pequeño
C. La rejilla sería visible en la imagen debido al mayor uso de contraste en la mamografía con aumento
D. Añadir una rejilla aumentaría la dosis sin reducir considerablemente la dispersión
E. Sin la presión de la mama comprimida sobre el detector, la rejilla móvil vibraría con demasiada libertad

11 En comparación con la mamografía de cribado sistemática, ¿cual de las siguientes opciones tienen las imágenes con aumento?

A. Menos contraste
B. Menos desenfoque por movimiento y menos dispersión
C. Mayor tiempo de exposición
D. Más dispersión y menos desenfoque por movimiento
E. Más ruido
F. Mayor distancia fuente-objeto (DFO)

12 ¿Cuál de los siguientes factores aumenta la compresión mamaria?

A. Dispersión
B. Grosor de la mama
C. Ruido
D. Contraste de la imagen

13 La normativa estatal estadounidense obliga a evaluar la exposición a la radiación de los operadores de mamógrafos. Una técnica declara que está embarazada. ¿Cuál es el límite ocupacional de la dosis de radiación?

A. 0 mSv (0 mrem) al feto
B. 1 mSv (100 mrem) al feto
C. 5 mSv (500 mrem) al feto
D. 50 mSv (5000 mrem) por año

14 Durante la mamografía, ¿cuándo debe utilizarse blindaje tiroideo?

A. Siempre
B. Solo para mujeres en edad fértil
C. Solo previa solicitud
D. Nunca

15 ¿Qué combinación de objetivo del tubo de rayos X y filtro del haz de rayos X es la mejor para obtener imágenes de una mama densa y gruesa (7 cm)?

A. Objetivo de molibdeno/filtro de molibdeno
B. Objetivo de molibdeno/filtro de rodio
C. Objetivo de rodio/filtro de rodio
D. Objetivo de tungsteno/filtro de rodio

16 En una imagen de mamografía digital (MD), el aumento electrónico:

A. Reduce el ruido de la imagen
B. No modifica la resolución espacial
C. Disminuye la dosis de radiación necesaria
D. Es el mismo que el aumento geométrico

17 ¿Qué tamaño de punto focal se utiliza para una mamografía estándar (craneocaudal [CC] y oblicua mediolateral [MLO, *mediolateral oblique*])?

A. 0.1 mm
B. 0.2 mm
C. 0.3 mm
D. 0.4 mm
E. 0.5 mm

18 ¿Cuál es la distancia fuente-imagen (DFI) recomendada para la mamografía?

A. De 10 a 30 cm
B. De 20 a 40 cm
C. De 30 a 50 cm
D. De 40 a 60 cm
E. De 50 a 70 cm

19 ¿Qué tamaño de punto focal se emplea para las imágenes con aumento en la mamografía?

A. 0.1 mm
B. 0.2 mm
C. 0.3 mm
D. 0.4 mm
E. 0.5 mm

20 ¿Para qué se usa el maniquí o fantoma mamográfico en los estudios de imagen digitales?

A. Pruebas diarias del control automático de la exposición (CAE)

B. Pruebas semanales del ánodo

C. Verificación diaria del punto focal

D. Pruebas semanales del rendimiento del sistema de imágenes

E. Comprobación mensual del contraste de la imagen

21 En una mamografía, el lado catódico del tubo debe colocarse junto a:

A. El pezón

B. La pared torácica

C. La cara lateral de la mama

D. La cara medial de la mama

E. El tejido adiposo

22 ¿Por qué la mamografía utiliza un kVp inferior al de la radiografía convencional?

A. Para mejorar el contraste de los tejidos blandos

B. Para reducir la dosis glandular media recibida por la paciente

C. Para reducir el tiempo de exposición

D. Para mejorar el rechazo a la dispersión

23 ¿Cuál de las siguientes afirmaciones es correcta en relación con el uso de la compresión en la mamografía?

A. Disminuye el contraste de la imagen

B. Requiere una mayor dosis de radiación en la mama

C. Incrementa la radiación dispersada

D. Reduce el potencial requerido del tubo de rayos X (kVp)

E. Aumenta el moteado estructural

24 ¿Qué puede mejorar la resolución axial en la ecografía mamaria?

A. Mayor duración del pulso

B. Menor frecuencia del transductor

C. Mayor ancho de banda

D. Promedio de volumen de campo cercano

25 La resolución del contraste es importante en la ecografía mamaria para permitir la distinción entre tipos de tejido y la visibilidad de las lesiones. ¿Cuál es la forma más importante para mejorar la resolución del contraste?

A. Reducir al mínimo el promedio de volumen al mejorar la resolución espacial en toda la profundidad de interés

B. Disminuir la resolución espacial

C. Supresión de los artefactos del lóbulo lateral

D. Reducir la frecuencia, con ancho de banda estrecho

26 ¿Cuál es el material detector típicamente empleado para los estudios de imagen molecular de mama (IMM)?

A. Óxido de bismuto y germanio (OBG)

B. Telururo de cadmio y zinc (TCZ)

C. Selenio amorfo

D. Oxisulfuro de gadolinio (OSG)

E. Ortosilicato de lutecio e ytrio (OSLY)

27 La tomosíntesis digital de mama (TDM) se utiliza cada vez más como complemento o sustituto de la mamografía digital de campo completo (MDCC) con fines de cribado. ¿Cómo se compara la dosis para una mama promedio para una proyección CC adquirida usando la TDM con la dosis para una proyección CC adquirida con la MDCC?

A. La proyección CC de la TDM administra una dosis más alta a la mama
B. La proyección CC de la TDM administra una dosis más baja a la mama
C. La proyección CC de la TDM administra cerca de la misma dosis a la mama
D. La proyección CC de la TDM puede administrar una dosis mayor o menor en función de la composición de la mama

28 La imagen adjunta muestra dos mamografías de la misma mama tomadas el mismo día. La paciente tiene un puerto, que es visible a lo largo de la pared torácica en ambas imágenes. La imagen de la izquierda (289 mAs) se tomó en primer lugar y dio como resultado una imagen sobreexpuesta con un contraste muy limitado de los tejidos blandos. En la imagen de seguimiento se utilizó una exposición de 54 mAs más adecuada, lo que mejoró la calidad de la imagen. En ambos casos, el grosor de la mama comprimida fue de 57 mm, y el método de CAE seleccionó una combinación de objetivo del tubo de rayos X de molibdeno y filtro del haz de rayos X de molibdeno y un potencial de tubo de 30 kVp. ¿Cuál fue la causa más probable de la sobreexposición?

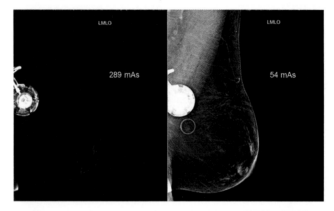

A. El técnico pulsó por error el interruptor de exposición varias veces, lo que causó exposiciones repetidas al receptor de imágenes
B. La paciente se movió durante la exposición, lo que ocasionó un fallo del sistema de CAE y obligó al temporizador de reserva a finalizar la exposición
C. El puerto de la paciente a lo largo de la pared torácica se colocó directamente sobre el sensor de CAE, lo que aumentó los factores de la técnica
D. El motor de la parrilla difusora (Bucky) de la rejilla no funcionó en la primera imagen, lo que causó un contraste tisular deficiente y un aumento de la dosis para la paciente

29 ¿Cuál es la interacción fotónica dominante para crear contraste de tejidos blandos en la mamografía?

A. Efecto fotoeléctrico
B. Interacción de Compton
C. Dispersión de Rayleigh
D. Radiación de frenado (*Bremsstrahlung*)
E. Producción por pares

30 La TDM realiza una serie de proyecciones desde múltiples ángulos para crear reconstrucciones tomosintéticas de la mama. El principal beneficio de la TDM sobre la mamografía convencional es:

A. Una reducción de la dosis sobre el tejido glandular
B. Una mejoría en la visualización de las microcalcificaciones
C. Una reducción de la superposición de estructuras anatómicas
D. Una reducción de los artefactos causados por el movimiento de la paciente

31 La mayoría de los sistemas de mamografía usan alguna combinación de molibdeno y rodio para el objetivo del tubo de rayos X y el filtro del haz de rayos X. Sin embargo, ahora algunos sistemas de mamografía utilizan una combinación de plata y tungsteno. En estos sistemas, ¿cuál es la función de la plata?

A. La plata es el material diana del tubo de rayos X y emite un amplio espectro de rayos X adecuados para la mamografía

B. La plata es el material diana del tubo de rayos X y emite preferentemente rayos X característicos del borde K, lo que reduce la dosis a la mama y mejora la calidad de la imagen

C. La plata es el filtro del haz de rayos X y elimina selectivamente los fotones de baja y alta energía del haz de rayos X, reduciendo así la dosis a la mama y mejorando la calidad de la imagen

D. La plata es el filtro del haz de rayos X y elimina preferentemente del haz los rayos X característicos del borde K del tungsteno, reduciendo así la dosis a la mama y mejorando la calidad de la imagen

32 En una imagen estándar de MD como la de la imagen adjunta, ¿por qué el tejido glandular es más brillante que el tejido adiposo?

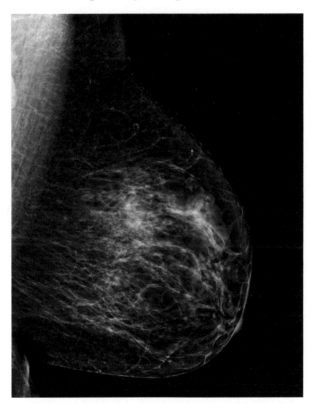

A. La ventana/nivel de la imagen se ha ajustado para maximizar el contraste entre el tejido graso y el glandular

B. El tejido glandular tiene un coeficiente de atenuación lineal mayor que el tejido graso, por lo que menos fotones de rayos X atraviesan las regiones glandulares de la mama

C. La tabla de consulta (LUT, *lookup table*) establecida por la modalidad cuando envía imágenes «para procesar» al sistema de comunicación y almacenamiento de imágenes (PACS, *picture archiving and communication system*) obliga a que las imágenes se muestren de esta forma en la estación de trabajo de revisión

D. Las regiones de tejido graso de la mama tienen un cociente dispersión:primario mucho mayor, lo que genera una reducción del cociente señal:ruido en el detector

33 ¿Por qué el tubo de rayos X de los sistemas de mamografía está orientado con el cátodo en el lado de la pared torácica y el ánodo en el lado anterior (del pezón)?

A. Para reducir al mínimo la cantidad de radiación dispersada a la paciente

B. Para maximizar la capacidad calorífica del tubo de rayos X y proporcionar exposiciones cortas

C. Para mitigar el efecto anódico o de talón y proporcionar un flujo de fotones más uniforme en el detector

D. Para mantener un tamaño de punto focal efectivo constante en toda la mama

34 Cuatro días después de una mamografía de cribado, una mujer de 40 años de edad descubre que está embarazada y calcula que el feto se encuentra en su tercera semana de gestación. ¿Cuál de las siguientes es la respuesta más adecuada en relación con la cantidad de radiación que recibió el feto en la mamografía?

A. El feto está ileso porque no hubo exposición a la radiación

B. El feto corre un posible riesgo de muerte embrionaria

C. El feto corre un riesgo insignificante de sufrir malformaciones de órganos inducidas por la radiación

D. El niño tendrá un riesgo del 1% de desarrollar retraso mental grave

E. Existe una alta probabilidad de malformación de órganos inducida por la radiación

35 La imagen adjunta muestra la proyección MLO izquierda de un estudio de cribado. La región axilar (rodeada por un *círculo amarillo punteado*) contenía posibles calcificaciones, por lo que fue necesario solicitar proyecciones adicionales. Las imágenes subsiguientes no mostraron tales calcificaciones. ¿Cuál fue la causa más probable de este artefacto?

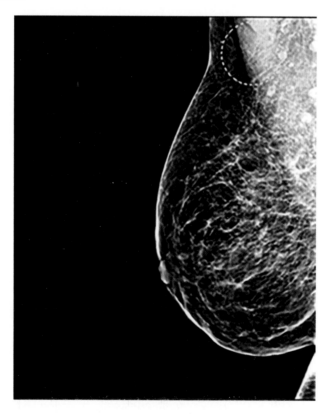

A. Píxeles brillantes de un detector mal calibrado

B. Efecto fantasma latente de calcificaciones en la proyección CC

C. Ruido electrónico debido a interferencias electromagnéticas

D. Aumento de la atenuación por los compuestos de aluminio en los antitranspirantes

36 Los sistemas de mamografía suelen tener puntos focales pequeños (~0.1 mm) y grandes (~0.3 mm). En la mamografía con aumento, el punto focal pequeño se utiliza para mejorar la resolución espacial. Sin embargo, en la mamografía de contacto se emplea el punto focal grande. ¿Por qué no se usa el punto focal pequeño en la mamografía de contacto?

A. En la mamografía de contacto se requieren mayores corrientes del tubo de rayos X, las cuales podrían sobrecalentar y fundir la ubicación del pequeño punto focal en el ánodo

B. La presencia de dispersión en la mamografía de contacto requiere una rejilla antidispersión cuyos septos de plomo son demasiado anchos para su uso con un punto focal pequeño

C. La mamografía de contacto es una técnica de cribado con límites en la dosis aplicada a la mama. Al distribuir la radiación con el punto focal grande, se puede conseguir una dosis menor que con el punto focal pequeño

D. En la mamografía de contacto, el desenfoque geométrico de cualquiera de los puntos focales es menor que el tamaño del píxel del receptor de imágenes

37 Considere la imagen de mama adjunta. ¿Cuál fue la fuente de radiación usada para generar esta imagen?

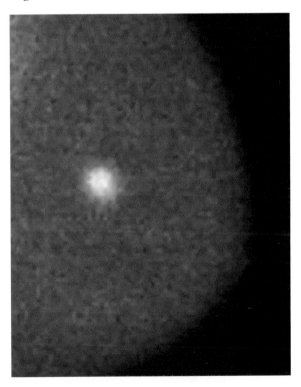

A. Un tubo de rayos X que funciona a un potencial de 30 kV
B. Un tubo de rayos X que funciona a un potencial de 140 kV
C. Un radionúclido que emite 30 keV de rayos gamma
D. Un radionúclido que emite 140 keV de rayos gamma

38 Las dos imágenes adjuntas se adquirieron de forma secuencial, pero uno (y solo uno) de los parámetros del sistema mamográfico se modificó entre las dos adquisiciones. ¿Qué parámetro se ha modificado?

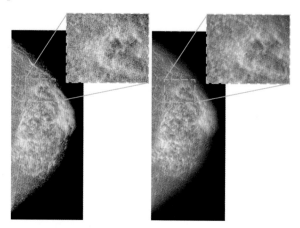

A. Tamaño del punto focal del tubo de rayos X

B. Producto corriente-tiempo del tubo de rayos X (mAs)

C. Material del objetivo del haz de rayos X

D. Material del filtro del haz de rayos X

39 Para un estudio mamográfico típico, ¿cuál es la dosis promedio que recibe la mama?

A. 0.03 mGy

B. 0.3 mGy

C. 3 mGy

D. 30 mGy

40 Para un estudio de tomosíntesis convencional, ¿cuál es la dosis promedio en la mama?

A. 0.03 mGy

B. 0.3 mGy

C. 3 mGy

D. 30 mGy

41 Para el esquema de mamografía de contacto que se muestra en la figura, ¿dónde está situada la rejilla antidispersión?

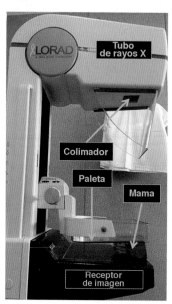

A. Entre el tubo y el colimador

B. Entre el colimador y la paleta de compresión

C. Entre la mama y el receptor de imágenes

D. Debajo del receptor de imágenes

42 ¿Por qué se utiliza el punto focal pequeño (en lugar del grande) en la mamografía con aumento?

A. El desenfoque del punto focal se reduce con el punto focal pequeño

B. Los artefactos causados por el movimiento de la paciente se reducen con el punto focal pequeño

C. La compresión de la paleta se reduce con el punto focal pequeño

D. Se consiguen mayores aumentos con el punto focal pequeño

43 ¿Cuál es la función del CAE en la mamografía?

A. Controla el tamaño del punto focal utilizado en la exposición

B. Controla el tamaño colimado del campo de visión

C. Controla la fuerza utilizada para comprimir la mama

D. Controla la radiación que recibe el receptor de imágenes

44 En el sistema de mamografía de la imagen, la distancia desde el punto focal pequeño hasta el receptor de imágenes es de 66 cm. Se apoya una mama en una plataforma que se encuentra 26 cm por encima del receptor de imágenes. ¿Cómo se comparará el tejido mamario de la imagen resultante con el tejido mamario obtenido con el modo de contacto?

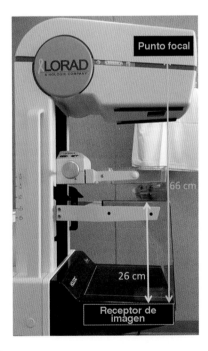

A. 2.54 veces mayor

B. 1.65 veces mayor

C. 2.54 veces menor

D. 1.65 veces menor

45 En relación con la paleta de compresión y el receptor de imágenes, ¿cuál de las siguientes opciones es necesaria?

A. Dimensiones de 18 × 24 cm y de 12 × 18 cm

B. Colimación al contorno mamario

C. Fuerza de compresión de 45 a 60 lb

D. Rejilla fija para cada tamaño de receptor

E. Avance de la paleta mediante un motor de pedal con ajuste manual de la compresión

46 En relación con el uso de la compresión para obtener imágenes mamográficas, ¿cuál de las siguientes afirmaciones es correcta?

A. Ayuda a mantener el pezón en la línea media en las imágenes
B. Es menos dolorosa durante la segunda mitad del ciclo menstrual
C. Reduce la cantidad de radiación necesaria
D. Ayuda a reducir el número de repeticiones por causas técnicas

47

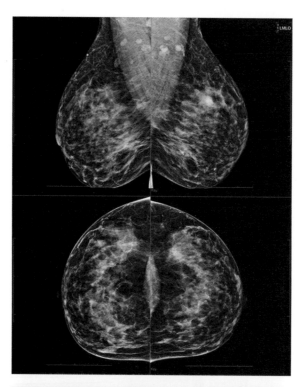

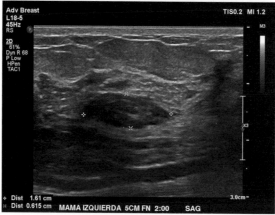

La biopsia con aguja gruesa guiada por ecografía de la masa ecográfica representada muestra una hiperplasia estromal seudoangiomatosa (HESA). En el apéndice del informe anatomopatológico debe registrarse como:

A. Concordante; se recomienda la resección quirúrgica
B. Discordante; generalmente se recomienda un seguimiento mediante imágenes a corto plazo
C. Concordante; en general, no se recomiendan más pruebas ni vigilancia
D. Discordante; se recomienda la resección quirúrgica

48 De las opciones de respuesta proporcionadas, ¿con qué frecuencia se realiza esta prueba de control de calidad?

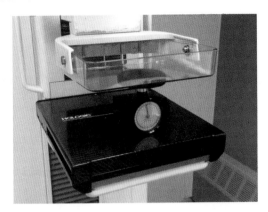

A. A diario
B. Semanalmente
C. Mensualmente
D. Trimestralmente
E. Semestralmente

49 De las opciones de respuesta proporcionadas, ¿con qué frecuencia se realiza la prueba de calidad con maniquí del American College of Radiology (ACR) de los Estados Unidos para la MD?

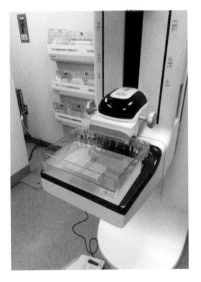
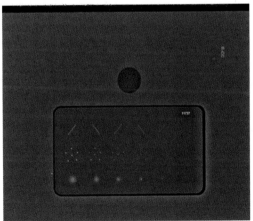

A. A diario
B. Semanalmente
C. Mensualmente
D. Trimestralmente
E. Anualmente

50 De las opciones de respuesta proporcionadas, ¿con qué frecuencia se realiza la prueba de control de calidad del monitor de la estación de trabajo del radiólogo (ETR)?

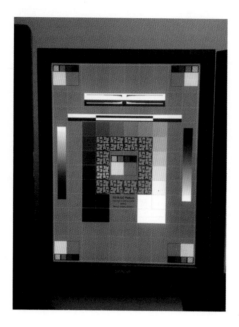

A. A diario
B. Semanalmente
C. Mensualmente
D. Trimestralmente
E. Semestralmente

RESPUESTAS Y EXPLICACIONES

1 **La respuesta es A.** En mamografía, las rejillas se utilizan con regularidad para aumentar el contraste de la imagen. La mayoría de los sistemas de mamografía tienen una rejilla móvil con una relación de 4:1 a 5:1 enfocada a la DFI. Las rejillas no comprometen la resolución espacial, pero aumentan la dosis administrada a la paciente. Sin embargo, la dosis sigue siendo aceptablemente baja y la mejoría del contraste es considerable.

Referencias: Lee CI, Lehman CD, Bassett LW. *Rotations in Radiology: Breast Imaging*. Oxford University Publishing; 2018:51.

Bushong SC. *Radiologic Science for Technologists: Physics, Biology, and Protection*. 10th ed. Elsevier Mosby; 2013:381.

2 **La respuesta es C.** La compresión mamaria causa una disminución del grosor del tejido. El cociente dispersión:primario para una mama comprimida es de 0.4 a 0.5, mientras que para una mama no comprimida es de 0.8 a 1.0. La reducción del grosor del tejido permite emplear menos miliamperios por segundo (mAs), lo que se traduce en una disminución de la dosis de radiación. La compresión reduce el rango dinámico de exposición porque el tejido se extiende, creando un grosor más uniforme. El aumento puede producirse con un espacio de aire.

Referencias: Lee CI, Lehman CD, Bassett LW. *Rotations in Radiology: Breast Imaging*. Oxford University Publishing; 2018:51.

Bushberg JT, Seibert JA, Leidholt EM, et al. *The Essential Physics of Medical Imaging*. 2nd ed. Lippincott Williams & Wilkins; 2001:207.

3 **La respuesta es D.** Esto cubre la gama de combinaciones entre objetivo y filtro utilizadas en la MD, y el objetivo de tungsteno + filtro de plata (energía del borde K de 25 keV) tendrá la energía más alta y el mayor poder de penetración.

Referencia: Huda W. *Review of Radiographic Physics*. 4th ed. Lippincott Williams & Wilkins; 2016:106–108.

4 **La respuesta es E.** En la página 380 de Bushong se dice que «La compresión da lugar a un tejido más fino y, por lo tanto, a una menor dispersión de la radiación...», y en la página 381 se afirma que «Las rejillas se utilizan de forma sistemática en la mamografía». Aunque muy pocos sistemas de pantalla-placa para mamografía están todavía en servicio, es ilustrativo observar que las rejillas (más específicamente las rejillas móviles) fueron requeridas por la ley Mammography Quality Standards Act (MQSA) para la mamografía de contacto cuando se utilizaban receptores de imágenes de pantalla-placa (en la mamografía con aumento, el entrehierro o espacio de aire vuelve innecesaria la rejilla, por lo que esta debe retirarse para este caso especial). La sección pertinente de la MQSA, [900.12(b)(4)], se presenta aquí por practicidad:

i. Los sistemas que utilicen receptores de imágenes de pantalla-placa estarán equipados con rejillas móviles adaptadas a todos los tamaños de receptores de imágenes suministrados.

ii. Los sistemas empleados para procedimientos de aumento deberán poder funcionar con la rejilla retirada de entre la fuente y el receptor de imágenes.

Aunque la referencia de la MQSA antes citada menciona específicamente los receptores de imágenes de pantalla-placa, los mismos principios de la física se aplican a los receptores digitales. Así, las rejillas se emplean casi universalmente también para las máquinas digitales.

La opción A es incorrecta porque «La compresión da lugar a un tejido más fino y, por lo tanto, a una menor dispersión de la radiación...» (Bushong, p. 380). La dispersión es mayor a kilovoltajes más altos (Bushong, p. 187 y 188), por lo que la opción B es incorrecta. La opción C es un poco más complicada, ya que la compresión de las mamas reduce la dispersión y, por lo tanto, también las ventajas de usar una rejilla. No obstante, la reducción adicional de la dispersión que proporciona una rejilla es suficiente para justificar su uso. Por lo tanto, «las rejillas se utilizan de forma sistemática en la mamografía» (Bushong, p. 381) y la opción C es incorrecta. Este tema se analiza con más detalle en *Med Phys*. 2007;34(2):547–555. Para la mamografía con aumento, el entrehierro reduce suficientemente los efectos de la dispersión, de modo que no se emplea la rejilla (Bushberg et al., p. 257), por lo que la opción D es incorrecta.

Referencias: Bushberg JT, Seibert JA, Leidholdt EM, et al. *The Essential Physics of Medical Imaging*. 3rd ed. Lippincott Williams & Wilkins; 2012.

Bushong SC. *Radiologic Science for Technologists: Physics, Biology, and Protection*. 10th ed. Elsevier Mosby; 2013.

Gennaro G, Katz L, Souchay H, et al. Grid removal and impact on population dose in full-field digital mammography. *Med Phys*. 2007;34(2):547–555.

5 **La respuesta es B.** En la radiografía convencional (80 kV), unos 3 cm de tejido blando atenúan a la mitad el haz de rayos X; en la mamografía, aproximadamente 1 cm de tejido blando reducirá la intensidad del haz de rayos X primario a la mitad de su valor inicial.

Referencia: Huda W. *Review of Radiographic Physics*. 4th ed. Lippincott Williams & Wilkins; 2016:106.

6 **La respuesta es B.** Actualmente, en la MD, el voltaje del tubo de rayos X suele oscilar entre 25 y 35 kVp. Para una mama de 7 cm de grosor, 20 kVp sería demasiado bajo, mientras que 40 y 50 kVp serían demasiado altos.

Referencia: Huda W. *Review of Radiographic Physics*. 4th ed. Lippincott Williams & Wilkins; 2016:106.

7 **La respuesta es C.** Las corrientes del tubo son de 100 mA para el punto focal grande (0.3 mm) y de solo 25 mA para el punto focal pequeño (0.1 mm); como resultado, para obtener un miliamperaje por segundo determinado en la mamografía con aumento, el tiempo de exposición debe aumentarse (triplicarse) para obtener la exposición correcta en el receptor de imágenes.

Referencia: Huda W. *Review of Radiographic Physics*. 4th ed. Lippincott Williams & Wilkins; 2016:110.

8 **La respuesta es C.** *mAs* es la abreviatura de miliamperios por segundo, las unidades de medida de la corriente del tubo de rayos X y del tiempo de exposición, respectivamente (Bushong, p. 593). Así, a mAs fijos, si el tiempo de exposición aumenta, la corriente del tubo debe disminuir. A kVp constantes, la dosis en la mama es proporcional a los mAs, que no han variado (acaba de llegar a la mama durante un período más prolongado, pero a un ritmo menor). Por lo tanto, la opción A es incorrecta. Tampoco habría diferencia en la cantidad total de radiación que incide en el detector, por lo que los requisitos de visualización no deberían cambiar. Por lo tanto, la opción B también es incorrecta. La opción C es la respuesta correcta porque el desenfoque por movimiento aumenta con el tiempo de exposición (Bushong, p. 181 y 182). Un miliamperaje por segundo fijo significa que, para un tiempo de exposición más largo, la corriente del tubo se reduce. Por lo tanto, las opciones de respuesta D y E son erróneas. En todo caso, como la corriente del tubo y la tasa de radiación se han reducido, la exposición es más leve tanto para el tubo como para el detector.

Referencia: Bushong SC. *Radiologic Science for Technologists: Physics, Biology, and Protection*. 10th ed. Elsevier Mosby; 2013.

9 **La respuesta es C.** El calcio tiene un número atómico de 20, mientras que el tejido blando tiene un número atómico efectivo de aproximadamente 7.4 a 7.6. Aunque el coeficiente de atenuación disminuye al aumentar los keV tanto para las calcificaciones (opción C) como para el tejido mamario normal (opción D), el efecto fotoeléctrico para el calcio se ve mucho más afectado, por lo que el *contraste* entre las microcalcificaciones y el tejido mamario normal disminuye sustancialmente al aumentar la energía de los fotones. Por lo tanto, la respuesta correcta es C. La opción A es incorrecta aunque la amplia región de cobertura de la radiografía de tórax podría implicar una disminución de la resolución. Incluso con una resolución alta, probablemente no veríamos calcio en una radiografía de tórax debido a los kilovoltajes elevados. La respuesta B podría ser cierta, salvo que la *columna vertebral* no suele ocultar las mamas en una radiografía de tórax, por lo que esta respuesta se descarta fácilmente. La gama de tiempos de exposición puede solaparse sustancialmente en el caso de las mamografías y las radiografías de tórax. A menudo, el tiempo de exposición será *menor* para una radiografía de tórax que para una mamografía, por lo que la opción E es incorrecta.

Referencia: Wolbarst A. *Physics of Radiology*. 2nd ed. Medical Physics Publishing Corp; 2000:355–356.

10 **La respuesta es D.** Debido al entrehierro en la mamografía con aumento, gran parte de la dispersión de la mama no llega al detector. Por lo tanto, la reducción de la dispersión que puede lograrse mediante el uso de una rejilla es baja. Sin embargo, la rejilla, en caso de estar presente, seguiría atenuando una fracción importante del haz primario, lo que requeriría un aumento de la dosis a la mama para lograr la misma exposición para el detector. Así, en la mamografía con aumento, la rejilla se omite porque sirve de poco y requiere más dosis para la mama (nada de esto es exclusivo de la mamografía). Las rejillas *sí se utilizan* en la mamografía de contacto (sin aumento), por lo que la opción A es incorrecta. Si la rejilla estuviera presente, se movería igual que en la mamografía de contacto y, por lo tanto, sería igual de invisible que en esta última. Por lo tanto, la opción B es incorrecta. El contraste en realidad no debería verse afectado por el aumento, por lo que la opción C es incorrecta. La opción E es incorrecta, ya que esto no ocurre.

Referencias: Lee CI, Lehman CD, Bassett LW. *Rotations in Radiology: Breast Imaging*. Oxford University Publishing; 2018:54–55.

Ikeda DM, Miyake KK. *Breast Imaging: The Requisites*. 3rd ed. Elsevier Mosby; 2017:3–4.

Bushberg JT, Seibert JA, Leidholdt EM, et al. *The Essential Physics of Medical Imaging*. 2nd ed. Lippincott Williams & Wilkins; 2001:207–212.

11 **La respuesta es C.** En comparación con el cribado sistemático, las proyecciones con aumento tienen un tiempo de exposición más largo. También se asocian a más desenfoque por movimiento, menos dispersión, menos ruido y disminución de la DFO y no presentan cambios importantes en el contraste.

Referencias: Lee CI, Lehman CD, Bassett LW. *Rotations in Radiology: Breast Imaging*. Oxford University Publishing; 2018:54–55.

Ikeda DM, Miyake KK. *Breast Imaging: The Requisites*. 3rd ed. Elsevier Mosby; 2017:3–4.

Bushberg JY, Seibert JA, Leidholt EM, et al. *The Essential Physics of Medical Imaging*. 2nd ed. Lippincott Williams & Wilkins; 2001:210.

12 **La respuesta es D.** La compresión de la mama reduce el grosor del objeto, lo que disminuye la dispersión. Una menor dispersión reduce el ruido de la imagen, mejorando su contraste.

Referencias: Lee CI, Lehman CD, Bassett LW. *Rotations in Radiology: Breast Imaging*. Oxford University Publishing; 2018:51.

Ikeda DM, Miyake KK. *Breast Imaging: The Requisites*. 3rd ed. Elsevier Mosby; 2017:3.

Barnes G. In: Haus A, Yaffe M, eds. *RSNA Categorical Course in Diagnostic Radiology Physics: Technical Aspects*. RSNA; 1992:59–68.

13 **La respuesta es C.** Este límite se especifica en la normativa sobre materiales radioactivos de la Nuclear Regulatory Commission de los Estados Unidos y se adopta en la normativa estatal sugerida por la Conference of Radiation Control Program Directors de este país, la cual adoptan los estados con normativa sobre máquinas radioactivas. También es la norma actual del National Council on Radiation Protection and Measurements de los Estados Unidos.

Referencia: Conference of Radiation Control Program Directors. *Suggested State Regulations for Control of Radiation, Standards for Protection against Radiation, Part D*. Conference of Radiation Control Program Directors, Inc; 2003.

14 **La respuesta es D.** Desde el 2002, se ha constatado que la dosis a la glándula tiroides es insignificante en comparación con la dosis a la mama; y lo que es más importante, no es necesaria ni útil, y su uso puede dar lugar a estudios inadecuados o repetidos.

Referencias: Kopans DB. *Mammograms and Thyroid Cancer: The Facts about Breast-Cancer Screening.* Massachusetts General Hospital; 2011.

Whelan C, McLean D, Poulos A. Investigation of thyroid dose due to mammography. *Australas Radiol.* 1999;43(3):307–310.

15 **La respuesta es D.** El objetivo de tungsteno con filtro de rodio proporciona la energía eficaz más alta para maximizar la penetrabilidad al tiempo que lleva al mínimo la reducción del contraste de la imagen, que es fundamental para la obtención de imágenes de mama. La combinación ánodo/filtro de molibdeno/molibdeno se utiliza para las mamas más delgadas ($<$ 5 cm de grosor).

Referencias: Ikeda DM, Miyake KK. *Breast Imaging: The Requisites.* 3rd ed. Elsevier Mosby; 2017:3.

Pizzutiello R. In: Frush D, Huda Q, eds. RSNA *Categorical Course in Diagnostic Radiology Physics: From Invisible to Visible. The Science and Practice of X-Ray Imaging and Radiation Dose Optimization.* RSNA; 2006:219–234.

16 **La respuesta es B.** El *aumento electrónico* es una técnica de procesamiento posterior a la adquisición que es análoga a la ampliación de una imagen ya adquirida. No afecta la dosis empleada para la obtención de la imagen ni su resolución. El ruido se incrementa con el aumento electrónico. El *aumento geométrico* es la ampliación real de la imagen basada en la técnica de imagen y afectará la resolución de la imagen.

Referencias: Ikeda DM, Miyake KK. *Breast Imaging: The Requisites.* 3rd ed. Elsevier Mosby; 2017:3.

Niklason L. In: Frush D, Huda Q, eds. RSNA *Categorical Course in Diagnostic Radiology Physics: From Invisible to Visible. The Science and Practice of X-Ray Imaging and Radiation Dose Optimization.* RSNA; 2006:235–241.

17 **La respuesta es C.** El tamaño habitual del punto focal mamográfico para las proyecciones estándar sin aumento es de 0.3 mm. Las mamografías con aumento requieren un tamaño de punto focal más pequeño, de aproximadamente 0.1 mm, para reducir la penumbra.

Referencias: Lee CI, Lehman CD, Bassett LW. *Rotations in Radiology: Breast Imaging.* Oxford University Publishing; 2018:54.

Ikeda DM, Miyake KK. *Breast Imaging: The Requisites.* 3rd ed. Elsevier Mosby; 2017:3.

Bushong SC. *Radiologic Science for Technologists: Physics, Biology, and Protection.* Elsevier Mosby; 2001:311.

18 **La respuesta es E.** La DFI recomendada para la mamografía debe ser de 50 a 80 cm. Lo mejor es tener una DFI larga y un tamaño de punto focal pequeño para obtener una nitidez y una resolución óptimas.

Referencia: Wentz G, Parsons WC. *Mammography for the Radiologic Technologist.* 2nd ed. McGraw-Hill; 1992:17.

19 **La respuesta es A.** El tamaño de punto focal más frecuentemente utilizado para las imágenes con aumento en la mamografía es de 0.1 mm.

Referencias: Lee CI, Lehman CD, Bassett LW. *Rotations in Radiology: Breast Imaging.* Oxford University Publishing; 2018:54.

Ikeda DM, Miyake KK. *Breast Imaging: The Requisites.* 3rd ed. Elsevier Mosby; 2017:3.

20 **La respuesta es D.** La obtención semanal de imágenes del maniquí del ACR sirve para verificar si todos los aspectos del sistema de obtención de imágenes funcionan correctamente: calidad de imagen, contraste, densidad óptica, uniformidad y puntuaciones de los límites de detección del maniquí, según especifique el ACR o el proveedor del sistema de mamografía.

Referencias: Lee CI, Lehman CD, Bassett LW. *Rotations in Radiology: Breast Imaging*. Oxford University Publishing; 2018:59–60.

American College of Radiology. *2016 Digital Mammography Quality Control Manual*. American College of Radiology; 2016:26–40.

Bushong SC. *Radiologic Science for Technologists: Physics, Biology, and Protection*. 10th ed. Elsevier Mosby; 2013:391–393.

21 **La respuesta es B.** Debido al efecto anódico, el cátodo se coloca en la pared torácica.

Referencia: Huda W, Greene-Donnelly K. *RT X-Ray Physics Review*. Medical Physics Publishing; 2011:178.

22 **La respuesta es A.** En la mamografía, el objetivo es mejorar el contraste de los tejidos blandos para distinguir las lesiones más pequeñas y densas (como las microcalcificaciones diminutas) del tejido fibroglandular circundante. Esto se consigue reduciendo el kVp.

Referencia: Ikeda DM, Miyake KK. *Breast Imaging: The Requisites*. 3rd ed. Elsevier Mosby; 2017:2–5.

23 **La respuesta es D.** La compresión de la mama permite utilizar valores de kVp inferiores, debido a la disminución del grosor de la mama. El desenfoque por movimiento disminuye porque es menos probable que la mama se mueva. Disminuye la radiación dispersada, lo que mejora el contraste. La compresión permite la extensión del tejido suprayacente, lo que reduce la superposición y disminuye el moteado estructural.

Referencias: Ikeda DM, Miyake KK. *Breast Imaging: The Requisites*. 3rd ed. Elsevier Mosby; 2017:3.

Lee CI, Lehman CD, Bassett LW. *Rotations in Radiology: Breast Imaging*. Oxford University Publishing; 2018:51.

Nickoloff EL. *Radiology Review: Radiological Physics*. Elsevier Saunders; 2005:156.

24 **La respuesta es C.** La resolución axial ayuda a definir planos de tejido sano y estructuras anatómicas dentro de la mama en un plano paralelo a la piel y al transductor y perpendicular al haz de ultrasonido, como los conductos mamarios. La resolución axial mejora con una mayor frecuencia del transductor, un ancho de banda más amplio y una longitud de pulso más corta. El promedio de volumen de campo cercano puede hacer que una lesión superficial pequeña pase desapercibida y no se distinga de los tejidos sanos adyacentes. También puede llevar a una caracterización errónea de las lesiones visibles. La exploración con alejamiento acústico disminuye el promedio de volumen de campo cercano.

Referencia: Stavros AT. *Breast Ultrasound*. Lippincott Williams & Wilkins; 2004:23–24, 947.

25 **La respuesta es A.** La resolución del contraste depende de la resolución espacial. Cuanto mejor sea la resolución espacial, menor será el promedio de volumen y más fielmente reflejarán los ecos de retorno las verdaderas características del tejido. La supresión de los artefactos del lóbulo lateral mejora la resolución del contraste. La resolución del contraste es mejor con transductores de mayor frecuencia y ancho de banda.

Referencia: Stavros AT. *Breast Ultrasound*. Lippincott Williams & Wilkins; 2004:24–25.

26 **La respuesta es B.** La IMM es una técnica de medicina nuclear que usa un radiofármaco marcado con tecnecio 99 metaestable (^{99m}Tc) (a menudo ^{99m}Tc-sestamibi) que muestra una captación preferente de los tumores en relación con el tejido sano. Las antiguas técnicas de medicina nuclear específicas de la mama (p. ej., gammagrafía de mama o gammamamografía) usaban gammacámaras centelleantes similares a las gammacámaras y los sistemas SPECT típicos. Los sistemas de IMM emplean detectores basados en TCZ, que convierten directamente los rayos γ detectados en señal del detector (omitiendo el paso de centelleo). Los detectores basados en TCZ ofrecen una excelente capacidad de resolución espacial y energética, lo que permite obtener imágenes de buena calidad con dosis relativamente bajas.

De los otros materiales que figuran como opciones, el OBG y el OSLY se utilizan en medicina nuclear como centelleantes para la tomografía por emisión de positrones. El OSG es un material de centelleo de rayos X utilizado en los detectores digitales de rayos X y a menudo se usa en lugar del yoduro de cesio, que puede ser más costoso. Por último, el selenio amorfo es otro material de los detectores de conversión directa, más frecuente en los detectores de MD.

Referencia: Rhodes DJ, Hruska CB, Conners AL, et al. Journal club: molecular breast imaging at reduced radiation dose for supplemental screening in mammographically dense breasts. *AJR Am J Roentgenol.* 2015;204(2):241–251.

27 **La respuesta es C.** Las proyecciones de TDM administran aproximadamente la misma dosis a la mama que las correspondientes vistas bidimensionales de MD convencional. A efectos de cribado, ambas dosis deben mantenerse por debajo del límite establecido por el Gobierno federal de los Estados Unidos de 3 mGy para una proyección CC convencional de mama. Es probable que haya cierta variabilidad en función del diseño del sistema, pero, en promedio, las dosis serán más o menos las mismas.

Referencia: Bushberg JT, Seibert JA, Leidholdt EM, et al. *The Essential Physics of Medical Imaging.* 3rd ed. Lippincott Williams & Wilkins; 2012:272–273.

28 **La respuesta es C.** El CAE de este sistema se compone de varios sensores y, por defecto, solo finaliza la exposición cuando se alcanza un umbral de exposición predeterminado en *todos* los sensores. Tras colocar a la paciente, el puerto se puso directamente sobre un sensor de CAE. Este puerto era muy atenuante y reducía drásticamente la exposición a este sensor. En la imagen de la izquierda, la exposición continuó (elevando así la técnica a 289 mAs) y finalizó cuando este sensor alcanzó el umbral de exposición. Debido a la larga exposición, todos los demás sensores quedaron sobreexpuestos, lo que dio lugar a una imagen sobreexpuesta con escaso contraste tisular (imagen de la izquierda).

En la imagen de la derecha, el técnico seleccionó manualmente un único sensor de CAE que no estaba colocado bajo el puerto. En consecuencia, el CAE finalizaba la exposición cuando este sensor seleccionado manualmente (y no todos los demás sensores) alcanzaba el umbral de exposición. Como solo había tejido mamario por encima de este sensor seleccionado, se utilizó una técnica normal (54 mAs), y la calidad de la imagen resultante mejoró notablemente (aunque la zona bajo el puerto esté subexpuesta).

En cuanto a las demás respuestas, en la mamografía es bastante difícil repetir las exposiciones debido al número de salvaguardias existentes. A menudo, el técnico debe oprimir varios interruptores para realizar la exposición, y suele haber un retraso considerable entre las posibles exposiciones. Además, las exposiciones repetidas darían lugar a imágenes repetidas y no a una sola imagen. En la respuesta B, el movimiento de la paciente no suele tener un efecto sustancial en la exposición global. En general, el movimiento solo contribuye a los artefactos por movimiento. En la respuesta D, un motor defectuoso (Bucky) de la parrilla difusora probablemente impediría que el sistema expusiera, pero si lo hiciera, probablemente solo daría como resultado una imagen con artefactos de cuadrícula sustanciales.

Referencia: Bushberg JT, Seibert JA, Leidholdt EM, et al. *The Essential Physics of Medical Imaging.* 3rd ed. Lippincott Williams & Wilkins; 2012:251–252.

29 **La respuesta es A.** Como en la mayoría de los estudios de diagnóstico por imagen con rayos X, la interacción de fotones que genera el mayor contraste del objeto es el efecto fotoeléctrico. A medida que la energía promedio del haz de rayos X disminuye hasta los niveles de la mamografía, el contraste entre los tejidos suele aumentar. En la mamografía, el resultado es un nivel de contraste bastante elevado entre el tejido glandular y el graso, en el que destacan las microcalcificaciones especialmente brillantes. La otra interacción fotónica que se produce con mayor frecuencia es la dispersión de Compton. Aunque esta dispersión puede generar cierto contraste en el objeto, tiende a degradar el contraste en la imagen porque el fotón dispersado continúa a través del objeto, en lugar de ser absorbido como en el efecto fotoeléctrico. La dispersión de Rayleigh o coherente se produce en todos los valores de energía para diagnóstico, aunque no contribuye al contraste de los tejidos blandos. La producción de pares solo ocurre a valores de energía muy altos (> 1 MeV) y no se observa a los valores para diagnóstico. Por último, *radiación de frenado* es el término utilizado para la interacción de electrones (no fotones) en la materia y es especialmente importante cuando se habla de la formación de rayos X en el ánodo del tubo de rayos X.

Referencia: Bushberg JT, Seibert JA, Leidholdt EM, et al. *The Essential Physics of Medical Imaging.* 3rd ed. Lippincott Williams & Wilkins; 2012 (Chapters 3, 7, 8).

30 **La respuesta es C.** La TDM recoge una serie de proyecciones a través de la mama en un rango angular de 15° a 60° (según el proveedor). De forma similar a la tomosíntesis convencional, estas proyecciones se reconstruyen para generar «planos» a través de la mama en los que cada uno representa una profundidad diferente en la que se enfocan las características anatómicas. Las estructuras suprayacentes y subyacentes del plano se «desenfocarán» en comparación con las estructuras que se encuentran en el plano, lo que proporciona una mayor capacidad para distinguir entre los distintos tejidos blandos. El resultado es que el radiólogo debe revisar muchas más imágenes, aunque la ganancia en calidad diagnóstica suele estar justificada.

Para las demás respuestas posibles, la dosis en la mama de una TDM suele ser aproximadamente la misma que la de una MDCC. En la respuesta B, las microcalcificaciones en la TDM pueden ser a menudo más difíciles de ver, especialmente si los racimos están repartidos en varios planos. Esta limitación puede abordarse mediante la creación de «losas» en las que se apilan varios planos para crear una sección más gruesa de las características anatómicas, con lo que las calcificaciones podrían volver a aparecer en la misma imagen. Por último, los artefactos causados por el movimiento de la paciente ciertamente no se reducen, y pueden empeorar, debido a que la TDM requiere varias proyecciones durante varios segundos.

Referencia: Bushberg JT, Seibert JA, Leidholdt EM, et al. *The Essential Physics of Medical Imaging.* 3rd ed. Lippincott Williams & Wilkins; 2012:272–273.

31 **La respuesta es C.** En la mamografía, la mayoría de los filtros de haces de rayos X eliminan selectivamente los fotones de baja y alta energía, de modo que el espectro del haz transmitido contiene principalmente rayos X adecuados para la mamografía (15-25 keV). Al igual que otros filtros de haces, la plata atenúa preferentemente los fotones de baja energía (por debajo de 15 keV), lo que reduce la dosis mamaria. La plata también atenúa preferentemente los fotones de mayor energía que se encuentran justo por encima del borde K de absorción de la plata (25.5 keV), lo que mejora la calidad de la imagen. Así, el espectro transmitido contiene principalmente fotones de 15 a 25 keV.

Obsérvese que la plata atenúa preferentemente los fotones cuya energía es ligeramente superior a la de su propio borde K. La plata no atenúa preferentemente los rayos X característicos de la cáscara K del tungsteno (58, 59, 67 keV), que no se producen porque su energía es superior al potencial de funcionamiento del tubo de rayos X más alto (~50 kVp).

La plata no sería un buen objetivo para tubos de rayos X debido a su punto de fusión relativamente bajo (962 °C), que es considerablemente inferior a los puntos de fusión de otros objetivos para tubos de rayos X (p. ej., el tungsteno: 3 422 °C).

Referencia: Bushberg JT, Seibert JA, Leidholdt EM, et al. *The Essential Physics of Medical Imaging.* 3rd ed. Lippincott Williams & Wilkins; 2012:244–247.

32 **La respuesta es B.** El tejido mamario glandular tiene un coeficiente de atenuación lineal mayor que el tejido graso en toda la gama de energía para diagnóstico. Como consecuencia de ello, es más probable que los rayos X que atraviesan regiones de la mama que tienen más tejido glandular se atenúen, lo que se traduce en una reducción de la señal en el detector. En la mamografía y la radiografía generales, los tejidos más atenuantes (p. ej., el hueso) suelen mostrarse con valores más brillantes. Por lo general, la ventana o nivel de la imagen visualizada no cambiará la relación de qué material es más brillante, excepto en el caso de que se utilice una LUT invertida en la estación de trabajo de revisión. La LUT enviada por la modalidad describe la forma en la que debe mostrarse la imagen en la estación de trabajo de revisión, aunque no obliga a que el tejido glandular sea específicamente más brillante que el tejido graso. Por último, las regiones adiposa y glandular no presentan cocientes dispersión:primario sustancialmente diferentes.

Referencia: Bushberg JT, Seibert JA, Leidholdt EM, et al. *The Essential Physics of Medical Imaging*. 3rd ed. Lippincott Williams & Wilkins; 2012 (Chapter 8, Appendix D).

33 **La respuesta es C.** El efecto anódico es el resultado de la autoatenuación del ánodo de rayos X. Los fotones de rayos X en el lado anterior (pezón) del detector habrán atravesado más el ánodo que los fotones de rayos X que inciden en el lado de la pared torácica. Como consecuencia de ello, los rayos X del lado anterior serán menos numerosos que los del lado de la pared torácica. Este comportamiento del sistema de rayos X se denomina *efecto anódico* o *de talón*. Sin nada en el haz de rayos X, el detector verá una exposición no uniforme, con más señal en el lado de la pared torácica del detector. Dado que la mama comprimida tiende a ser más gruesa a lo largo del lado de la pared torácica, los rayos X experimentarán una mayor atenuación que en el lado anterior, lo que dará lugar a una señal más uniforme en el detector.

Para las demás respuestas, la cantidad de radiación dispersa depende muy poco de la orientación del tubo de rayos X. Colocar el sistema a 180°, con el ánodo en la pared torácica, tendría poco o ningún efecto en la radiación dispersa que llega a la paciente. Del mismo modo, la capacidad calorífica del sistema depende poco de la orientación del tubo de rayos X. En ocasiones, el tubo se orienta de forma que se maximice la carga térmica, aunque eso no determinará la orientación del eje ánodo-cátodo. Por último, al igual que el flujo de fotones no es uniforme en toda la mama, el tamaño real del punto focal tampoco lo es. Esta dimensión dependerá del ángulo aparente del ánodo sobre cada parte del receptor de imágenes. Dado que el ángulo que forma el ánodo con cada parte del receptor de imágenes cambia a lo largo de todo el campo, el tamaño real del punto focal también cambiará. El tamaño real del punto focal será menor en el lado del ánodo (lado anterior o del pezón) y mayor en el lado del cátodo (lado de la pared torácica).

Referencia: Bushberg JT, Seibert JA, Leidholdt EM, et al. *The Essential Physics of Medical Imaging*. 3rd ed. Lippincott Williams & Wilkins; 2012:272–273.

34 **La respuesta es C.** La dosis de radiación al feto de una mamografía de cribado es insignificante, < 50 mGy; 3 mGy (0.3 rad) es el límite reglamentario de la Food and Drug Administration (FDA) de los Estados Unidos y de la MQSA para la dosis glandular media por exposición mamográfica. El riesgo de malformaciones orgánicas (de 3 a 8 semanas de gestación) tiene un umbral de 100 mGy. El riesgo de retraso mental grave (de 8 a 15 semanas de gestación) tiene un umbral de 100 mGy.

Referencias: American College of Radiology. *ACR-SPR Practice Parameter for Imaging Pregnant or Potentially Pregnant Adolescents and Women With Ionizing Radiation*. American College of Radiology; 2014.

Federal Register/Vol. 62, No. 208/Tuesday, October 28, 1997/Rules and Regulations. Quality Mammography Standards, Final Rule; 21 CFR (900.12)(e)(5)(vi).

35 **La respuesta es D.** Muchos desodorantes con antitranspirantes utilizan sales de aluminio como sustancia química que bloquea el sudor. Aunado a ello, en la formulación del producto pueden incluirse otros compuestos metálicos con zinc o magnesio. Estos metales tienen coeficientes de atenuación relativamente altos en los valores de energía de la mamografía y pueden imitar el aspecto de las calcificaciones en la imagen. Suele ser aconsejable que la paciente no use desodorante ni antitranspirante el día de la mamografía. En el caso de otros estudios de rayos X, es probable que la mayor energía de rayos X y la reducción de la resolución espacial sean insuficientes para resolver los efectos de estas partículas metálicas.

Referencia: Hogge J, Palmer C, Muller C, et al. Quality assurance in mammography: artifact analysis. *Radiographics*. 1999;19:503–522.

36 **La respuesta es D.** El desenfoque geométrico o del punto focal aumenta a medida que los objetos se alejan del receptor de imágenes. En la mamografía de contacto, la mama está muy cerca del receptor de imágenes, por lo que este desenfoque es bastante pequeño. Para cualquiera de los puntos focales, este desenfoque es menor que el tamaño en píxeles de la matriz receptora de imágenes. Por consiguiente, la resolución espacial viene determinada principalmente por el tamaño del píxel receptor de imágenes y no por el tamaño del punto focal. El tamaño del punto focal más grande no afecta considerablemente el desenfoque geométrico, pero permite corrientes del tubo más altas, lo que reduce el tiempo de exposición y la probabilidad de artefactos relacionados con el movimiento.

Referencias: Lee CI, Lehman CD, Bassett LW. *Rotations in Radiology: Breast Imaging*. Oxford University Publishing; 2018:56–57.

Bushberg JT, Seibert JA, Leidholdt EM, et al. *The Essential Physics of Medical Imaging*. 3rd ed. Lippincott Williams & Wilkins; 2012:241–244, 257–258.

37 **La respuesta es D.** La imagen se adquirió en un sistema de IMM. La IMM es una técnica de diagnóstico por imagen de medicina nuclear en la que se inyecta a las pacientes un radiofármaco, por lo general ^{99m}Tc-sestamibi. El ^{99m}Tc-sestamibi presenta una captación preferente en los tumores en relación con el tejido sano. Este medio de contraste emite rayos γ de 140 keV que son detectados por el sistema de IMM.

Los tubos de rayos X que funcionan a potenciales de unos 30 kVp se utilizan para generar radiografías de mama (mamografías), las cuales revelan la estructura anatómica de la mama (tejido adiposo, tejido glandular, calcificaciones, etc.). El aspecto de las mamografías es muy diferente del de las IMM.

Referencia: Rhodes DJ, Hruska CB, Conners AL, et al. Molecular breast imaging at reduced radiation dose for supplemental screening in mammographically dense breasts. *AJR Am J Roentgenol*. 2015;204(2):241–251. doi:10.2214/AJR.14.13357

38 **La respuesta es B.** La imagen de la izquierda tiene más ruido cuántico (moteado) que la de la derecha. Este ruido viene determinado principalmente por el número de fotones que detecta el receptor de imágenes. El ruido disminuye a medida que aumenta el número de fotones detectados, el cual es directamente proporcional al producto corriente-tiempo del tubo de rayos X (mAs). El incremento de mAs se traduce en un mayor número de fotones detectados, lo que, a su vez, reduce el ruido. La imagen de la izquierda se adquirió a 5 mAs, mientras que la de la derecha se adquirió a 160 mAs.

Referencias: Lee CI, Lehman CD, Bassett LW. *Rotations in Radiology: Breast Imaging*. Oxford University Publishing; 2018:56.

Bushberg JT, Seibert JA, Leidholdt EM, et al. *The Essential Physics of Medical Imaging*. 3rd ed. Lippincott Williams & Wilkins; 2012 (cap. 4).

39 **La respuesta es C.** En el caso de los sistemas de MDCC, la dosis promedio por proyección se sitúa en torno a 1.5 mGy. Una exploración mamográfica típica implica dos vistas por mama (CC y MLO). Por consiguiente, cada mama recibe unos 3 mGy. Tenga en cuenta que la dosis recibida depende de diversos factores, como la densidad mamaria, el grosor de la mama comprimida y la técnica de exposición. La normativa MQSA especifica que la «mama promedio» (4.2 cm de grosor, representada por el maniquí mamográfico del ACR) no debe superar una dosis glandular media menor a 3 mGy para cada proyección mamográfica.

Referencias: Lee CI, Lehman CD, Bassett LW. *Rotations in Radiology: Breast Imaging*. Oxford University Publishing; 2018:51.

Bushberg JT, Seibert JA, Leidholdt EM, et al. *The Essential Physics of Medical Imaging*. 3rd ed. Lippincott Williams & Wilkins; 2012 (cap. 8).

40 **La respuesta es C.** Para una mama comprimida típica (5 cm de grosor, 50% de fracción glandular), la dosis mamaria para una adquisición por tomosíntesis es aproximadamente la misma que la dosis mamaria para una adquisición por MDCC bidimensional (~1.5 mGy). Un estudio de tomosíntesis convencional implica dos adquisiciones (CC y MLO) por mama. Por consiguiente, cada mama recibe unos 3 mGy. Tenga en cuenta que la FDA impone un límite de 3 mGy en la dosis por vista tanto para las adquisiciones por MDCC bidimensional como para las adquisiciones por tomosíntesis. La mayoría de los sistemas administran dosis muy inferiores al límite establecido por la FDA.

Referencia: Feng SSJ, Sechopoulos I. Clinical digital breast tomosynthesis system: dosimetric characterization. *Radiology*. 2012;2631:35–42.

41 **La respuesta es C.** El orden de los componentes es tubo de rayos X, colimador, paleta de compresión, mama, rejilla antidispersión y receptor de imágenes. En la mama se produce dispersión, y la rejilla impide que gran parte de esta dispersión llegue al receptor de imágenes.

Referencia: Bushberg JT, Seibert JA, Leidholdt EM, et al. *The Essential Physics of Medical Imaging*. 3rd ed. Lippincott Williams & Wilkins; 2012:240, 255–256.

42 **La respuesta es A.** El desenfoque geométrico o del punto focal aumenta a medida que los objetos se alejan del receptor de imágenes. En la mamografía con aumento, la mama está lejos del receptor de imágenes, por lo que este desenfoque es considerable. En consecuencia, el punto focal pequeño se utiliza para reducir el desenfoque y mantener una alta resolución espacial.

Referencias: Ikeda DM, Miyake KK. *Breast Imaging: The Requisites*. 3rd ed. Elsevier Mosby; 2017:3.

Lee CI, Lehman CD, Bassett LW. *Rotations in Radiology: Breast Imaging*. Oxford University Publishing; 2018:49–50.

Bushberg JT, Seibert JA, Leidholdt EM, et al. *The Essential Physics of Medical Imaging*. 3rd ed. Lippincott Williams & Wilkins; 2012:257–258.

43 **La respuesta es D.** El CAE (*phototimer*) controla la radiación recibida por el receptor de imágenes. El control finaliza la exposición cuando se alcanza un umbral de exposición preestablecido, el cual suele ser fijado por el fabricante para producir imágenes con un cociente señal:ruido aceptable.

Referencia: Bushberg JT, Seibert JA, Leidholdt EM, et al. *The Essential Physics of Medical Imaging*. 3rd ed. Lippincott Williams & Wilkins; 2012:223–224, 251–252.

44 **La respuesta es B.** En la radiografía, el factor de aumento es igual al cociente entre la DFI y la DFO. En este caso:

DFI = 66 cm
DFO = 66 cm − 26 cm = 40 cm
DFI/DFO = 66 cm/40 cm = 1.65

En consecuencia, el tejido mamario de la imagen de aumento será 1.65 veces mayor que el tejido mamario de la imagen de contacto.

Referencia: Bushberg JT, Seibert JA, Leidholdt EM, et al. *The Essential Physics of Medical Imaging*. 3rd ed. Lippincott Williams & Wilkins; 2012:257–258.

45 **La respuesta es E.** La paleta de compresión y el receptor de imágenes de mamografía necesitan un tamaño de 18 × 24 cm y 24 × 30 cm, una fuerza de compresión de 25 a 45 lb, una rejilla móvil para cada tamaño de receptor de imágenes y la colimación al receptor pero no al contorno de la mama.

Referencia: Ikeda DM, Miyake KK. *Breast Imaging: The Requisites*. 3rd ed. Elsevier Mosby; 2017:2–5.

46 **La respuesta es C.** Una compresión adecuada cuando se realizan mamografías es importante por varias razones. Evita el movimiento, disminuye la dispersión y distribuye mejor los tejidos. Reduce la cantidad de radiación necesaria. La compresión suele ser menos dolorosa durante la primera mitad del ciclo menstrual y si la compresión se aplica gradualmente.

Referencias: Klein JS, Brant WE, Helms CA, Vinson EN. *Brant and Helms' Fundamentals of Diagnostic Radiology*. Vol 2. 5th ed. Wolters Kluwer; 2019:529.

Lee CI, Lehman CD, Bassett LW. *Rotations in Radiology: Breast Imaging*. Oxford University Publishing; 2018:51.

47 **La respuesta es C.** Un diagnóstico anatomopatológico de HESA es concordante con las masas ecográficas con características de imagen probablemente benignas o poco sospechosas, como forma ovalada y márgenes circunscritos. Tras la confirmación del diagnóstico anatomopatológico de esta entidad en una biopsia con aguja, si es concordante y la muestra está bien tomada, la HESA suele tratarse de forma conservadora con un seguimiento anual sistemático. Si el seguimiento sistemático muestra crecimiento, podría considerarse la resección.

Referencia: Yoon KH, Koo B, Lee KB, et al. Optimal treatment of pseudoangiomatous stromal hyperplasia of the breast. *Asian J Surg.* 2020;43(7):735–741. doi:10.1016/j.asjsur.2019.09.008

48 **La respuesta es E.** La prueba de fuerza de compresión se realiza cada 6 meses (semestralmente) o siempre que haya una compresión reducida, excesiva o inestable, así como al instalar un nuevo equipo antes de su uso clínico. Esta prueba se hace para garantizar que el sistema de mamografía puede proporcionar una compresión adecuada tanto en el modo de ajuste fino manual como en el modo manos libres y en el modo de accionamiento eléctrico inicial, y que la compresión se mantiene durante toda la adquisición de las imágenes. La compresión reduce la radiación dispersada, aumenta el contraste y reduce la exposición de la mama a la radiación. La compresión también mejora la nitidez de la imagen al reducir el grosor de la mama y, como resultado, reduce al mínimo el desenfoque del punto focal y el movimiento de la paciente. Para esta prueba, debe proporcionarse una fuerza de compresión mayor o igual a 25 lb (111 newtons u 11.1 decanewtons) tanto en el modo de accionamiento eléctrico inicial como en el de ajuste fino manual.

Pruebas de control de calidad de la mamografía digital

Prueba	Frecuencia mínima	Plazos de las medidas de corrección
Pruebas del técnico		
1. Calidad de la imagen con el maniquí del ACR para la mamografía digital	Semanalmente	Antes del uso clínico
2. Borrado de casetes de radiografía computarizada (*si procede*)	Semanalmente	Antes del uso clínico
3. Indicador de grosor de compresión	Mensualmente	En un plazo de 30 días
4. Lista de verificación visual	Mensualmente	Elementos críticos: antes del uso clínico; elementos menos críticos: en un plazo de 30 días
5. Control de calidad del monitor de la estación de trabajo de adquisición	Mensualmente	En un plazo de 30 días; antes del uso clínico en caso de defectos graves
6. Control de calidad del monitor de la estación de trabajo del radiólogo	Mensualmente	En un plazo de 30 días; antes del uso clínico en caso de defectos graves
7. Control de calidad de la impresora de placas (*si procede*)	Mensualmente	Antes del uso clínico
8. Limpieza de la pantalla (*si procede*)	Mensualmente	Antes del uso clínico
9. Control de calidad de las instalaciones	Trimestralmente	No aplica
10. Fuerza de compresión	Semestralmente	Antes del uso clínico
11. Calibración del detector del fabricante (*si procede*)	Recomendación del fabricante	Antes del uso clínico
Opcional: repetición del análisis	Según la necesidad	En los 30 días siguientes al análisis
Opcional: control de calidad sistémica para radiólogos	Según la necesidad	En el lapso de 30 días; antes del uso clínico en caso de artefactos graves
Opcional: comentarios del radiólogo sobre la calidad de la imagen	Según la necesidad	No aplica

Referencia: Berns EA, Pfeiffer DE, Butler PF, et al. In: *ACR 2018 Digital Mammography Quality Control Manual: 2D and Digital Breast Tomosynthesis*. Radiologist's Section, Radiologic Technologist's Section; Medical Physicist's Section. Revised 2nd ed. American College of Radiology; 2020:17, 71–73.

49 **La respuesta es B.** La prueba de control de calidad con el maniquí del ACR para la MD se realiza semanalmente para garantizar que las imágenes sean de buena calidad y que los artefactos no sean clínicamente importantes. El maniquí del ACR para la MD se parece a una mama comprimida de 4.2 cm de grosor compuesta por un 50% de tejido glandular y un 50% de tejido adiposo. Hay seis fibras, seis grupos de manchas y seis masas dentro del maniquí (*véase* la siguiente imagen esquemática). Para aprobar la prueba de calidad con el maniquí del ACR para la MD es necesario cumplir los siguientes requisitos:

Puntuación de fibras ≥ 2.0
Puntuación de manchas ≥ 3.0
Puntuación de masas ≥ 2.0

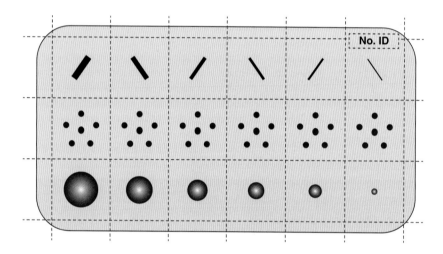

Referencia: Berns EA, Pfeiffer DE, Butler PF, et al. In: *ACR 2018 Digital Mammography Quality Control Manual: 2D and Digital Breast Tomosynthesis*. Radiologist's Section, Radiologic Technologist's Section; Medical Physicist's Section. Revised 2nd ed. American College of Radiology; 2020:17, 39–48.

50 **La respuesta es C.** La frecuencia de la prueba de control de calidad del monitor de la ETR se realiza mensualmente, después del servicio pertinente o al instalar nuevas estaciones de trabajo (antes del uso clínico). Esto se hace para garantizar lo siguiente:

1. Que los monitores de la ETR estén limpios y libres de polvo, huellas dactilares y otras marcas que puedan interferir en la interpretación clínica de las imágenes.
2. Que se ha calibrado correctamente (se prefiere el patrón de prueba TG18-QC de la American Association of Physicists in Medicine de los Estados Unidos, que se muestra en la imagen de esta pregunta) y que los ajustes de brillo y contraste son correctos.
3. Que la cadena de adquisición de imágenes produce una calidad de imagen adecuada, funciona de forma uniforme y no presenta artefactos evidentes.

Referencia: Berns EA, Pfeiffer DE, Butler PF, et al. In: *ACR 2018 Digital Mammography Quality Control Manual: 2D and Digital Breast Tomosynthesis*. Radiologist's Section; Radiologic Technologist's Section; Medical Physicist's Section. Revised 2nd ed. American College of Radiology; 2020:59.

ÍNDICE ALFABÉTICO DE MATERIAS